# 神経精神医学
## ケースブック

### 脳とからだの精神科
CASEBOOK of Neuropsychiatry

Edited by
**Trevor A. Hurwitz, M.B.Ch.B.,
M.R.C.P. (U.K.), F.R.C.P.C.
Warren T. Lee, M.D., Ph.D.**

監訳
**近藤伸介**
東京大学医学部附属病院 精神神経科 特任講師

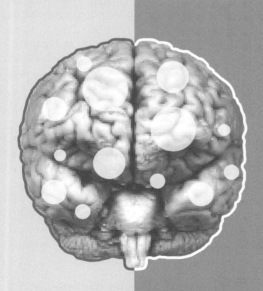

メディカル・サイエンス・インターナショナル

First Published in the United States by American Psychiatric Publishing, A Division of American Psychiatric Association, Arlington, VA. Copyright©2013. All rights reserved.
First Published in Japan by Medical Sciences International, Ltd. in Japanese. Medical Sciences International, Ltd. is the exclusive publisher of Casebook of Neuropsychiatry, First Edition, ©2013 by Trevor A. Hurwitz, M.B., Ch.B., and Warren T.Lee, M.D., Ph.D. in Japanese for distribution Worldwide.
Permission for use of any material in the translated work must be authorized in writing by Medical Sciences International, Ltd.

本原書はバージニア州アーリントンにある米国精神医学会(American Psychiatric Association; APA)の出版局によって発行されたもので，本書の著作権はAPAに帰属する．
株式会社メディカル・サイエンス・インターナショナルはTrevor A. Hurwitz, M.B., Ch.B. and Warren T.Lee, M.D., Ph.D.編"Casebook of Neuropsychiatry"（2013年初版発行，邦題：神経精神医学ケースブック）日本語版の第一発行者（著作権者）であり，世界市場における独占的頒布権を有する．
日本語版の内容を使用するには，株式会社メディカル・サイエンス・インターナショナルから書面による許諾を得なければならない．

The American Psychiatric Association played no role in the translation of this publication from English to the Japanese language and is not responsible for any errors, omissions, or other possible defects in the translation of the publication.

【免責事項】APAは，本書の日本語版作成については関与していないため，日本語版における誤字・脱字，その他起こりうる欠陥に関して責任は負いかねる．

## 推薦の序

　神経精神医学(neuropsychiatry)は，神経変性疾患，脳損傷，てんかん，内分泌代謝・自己免疫疾患などの器質性脳障害に伴う精神・行動障害の治療学である．総合病院や大学附属病院等ではたらく精神科医には欠かせない素養であるが，統合失調症や気分障害，発達障害等を診療するトレーニングが優先されるなか，なかなか身につけることが難しく，精神科医の教育活動に携わる推薦者も悩んできた．

　本書は，具体的な症例提示を通じて，あたかもその症例を経験し，カンファランスに参加したかのような臨場感で読み進めるうちに，神経精神医学的アセスメントの思考や姿勢を身につけることのできる，他に類をみない良書である．

　冒頭に脱抑制の章がある．脱抑制は，躁状態やパーソナリティ特徴と誤診されることが多く，かつ，治療成功の可否によって，患者や家族の生活や人生への影響が極めて大きい．次にアパシーという，これもまた見逃されやすく，かつ生活の質に多大な影響をもたらす症候が扱われている．操作的疾患分類のみで満足せず，疾患横断的な症候とその器質的原因を探求し，治療可能性のあるものにタイムリーにアプローチすることの重要性が若い精神科医に深く刻まれるであろう．CT/MRIなどの脳画像所見だけでなく，最近軽視されがちな脳波(EEG)が掲載されているところも嬉しい．神経機能解剖学や神経精神薬理学などのニューロサイエンスの知識は，実地診療ととかく遊離しがちであるが，本書はそれらがうまく溶け込み，神経精神医学の理想の姿を見るようである．

　監訳者の近藤伸介氏は，推薦者がその臨床能力をもっとも信頼し，尊敬している同僚である．氏は，総合病院での身体科研修，本書の執筆陣たちのもとカナダでの修練，地域脳神経リハビリテーション病院での実践など，豊富な神経精神医学の素養と，希有な語学力により，本書の価値を日本の読者に十二分に伝えることに成功している．翻訳に加わった，市橋，谷口，岡村などの医師も，それぞれ，児童思春期精神医学・リエゾン精神医学，てんかん学，老年精神医学の領域で推薦者が主宰する教室で教育活動にあたっている一流の臨床精神科医である．彼らから臨床の手ほどきを受けている若手のスタッフも翻訳にかかわっている．

　日本のすべての精神科医が，総合病院での身体科医療との連携舞台のみならず，地域精神保健の場面でも常に神経－精神－行動－身体の関係を統合的にとらえられる専門家として市民の信頼に応える——こうしたことが当たり前になる時代を本書とともに実現していきたい．

2015年5月
東京大学大学院医学系研究科 精神医学分野 教授
**笠井清登**

(この序文は日本語版に向けて書かれたものであり，編集はAmerican Psychiatric Publishingによるものではない．)

## 日本語版の出版に寄せて

We are honored to be invited to write the introduction to the Japanese version of the Casebook of Neuropsychiatry. Since its release it has received a good reception from our colleagues who have found it an easy way of learning about neuropsychiatry. We anticipate that neuropsychiatry will become an increasing part of mainstream psychiatry as our understanding of the brain basis of mental disorders advances. This subdiscipline in psychiatry requires psychiatrists to become intimately familiar with brain anatomy and physiology with the goal of understanding psychobehavioral-anatomical correlations. For clinicians this requires us to be able to interpret current and emerging neuroimaging techniques to understand what is and is not relevant in the genesis of the psychopathology as disclosed and uncovered in the mental state examination. For researchers this is still a new frontier with multiple fundamental questions that remain unanswered and to be addressed such the anatomical location of psychosis. Neuropsychiatry is only part of the how and why our patients are symptomatic. Neuroscience without humanity and our psychosocial traditions will leave our patients wiser but not necessarily better. Hopefully this book will stimulate readers to embrace neuroscience as the only real way forward into the future of psychiatry but without losing sight of the psychosocial causes of and contributions to the suffering of our patients.

Trevor A. Hurwitz
Warren T. Lee

（この序文は日本語版に向けて書かれたものであり、編集は American Psychiatric Publishing によるものではない。）

# はじめに

　神経精神医学(Neuropsychiatry)が，精神医学と神経内科学のサブスペシャリティとして，改めて重要性を増している。19世紀の傑出した神経内科医ジャン-マルタン・シャルコー(Jean-Martin Charcot)は，神経精神医学という領域が正式に生まれる前から強い関心を寄せていた。しかし，その弟子で，自身もこの領域の先駆者であったシグモント・フロイト(Sigmund Freud)は，神経学を離れ，精神分析という実体をもたない領域の開拓に移ってしまった。精神分析では，精神機能とその病理はそれ自体に原因と実体があると考えるため，神経解剖学や神経化学との繋がりはこのとき断ち切られた。だが，今日の神経精神医学は，脳の構造とその機能に密接な関係があることを改めて重視する。その守備範囲は，脳損傷，電気的異常(てんかん)，中毒・代謝異常などのほか，身体表現性障害のように一見からだの病気に見えて器質的原因が見つからない病態まで含む。心因性の神経症状を伴う転換性障害はその典型例である。

　神経精神医学の臨床には，精神医学のトレーニングだけでも神経内科学のトレーニングだけでも十分とはいえない。神経解剖学，神経生理学，神経画像，神経心理学などの領域に精通し，さまざまな神経疾患の治療に関する知識をもち，前頭葉・側頭葉・頭頂葉・辺縁系・基底核といった脳の部位が行動にどう影響するかを詳しく理解していなければならない。ニューロサイエンスが基礎と臨床の両面で急成長を遂げている今，この領域も急速に変化している。

　本書は，臨床的によくみられる症候群や，病歴・精神的現症・身体所見から強く器質因が疑われる症例を集めた。まず実際の症例を提示し，診療内容を具体的に記して，次に鑑別診断，診断までの精査，さらに今日の神経診断学的精査の意義，精神症状の基盤となる神経解剖学や神経化学，最新の治療法についても述べた。文献上に指針となるエビデンスがほとんどない中で，熟練した神経精神科医たちがどうやって診断のジレンマと治療に取り組んでいるかを示すことで，神経精神医学というサブスペシャリティを生き生きと描くことを目指した。本書は，教科書よりも生身のストーリーに触れたい医学生，研修医，ジェネラリストの方々を対象にしている。神経精神医学の分野を臨床場面から描き出すことで，読者がこの領域に関心を持ち，最新の知識を得て，技術を磨く助けになれば幸いである。症例の考察では，神経精神医学の考え方と最新の知識を届けるよう心掛けたが，最先端の研究成果や遺伝学・分子生物学的発見を扱うものではない。

　用語についてひとこと断っておきたい。「認知・知的(cognitive-intellectual)」と「認知(cognitive)」という用語は，ほとんどの症例報告で同義で用いら

れている。これらの用語は，ミニメンタルステート検査(MMSE)（Folstein et al. 1975），モントリオール認知評価検査(MoCA)（Nasreddine et al. 2005），ベッドサイド検査などによって患者の知的能力を評価した際，もともと備わっている高次の計算能力のことを指すために用いられている。精神的現症の領域でいえば，注意・記憶・計算などの能力を指すものであり，妄想・強迫観念など思考内容を指すものではない。もっと言えば，「認知療法(cognitive therapy)」は，記憶法や足し算・引き算を教えることではないが，神経心理学的な意味での「認知」とは患者のIQのことである。この2つは臨床的にも完全に区別される。精神病や強迫観念にみられる思考障害と，せん妄・健忘・認知症・知的障害にみられる認知・知的機能障害とはまったく別のものである。両者を区別するために「神経認知的(neurocognitive)」という用語が用いられることもある。「認知・知的」という用語も，あいまいさを回避し，脳にもともと備わっている高次の計算能力を指していることを明示するために使われる。

　さて，本書は神経精神医学の網羅的な教科書ではないことに留意されたい。そういった教科書をお探しの読者には，The American Psychiatric Publishing Textbook of Neuropsychiatry and Behavioral Neuroscience（Yudofsky and Hales 2008），もしくはLishman's Organic Psychiatry: A Textbook of Neuropsychiatry（David et al. 2012）をお勧めする。

**Trevor A. Hurwitz, M.B.Ch.B., M.R.C.P.（U.K.），F.R.C.P.C.**
**Warren T. Lee, M.D., Ph.D.**

**引用文献**

David AS, Fleminger S, Kopelman MD, et al (eds): Lishman's Organic Psychiatry: A Textbook of Neuropsychiatry, 4th Edition. Hoboken, NJ, Wiley-Blackwell, 2012

Folstein MF, Folstein SE, McHugh PR: "Mini-mental state": a practical method for grading the cognitive state of patients for the clinician. J Psychiatr Res 12:189-198, 1975

Nasreddine ZS, Phillips NA, Bédirian V, et al: The Montreal Cognitive Assessment, MoCA: a brief screening tool for mild cognitive impairment. J Am Geriatr Soc 53(4):695-699, 2005

Yudofsky SC, Hales RE (eds): The American Psychiatric Publishing Textbook of Neuropsychiatry and Behavioral Neuroscience, 5th Edition. Washington, DC, American Psychiatric Publishing, 2008

## 謝辞

　私たちは，本書の編集アシスタントである Ms. Belinda Chen, M.Sc. の驚異的で不屈の努力がこのプロジェクトを実現へと導いたことを認めたい。また，秘書である Ms. Gillian Brangham の根気強いサポートにも心から感謝の気持ちを述べたい。

　この機会に，ブリティッシュ・コロンビア州の神経精神医学プログラムの研究を援助しているジェミニ基金とハリス家の ERIN 基金にも感謝の気持ちを伝えたい。

　最後に，おそらくすべての中で最も重要なこととして，私たちにインスピレーションを与え，知識をますます発展させ，発見をもたらしてくれた，私たちの患者さんに感謝したい。

【注　意】
　本書に記載した情報に関しては，正確を期し，一般臨床で広く受け入れられている方法を記載するよう注意を払った。しかしながら，著者（監訳者，訳者）ならびに出版社は，本書の情報を用いた結果生じたいかなる不都合に対しても責任を負うものではない。本書の内容の特定な状況への適用に関しての責任は，医師各自のうちにある。
　著者（監訳者，訳者）ならびに出版社は，本書に記載した薬物の選択，用量については，出版時の最新の推奨，および臨床状況に基づいていることを確認するよう努力を払っている。しかし，医学は日進月歩で進んでおり，政府の規制は変わり，薬物療法や薬物反応に関する情報は常に変化している。読者は，薬物の使用にあたっては個々の薬物の添付文書を参照し，適応，用量，付加された注意・警告に関する変化を常に確認することを怠ってはならない。これは，推奨された薬物が新しいものであったり，汎用されるものではない場合に，特に重要である。
　薬物の表記は，わが国で発売されているものは一般名・商品名ともにカタカナで，発売されていないものは英語で記すよう努めた。

# 訳者一覧 (五十音順)

市橋香代　　東京大学医学部附属病院 精神神経科
井藤佳恵　　東京都立松沢病院 精神科
岡村　毅　　東京大学医学部附属病院 精神神経科
門脇亜理紗　東京都立松沢病院 精神科
川上慎太郎　国立精神・神経医療研究センター病院 精神科
熊倉陽介　　東京大学大学院医学系研究科 公共健康医学専攻
近藤伸介　　東京大学医学部附属病院 精神神経科
谷口　豪　　東京大学医学部附属病院 精神神経科
田宗秀隆　　東京都立多摩総合医療センター 精神神経科
新川祐利　　東京都健康長寿医療センター研究所
藤岡真生　　国立病院機構 静岡てんかん・神経医療センター
水谷俊介　　JR東京総合病院 メンタルヘルス・精神科
森田　進　　東京都立松沢病院 精神科

# 執筆者

**Silke Appel-Cresswell, M.D.**
Pacific Parkinson's Research Centre, Assistant Professor, Department of Medicine, Division of Neurology, University of British Columbia, Vancouver, British Columbia, Canada

**Marie-Claire Baril, M.D., F.R.C.P.C.**
British Columbia Neuropsychiatry Program; Clinical Assistant Professor, Department of Psychiatry, University of British Columbia, Vancouver, British Columbia, Canada; Psychiatrist, Interior Health Authority, Kamloops, British Columbia, Canada

**Leon Berzen, M.B.B.Ch., F.F.Psych. (S.A.), F.R.C.P.C.**
British Columbia Neuropsychiatry Program; Clinical Assistant Professor, Department of Psychiatry, University of British Columbia, UBC Hospital, Vancouver, British Columbia, Canada

**Catherine Chiles, M.D., D.F.A.P.A., F.A.P.M.**
Associate Professor of Psychiatry, Yale University School of Medicine, VA Connecticut Healthcare System, West Haven, Connecticut

**Paul Dagg, M.D., F.R.C.P.C.**
British Columbia Neuropsychiatry Program; Clinical Associate Professor, Department of Psychiatry, University of British Columbia, Vancouver, British Columbia, Canada; Medical Director, Tertiary Mental Health, Interior Health Authority, Kamloops, British Columbia, Canada

**Marius Dimov, M.D., F.R.C.P.C.**
British Columbia Neuropsychiatry Program; Clinical Instructor, Department of Psychiatry, University of British Columbia, UBC Hospital, Vancouver, British Columbia, Canada

**Anthony Feinstein, M.B.B.Ch., M.Phil., Ph.D., F.R.C.P.C.**
Professor, Department of Psychiatry, University of Toronto; Director, Neuropsychiatry Program, Sunnybrook Health Sciences Centre, Toronto, Ontario, Canada

**Omar Ghaffar, M.Sc., M.D., F.R.C.P.C.**
Sunnybrook Health Sciences Centre, Toronto, Ontario; Ontario Shores Centre for Mental Health Sciences, Whitby, Ontario; Department of Psychiatry, University of Toronto, Toronto, Ontario, Canada

**Andrew K. Howard, M.D., F.R.C.P.C.**
British Columbia Neuropsychiatry Program; Clinical Assistant Professor, Department of Psychiatry, University of British Columbia, Vancouver, British Columbia, Canada

**Trevor A. Hurwitz, M.B.Ch.B., M.R.C.P. (U.K.), F.R.C.P.C.**
Medical Director, British Columbia Neuropsychiatry Program; Clinical Professor, Department of Psychiatry, University of British Columbia, Vancouver, British Columbia, Canada

**Magdalena Ilcewicz-Klimek, M.D., F.R.C.P.C.**
British Columbia Neuropsychiatry Program; Clinical Instructor, Department of Psychiatry, University of British Columbia, UBC Hospital, Vancouver, British Columbia, Canada

**Jennifer Klages, Ph.D., R.Psych.**
Neuropsychologist, British Columbia Neuropsychiatry Program, Tertiary Mental Health, Interior Health Authority, Kamloops, British Columbia, Canada

**Brenda Kosaka, Ph.D., R.Psych.**
Neuropsychologist, British Columbia Neuropsychiatry Program; Clinical Assistant Professor, Department of Psychiatry, University of British Columbia, Vancouver, British Columbia, Canada

**Warren T. Lee, M.D., Ph.D.**
Associate Professor, Department of Psychiatry and Behavioral Science, Duke University Medical School, Durham, North Carolina

**Aaron Mackie, M.D., F.R.C.P.C.**
Clinical Lecturer, Faculty of Medicine, University of Calgary, Calgary, Alberta, Canada

**Scott McCullagh, M.D., F.R.C.P.C.**
Assistant Professor, Department of Psychiatry, Neuropsychiatry Program, Sunnybrook Health Sciences Centre, University of Toronto, Toronto, Ontario, Canada

**Sandra J. Mish, Ph.D., R.Psych.**
Neuropsychologist, British Columbia Neuropsychiatry Program, Tertiary Mental Health, Interior Health Authority, Kamloops, British Columbia, Canada

**William J. Panenka, M.Sc., M.D., F.R.C.P.C.**
British Columbia Neuropsychiatry Program, UBC Neuropsychiatry and Clinical Investigator Fellow, University of British Columbia, UBC Hospital, Vancouver, British Columbia, Canada

**Robert M. Rohrbaugh, M.D.**
Professor and Deputy Chair for Education and Career Development; Director of Medical Studies and Residency Program Director, Department of Psychiatry; Director, Office of International Medical Student Education, Yale University School of Medicine, New Haven, Connecticut

**Anton Scamvougeras, M.B.Ch.B., F.R.C.P.C.**
British Columbia Neuropsychiatry Program; Clinical Associate Professor, Department of Psychiatry, University of British Columbia, UBC Hospital, Vancouver, British Columbia, Canada

**David Sherman, M.Sc., M.D.**
Department of Psychiatry, University of British Columbia, Vancouver, British Columbia, Canada

**Vinod H. Srihari, M.D.**
Associate Professor, Department of Psychiatry, Yale University School of Medicine, New Haven, Connecticut

**Robert Stowe, M.D., F.R.C.P.C.**
British Columbia Neuropsychiatry Program; Clinical Associate Professor of Psychiatry and Neurology (Medicine), University of British Columbia, UBC Hospital, Vancouver, British Columbia, Canada

**Joseph Tham, M.D., F.R.C.P.C.**
British Columbia Neuropsychiatry Program; Clinical Assistant Professor, Department of Psychiatry, University of British Columbia, Vancouver, British Columbia, Canada

**Pieter Joost van Wattum, M.D., M.A., D.F.A.A.C.A.P.**
Associate Clinical Professor of Child Psychiatry and Psychiatry, Yale University School of Medicine; Medical Director, Clifford Beers Guidance Clinic, New Haven, Connecticut

**Eugene Wang, M.D., F.R.C.P.C.**
Clinical Assistant Professor, Department of Psychiatry, Forensic Psychiatry Program, University of British Columbia, Forensic Psychiatric Hospital, Port Coquitlam, British Columbia, Canada

# 利益相反の開示

つぎの原著者は，以下に示す商業的な支持者，商品製造メーカー，商業サービスの提供者，NGO，政府系機関と金銭的利害関係または提携関係にある。

**Silke Appel-Cresswell, M.D.**　Teva 社 と Dystonia Medical Research Foundation Canada より講演の謝礼金を，旅費の援助を Merz, Novartis, Teva から受けている。Novartis, Merz, Actelion より顧問料が支給されている。研究支援を Novartis と Allergan から受けている。Pacific Parkinson's Research Institute, Pacific Alzheimer Research Foundation, National Parkinson Foundation, Parkinson Society British Columbia から研究助成金を受けとっている。
**Paul Dagg, M.D., F.R.C.P.C.**　以下の会社から顧問として講演料との会議への参加費を支給されている：Bristol Myers Squibb, Eli Lilly, Janssen, Lundbeck, Pfizer。
**Robert Stowe, M.D., F.R.C.P.C.**　北米でミグルスタットを販売している製薬会社 Actelion よりニーマン・ピック病 C 型についての国際会議出席のための旅費の支援と謝礼金を受けている。

以下の原著者は利益相反や提携関係はないことを公表している。

Marie-Claire Baril, M.D., F.R.C.P.C.
Leon Berzen, M.B.B.Ch., F.F.Psych. (S.A.), F.R.C.P.C.
Catherine Chiles, M.D., D.F.A.P.A., F.A.P.M.
Marius Dimov, M.D., F.R.C.P.C.
Anthony Feinstein, M.B.B.Ch., M.Phil., Ph.D., F.R.C.P.C.
Omar Ghaffar, M.Sc., M.D., F.R.C.P.C.
Andrew K. Howard, M.D., F.R.C.P.C.
Trevor A. Hurwitz, M.B.Ch.B., M.R.C.P. (U.K.), F.R.C.P.C.
Magdalena Ilcewicz-Klimek, M.D., F.R.C.P.C.
Jennifer Klages, Ph.D., R.Psych.
Brenda Kosaka, Ph.D., R.Psych.
Warren T. Lee, M.D., Ph.D.
Aaron Mackie, M.D., F.R.C.P.C.
Scott McCullagh, M.D., F.R.C.P.C.
Sandra J. Mish, Ph.D., R.Psych.

William J. Panenka, M.Sc., M.D., F.R.C.P.C.
Robert M. Rohrbaugh, M.D.
Anton Scamvougeras, M.B.Ch.B., F.R.C.P.C.
David Sherman, M.Sc., M.D.
Vinod H. Srihari, M.D.
Joseph Tham, M.D., F.R.C.P.C.
Pieter Joost van Wattum, M.D., M.A., D.F.A.A.C.A.P.
Eugene Wang, M.D., F.R.C.P.C.

# 目次

**1 脱抑制** ································································· **1**
　パーキンソン病におけるドパミン過剰 ································· 3
　脳損傷に伴う躁病 ························································· 10
　腫瘍随伴症候群の神経精神医学 ········································ 16
　攻撃性と脳損傷 ···························································· 22
　躁病と誤診された脱抑制 ················································ 29

**2 アパシー** ································································· **41**
　前頭葉損傷に伴うアパシー ·············································· 43

**3 抑うつ** ··································································· **53**
　てんかん手術後に出現した大うつ病とパニック障害 ··············· 55
　脳卒中後うつ病 ···························································· 61
　多発性硬化症の精神科的側面 ·········································· 67

**4 不安** ····································································· **77**
　パニック発作を呈する側頭葉てんかん ································ 79
　淡蒼球病変に伴う二次性強迫性障害 ·································· 88

**5 精神病** ··································································· **99**
　レビー小体型認知症 ······················································ 101
　側頭葉てんかんに伴う精神病と抑うつ ······························· 107
　前頭葉てんかんとその神経精神症状 ·································· 112

ミトコンドリア病に伴う非定型精神病……………………………………119

**6　過運動状態**………………………………………………………**127**
　　　成人のトゥレット症候群………………………………………………129
　　　ハンチントン病に伴う精神病症状……………………………………135
　　　遅発性ジスキネジア……………………………………………………141

**7　身体表現性障害とその類縁病態**………………………………**149**
　　　診断がつかない多様な身体症状………………………………………151
　　　階段転落後に発症した複雑な病態……………………………………157
　　　ライム病…………………………………………………………………165
　　　持続性部分てんかんと偽発作…………………………………………171
　　　認知表現性障害…………………………………………………………178

**8　意識変容**…………………………………………………………**187**
　　　橋本脳症…………………………………………………………………189
　　　解離性障害………………………………………………………………196
　　　抗NMDA受容体脳炎……………………………………………………203
　　　悪性症候群………………………………………………………………210
　　　神経精神ループス（NPSLE）…………………………………………216

**9　記憶障害**…………………………………………………………**223**
　　　てんかんに伴う健忘……………………………………………………225
　　　単純ヘルペス脳炎に伴う記憶障害……………………………………232

**10　認知・知的機能の低下**………………………………………**243**
　　　前頭側頭型認知症………………………………………………………245
　　　うつ病による認知症……………………………………………………252

思春期における精神病症状と認知機能障害⋯⋯⋯⋯⋯⋯⋯⋯⋯ 261
　　多発性硬化症による認知・知的機能障害 ⋯⋯⋯⋯⋯⋯⋯⋯⋯⋯ 268
　　軽度外傷性脳損傷後にみられる脳震盪後症候群とうつ病 ⋯⋯ 276
　　注意欠如・多動性障害（ADHD）と間違われた結節性硬化症 ⋯ 283

## 11　局所病変による神経行動学的症候群⋯⋯⋯⋯⋯⋯⋯⋯⋯⋯ 289
　　バリント症候群 ⋯⋯⋯⋯⋯⋯⋯⋯⋯⋯⋯⋯⋯⋯⋯⋯⋯⋯⋯⋯ 291
　　左半側空間無視 ⋯⋯⋯⋯⋯⋯⋯⋯⋯⋯⋯⋯⋯⋯⋯⋯⋯⋯⋯⋯ 301

## 索引
　　欧文索引 ⋯⋯⋯⋯⋯⋯⋯⋯⋯⋯⋯⋯⋯⋯⋯⋯⋯⋯⋯⋯⋯⋯⋯ 315
　　和文索引 ⋯⋯⋯⋯⋯⋯⋯⋯⋯⋯⋯⋯⋯⋯⋯⋯⋯⋯⋯⋯⋯⋯⋯ 318

## 略語一覧

| | | |
|---|---|---|
| ADHD | attention-deficit/hyperactivity disorder | 注意欠如・多動性障害 |
| ADL | activities of daily living | 日常生活動作 |
| BDI | Beck Depression Inventory | ベック抑うつ質問票 |
| bvFTD | behavioral variant frontotemporal dementia | 前頭側頭型認知症 |
| CJD | Creutzfeldt-Jakob disease | クロイツフェルト・ヤコブ病 |
| CPS | complex partial seizure | 複雑部分発作 |
| CVD | cerebrovascular disease | 脳血管疾患 |
| DDS | dopamine dysregulation syndrome | ドパミン調節異常症候群 |
| DID | dissociative identity disorder | 解離性同一性障害 |
| DLB | dementia with Lewy bodies | レビー小体型認知症 |
| ECT | electroconvulsive therapy | 電気けいれん療法 |
| EPC | epilepsia partialis continua | 持続性部分てんかん |
| FAB | Frontal Assessment Battery | 前頭葉機能検査 |
| FTD | frontotemporal dementia | 前頭側頭型認知症 |
| FTLD | frontotemporal lobar degeneration | 前頭側頭葉変性症 |
| MCI | mild cognitive impairment | 軽度認知障害 |
| MMSE | Mini-Mental State Examination | ミニメンタルステート検査 |
| MoCA | Montreal Cognitive Assessment | モントリオール認知評価検査 |
| MS | multiple sclerosis | 多発性硬化症 |
| MTBI | mild traumatic brain injury | 軽度外傷性脳損傷 |
| MTLE | mesial temporal lobe epilepsy | 内側側頭葉てんかん |
| MTS | mesial temporal sclerosis | 内側側頭葉硬化症 |
| NPC | Niemann-Pick type C disease | ニーマン・ピック病 C 型 |
| NPSLE | neuropsychiatric systemic lupus erythematosus | 神経精神ループス |
| OCD | obsessive-compulsive disorder | 強迫性障害 |
| OFC | orbitofrontal cortex | 眼窩前頭皮質 |
| PDD | Parkinson's disease dementia | パーキンソン病に伴う認知症 |
| PNES | psychogenic nonepileptic seizure | 心因性非てんかん性発作 |
| PNS | paraneoplastic neurological syndrome | 腫瘍随伴神経症候群 |

| | | |
|---|---|---|
| PSD | poststroke depression | 脳卒中後うつ病 |
| PTSD | posttraumatic stress disorder | 心的外傷後ストレス障害 |
| RBD | rapid eye movement（REM）sleep behavior disorder | レム睡眠行動異常症 |
| SPS | simple partial seizure | 単純部分発作 |
| SSRI | selective serotonin reuptake inhibitor | 選択的セロトニン再取り込み阻害薬 |
| TBI | traumatic brain injury | 外傷性脳損傷 |
| TD | tardive dyskinesia | 遅発性ジスキネジア |
| TEA | transient epileptic amnesia | 一過性てんかん性健忘 |
| TLE | temporal lobe epilepsy | 側頭葉てんかん |
| TSC | tuberous sclerosis complex | 結節性硬化症複合体 |
| WAIS-R | Wechsler Adult Intelligence Scale Revised | ウェクスラー成人知能検査改訂版 |
| WCST | Wisconsin Card Sorting Test | ウィスコンシンカードソーティングテスト |

# CHAPTER 1

# 脱抑制

パーキンソン病におけるドパミン過剰 ………………………………… 3

脳損傷に伴う躁病 ………………………………………………………… 10

腫瘍随伴症候群の神経精神医学 ………………………………………… 16

攻撃性と脳損傷 …………………………………………………………… 22

躁病と誤診された脱抑制 ………………………………………………… 29

## 脱抑制

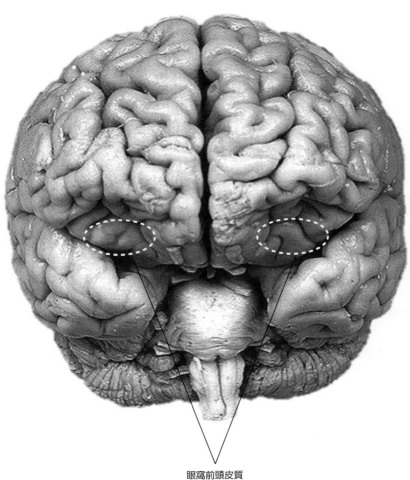

眼窩前頭皮質

## はじめに

　脳損傷後に出現する精神・行動上の脱抑制は，管理が最も難しい症状の1つであり，この症状を理解するためには，背景のメカニズムを把握する必要がある。まず，基盤にある原発性の精神疾患，中でも躁状態によって説明可能かどうかを検討することである。眼窩前頭皮質は，神経解剖学的に最も重要な領域で，抑制系の制御において基本的な役割を担っている。それらに関与する神経伝達物質は複数あるが，中でも重要なのはドパミンである。

## パーキンソン病におけるドパミン過剰

Andrew K. Howard, M.D., F.R.C.P.C.

　62歳，男性。右利き。建築家。既婚で成人した息子が3人いる。かかりつけの神経内科医から神経精神医学的評価のために紹介受診となった。11年前から左肩の可動域制限と左手の姿勢時振戦があり，両者にはレボドパが著効していた。その後，便秘が始まり，進行性の固縮，動作緩慢，姿勢不安定，発声障害を呈するようになった。二次性パーキンソニズムを示す所見はなく，特発性パーキンソン病と診断されていた。診断後1年の頭部CTは正常であった。診断当初はベンズトロピンにて改善したが，2年前から記憶障害が出現したため中止となっていた。治療初期にはアマンタジン，トリヘキシフェニジル，ロピニロール，エンタカポンも試されたが，後者2つは忍容性が低かった。

　この病気に効いていてある程度の生活の質を維持するのに有用なのは唯一レボドパ(Sinemet®)だけだと患者は主張した。Sinemet® 100 mg錠を24時間に40錠内服していた時期もあったが，それでもレボドパ過剰による有害作用はないと言った。病的賭博，物質乱用，過食，万引き，浪費，放火などの問題はないと言ったが，カルテには7年前に短期間の精神科入院歴があり，ドパミン調節異常症候群(DDS：dopamine dysregulation syndrome)による人格・情動・行動の変化があったことが記されていた。当時数カ月以上にわたって，非特異的な体重減少，怒りの爆発，発汗，突然の涙もろさ，強迫的自慰行為，危険運転(警察に追跡されたこともあった)，性欲亢進を認めていた。女性用下着に執着し，姪と2人の女性介護者に対して性的に不適切な振る舞いをした。これらの変化はレボドパの使用量を強制的に減らすことで抑制された。原病に合併したこうした行動異常とその治療のため，早期退職を余儀なくされていた。

　4年前，腹部，顔面，四肢の皮膚に虫が這う感覚と水が流れる感覚を感じる

ようになった。この異常感覚はときに顎，膝，肩，足にまで及んだ。服薬時間との関連はなかったが，夜になると増悪した。皮膚や唾液や地面に点状のものを見つけると，目に見えない小さな虫が大量発生した証拠だと思うようになった。自分の体に寄生虫がいないか頻繁にチェックしては，掃除機や洗口液を用いて駆除しようとした。視野の端に浮遊して見える塵も虫の残骸だと考えていた。クエチアピンが開始されたが，服用するとかえってイライラすると訴えた。

3年前には，睡眠が持続できないこと，夢を行動化すること（レム睡眠行動異常）が頻回になったと訴えた。

2年前からは，ジスキネジア，運動合併症，認知機能障害が悪化しはじめ，短期記憶と注意転導性の異常も認められると記載されていた。家族によれば，言動はいっそうまとまらなくなり，衝動的（アダルトサイトを次々に見る）で，執着が強く，強迫行為（電化製品の組立と分解）も著明で，ごまかし（お金を使ったり，家族にどうするつもりか話すことなく出て行ってしまったりなど）も目立つようになった。これらの行動変化は運動異常と連動はしていなかったが，明らかに夜の方が悪化していた。

今回の一連の症状以外，精神疾患の既往歴はなく，睡眠障害のために処方されたクロナゼパム，ガバペンチン，トラゾドンを除けば向精神薬の服用歴はなかった。抑うつ症状，躁症状，精神病症状，不安症状，自傷の既往もなかった。身体疾患の既往には，小児期のマラリア罹患と扁桃摘出術がある。診察時の処方内容は，Sinemet CR® (レボドパ 200 mg，カルビドパ 50 mg) 8錠/日，プラミペキソール 2 mg/日 (分4) であった。薬物アレルギーの既往はなく，飲酒・喫煙などの嗜好全般についても特記すべきものはなかった。

家族歴は，神経疾患，リウマチ関連疾患，精神疾患のいずれも認めなかった。両親に結核の後遺症があった。母は心筋梗塞で，父は呼吸不全ですでに他界していた。

周産期に異常はなく，タイで生育している。父は工場勤務，母は学校勤務であった。養育者は父方の祖父で，3人同胞中の長子であった。人見知りの傾向はあったが，対人関係や気質は正常範囲内であった。

学校生活では学業も素行も問題なく，高校卒業相当の教育を修了して，大学に進学していた。建築学を修めた後，安定した企業に就職した。仕事でカナダに異動となった機会に，妻と3人の子どもを連れて移住した。原家族に離婚はなく，不貞，暴力，別居も認めていない。法的に罪に問われたこともなかった。祖国の身内には定期的に送金を続けていて，自分は良心的だと語った。

精神的現症では，意識清明，見当識は保たれ，疎通は良好で，過去のことも答えられた。しかし，自身の行動変化への気づきは乏しく会話の信頼性が低いため表面的なラポールにとどまった。複数の部位にジスキネジアを認めた。診

察態度は馴れ馴れしかった。自分の身体のことになると，時に怒りや悲哀やいら立ちをあらわにした。声は小さく，速度や抑揚に変化がなかった。明らかな言語障害はなかった。情動および気分は，主観的にも客観的にも正常であった。本人はアンヘドニア（快楽消失）を否定したが，身体障害でやる気がなくなっていることは認めた。強迫観念，自殺念慮，他殺念慮は認めなかった。寄生虫妄想は訴えたが，その他に間違った信念は認められなかった。知覚異常を伴わない幻触が認められた。気配の偽知覚（訳注：何かいると誤って知覚する），通過幻視（passage hallucination：人や動物が視野の周辺を横切るのがみえる），錯覚のいずれも否定した。判断力は衝動性や病識欠如の影響を明らかにこうむっていた。

簡易認知機能検査では，数唱で順唱7桁，逆唱5桁であった。3語-3物品記憶テストでは，言語性および非言語性刺激6つすべてを手がかりなしで想起することができ，5分後にもすべて易々と思いだすことができた。計算，立方体の描画，読み，書き，3段階命令は簡単にできた。TMT（trail making test）part A，part Bおよび語流暢性課題はいずれも正常範囲内であった。モントリオール認知評価検査（MoCA：Montreal Cognitive Assessment）の得点は27点（30点満点）で，類似課題で2点，語想起で1点（カテゴリの手がかり使用で正答）の失点を認めた。ベック抑うつ質問票（BDI：Beck Depression Inventory）は5点（抑うつなし）であった。

レボドパ内服20分後の身体所見について，座位では脈拍76/分，整，血圧100/70 mmHg，立位では脈拍84/分，整，血圧86/50 mmHgであった。脳神経所見では，嗅覚障害と表情の乏しさが顕著であった。瞳孔反射は正常，視野，視覚，眼球運動，顔面の知覚，聴覚，開口，舌突出，頸部の緊張は正常であった。項部硬直はなかった。

運動機能では，上肢に微細な姿勢時振戦を認めた。他の不随意運動は診察時にはみられなかった。四肢の筋力，筋緊張，筋量は正常であった。反射は正常範囲内であり，左右対象で，足底反射は下向きであった。前頭葉解放徴候（訳注：原始反射）はみられなかった。

感覚機能では，皮質性感覚障害（訳注：識別覚鈍麻）はみられなかった。痛覚，触覚，温度覚，位置覚，振動覚は正常であった。ロンベルグ徴候は陰性であった。

肩のpull testは陽性。四肢と体幹の失調はみられなかった。両側の指タッピングは遅く，四肢の交互動作も速度低下を認めた。歩行は方向転換を含めてスムーズであり，適度な腕振りを伴っていた。

血算，分画，電解質，血糖，腎機能，肝機能，甲状腺機能，ビタミン$B_{12}$，フェリチン，抗核抗体（ANA）は正常範囲内であった。脳波では軽微で非特異的な

徐波（θ帯域）を認めた。3年前の頭部MRIを再読影したところ，前頭葉の脳室周囲白質に微細な虚血性変化を認めた。皮質および皮質下構造の萎縮は明らかではなかった。SPECT検査では大脳皮質の血流低下を認めなかった。

彼と家族は，特発性パーキンソン病が中等度に進行したために運動合併症とジスキネジアを伴っていること，（身体機能の制限に起因する）抑うつ気分を伴う適応障害があること，過去にドパミン調節異常症候群を呈していたこと，幻触とそれに伴う寄生虫妄想はパーキンソン病関連精神病の症状であること，初期の前頭葉−皮質下認知行動障害（実行機能障害）があることについて説明を受けていた。

彼は，虫の存在は事実だと信じているものの，虫にとらわれていることが最大の悩みであったため，本人の強い希望で精神病症状を中心に治療が行われた。家族は，衝動行為の方を心配しており，対処法を求めていた。プラミペキソールを漸減中止することで，インターネットに費やす時間と電化製品に対するとらわれは軽減した。移動能力を保つため，rasagiline 1 mg/日が開始となった。眠前のクロナゼパム1 mgにより睡眠が確保され，就寝前のミルタザピン15 mgは睡眠だけでなく脱抑制症状（無断外出）を軽減した。ドネペジル5 mg/日を使用してみたが，不眠，焦燥，心窩部不快感（腹痛と食思不振）が生じた。リバスチグミン4.6 mg/日（貼付剤）を試したところ，運動機能は増悪したが精神病症状は明らかに改善した。アリピプラゾール2 mg/日は不眠と焦燥が生じて衝動性が増悪した。

クロザピンが眠前12.5 mgより開始され，眠前200 mgまで増量された。しかし，ふらつきが増悪し（フルドロコルチゾン0.2 mg/日で対応），午後の過鎮静が生じた。3週間後も症状改善はみられず，神経精神科専門病棟に入院となり，5週間後に精神病症状は寛解した。本人がレボドパを渇望し続けたため，用量を1,600 mg/日以下にすることはできなかった。退院後も運動障害は続いていたため，クロザピンの減量とレボドパの増量が必要となった。その結果，幻覚はわずかに再燃したが，生活機能に支障が出るほどではなかった。

## C 考察

パーキンソン病関連精神病は，パーキンソニズムの発症後に，反復性または持続性の幻覚，妄想，錯覚，存在しない気配の覚知が少なくとも1カ月続いたときに確定される。この現象は，せん妄，原発性の精神疾患，レビー小体型認知症では説明できない。おそらく病識が保たれていること，認知症，抗パーキンソン病薬と関連がある（Ravina et al. 2007）。抑うつ，睡眠障害，認知機能の低下が通常合併し，患者の約25％が精神病症状を報告するが，症状をより

詳しく聴取することで75%に増えるという(Diederich et al. 2009)。

　パーキンソン病にみられる精神病は，かつてはもっぱら薬剤誘発性の症候群と考えられていた．しかし，病態そのものの関与は明らかで，このことから抗パーキンソン病薬を内服した患者がすべて精神病症状を呈するわけではないことが説明される．疾病自体の要因としては，パーキンソン病網膜症(parkinsonian retinopathy)や外線条皮質視覚路(extrastriate visual pathway)の機能変化など視覚路の機能異常，レム睡眠異常，中枢性ドパミン過活動，コリン性神経伝達の不均衡，側頭葉腹側および内側領域のレビー小体，視覚連合野異常と前頭葉実行機能障害の同時発生などが挙げられる(Llebaria et al. 2010)．

　精神病症状を呈した患者は，体重減少，介護者負担，施設入所，死亡のリスクが高い．対処法は限られており，抗パーキンソン薬を最小限に減量すること，コリンエステラーゼ阻害薬と非定型抗精神病薬を導入することである．精神病症状の軽減には，クロザピンがクエチアピンより頑健なエビデンスを有する(Zahodne and Fernandez 2008)．この患者がクエチアピンで焦燥を訴えたのは，おそらく同時に進めたドパミン補充の急速減量が原因と考えられるが，再度服用することは望まなかった．

　パーキンソン病の幻覚は従来幻視が多いと言われてきたが，最近の報告では，その他の幻覚，このケースのような幻触であったり，いわゆるマイナー症状(錯視，気配の偽知覚など)が，これまで考えられてきたよりはるかに大きなウエイトを占めることがわかってきている(Fénelon et al. 2010)．この患者が苦しんでいた蟻走感は，触覚の偽知覚の一型で，皮下に虫が這っているような感覚と表現され，コカイン使用者では21%にみられるものである(Brewer et al. 2008)．**Ekbom症候群**，別名皮膚寄生虫妄想は，しばしば蟻走感に関連して，目に見えない虫が家具などに住みつき人体に巣食うようになるという誤った信念(夜に悪化する)を指す(Hinkle 2011)．

　レボドパとその他の抗パーキンソン病薬は，コカインと同様，ドパミン系のアップレギュレーションをもたらす．パーキンソン病では，その結果，中核的な運動症状が改善するが，一方でジスキネジア，精神病症状，衝動制御障害，強迫行為を促進してしまう(Fernandez 2008)．

　ドパミンは報酬と嗜癖に重要な役割を果たすが，それゆえ患者に薬剤のリスクについてよく説明し，衝動制御障害(パーキンソン病患者の25%にみられる)の有無について問診することが重要である．病的賭博，性欲亢進，買いあさりについてはよく報告されているが，他にも間欠性爆発性障害，窃盗症，放火症，過食，抜毛症などが含まれる(Ceravolo et al. 2010)．快楽の調節バランスの破綻は，**ドパミン調節異常症候群**(DDS)と呼ばれ，ドパミン補充を受けている患者の少なくとも4%に発生する．DDSの患者は運動症状のコント

ロールに必要量以上の大量のドパミンを服用しており，嗜癖の様相を呈す．これらの患者は，精神刺激薬使用障害にみられるのと同様，異常な薬物使用パターン(薬が効いていると感じるのはジスキネジアを呈するか過剰摂取をしたときのみで，しばしば薬物探索行動を伴う)や社会的・職業的な機能低下を呈する．中核的な臨床所見としては，情動不安定(中毒時の軽躁状態と離脱時の不機嫌)，被害妄想，減薬される不安，常同行為，徘徊，"punding"(持続的・反復的な手作業や生活用品の整理整頓)，睡眠障害などがある(O'Sullivan et al. 2009)．これらは腹内側眼窩前頭皮質，扁桃体，腹側線条体/側坐核が関与している可能性が高い．

　本症例では，眼窩前頭皮質の機能異常は，行動上，精神科診察，嗅覚検査のいずれからも明らかであった．特発性パーキンソン病の臨床亜型とまではいえないとしても，これらの所見がある場合，精神病症状とドパミン調節異常症候群のハイリスク群と考えるべきである．本症例はまた，ドパミン補充を自己調節して過剰に摂取する危険性や，パーキンソン病関連精神病がもたらす機能障害についても多くの示唆を与えてくれる．パーキンソン病の研究・画像・治療が，この疾患の非運動症状をより幅広く理解する方向に向かっていけば，関連する精神症状が本疾患の病態生理だけではなく，精神疾患全般にみられる症候群の病態生理にも光をあてることになるだろう．

### ● 臨床のキーポイント ●

- パーキンソン病関連精神病はよくみられる症候群で，予後の悪さと関連している．ドパミン補充を減薬し，コリン作動薬と非定型抗精神病薬を導入することで改善する可能性がある．
- パーキンソン病にみられる精神病は，かつては薬剤誘発性と考えられていたが，ドパミンとアセチルコリンのバランスの変化，疾患特異的な視覚・認知機能障害，腹側・内側側頭葉におけるレビー小体の沈着，レム睡眠異常などと関連している可能性がある．
- パーキンソン病にみられる幻触は，コカイン乱用でみられる蟻走感と共通の病態生理を有する可能性がある．
- ドパミン過剰はジスキネジア，衝動制御障害，強迫行為と関連しており，一部はドパミン調節異常症候群に至る．
- ドパミン補充の過剰や特定の抗パーキンソン薬に起因する行動制御障害は，危険が大きく，臨床的に重要である．このため，衝動行為や強迫行為はルーチンの評価に含めなければならない．

〔市橋香代〕

## 推奨文献

Ceravolo R, Frosini D, Rossi C, et al: Spectrum of addictions in Parkinson's disease: from dopamine dysregulation syndrome to impulse control disorders. J Neurol 257:S276-S283, 2010

Diederich NJ, Fénelon G, Stebbins G, et al: Hallucinations in Parkinson disease. Nat Rev Neurol 5:331-342, 2009

Ravina B, Marder K, Fernandez H, et al: Diagnostic criteria for psychosis in Parkinson's disease: report of an NINDS, NIMH work group. Mov Disord 22:1061-1068, 2007

## 引用文献

Brewer JD, Meves A, Bostwick JM, et al: Cocaine abuse: dermatologic manifestations and therapeutic approaches. J Am Acad Dermatol 59:483-487, 2008

Ceravolo R, Frosini D, Rossi C, et al: Spectrum of addictions in Parkinson's disease: from dopamine dysregulation syndrome to impulse control disorders. J Neurol 257:S276-S283, 2010

Diederich NJ, Fénelon G, Stebbins G, et al: Hallucinations in Parkinson disease. Nat Rev Neurol 5:331-342, 2009

Fénelon G, Soulas T, Zenasni F, et al: The changing face of Parkinson's disease-associated psychosis: a cross-sectional study based on the new NINDS-NIMH criteria. Mov Disord 25:763-766, 2010

Fernandez HH: What we have learned about sleep disorders and psychosis after nearly two centuries of Parkinson's disease. CNS Spectr 13:34-53, 2008

Hinkle NC: Ekbom syndrome: a delusional condition of "bugs in the skin." Curr Psychiatry Rep 13:178-186, 2011

Llebaria G, Pagonabarraga J, Martinez-Corral M, et al: Neuropsychological correlates of mild to severe hallucinations in Parkinson's disease. Mov Disord 25:2785-2791, 2010

O'Sullivan SS, Evans AH, Lees AJ: Dopamine dysregulation syndrome: an overview of its epidemiology, mechanisms and management. CNS Drugs 23:157-170, 2009

Ravina B, Marder K, Fernandez H, et al: Diagnostic criteria for psychosis in Parkinson's disease: report of an NINDS, NIMH work group. Mov Disord 22:1061-1068, 2007

Zahodne LB, Fernandez HH: Course, prognosis, and management of psychosis in Parkinson's disease: are current treatments really effective? CNS Spectr 13:26-33, 2008

## 脳損傷に伴う躁病

Paul Dagg, M.D., F.R.C.P.C.
Jennifer Klages, Ph.D., R.Psych.

　45歳，男性。脱抑制行動と衝動性のため入院となった。近くのモーテルで激しい口論となったために警察に保護され病院に連れて来られたという。その際彼は非常に怒っており，モーテルに隠したはずの巨額の金がなくなっていて誰かがそれを盗んだのだと主張した。情動不安定，性的関心の過剰，易刺激性，軽度の談話心迫が認められた。いくつもの身体症状を訴えていたが，そのほとんどは最近入院していた病院で処方されたクエチアピンによるせいだというもので，自分に精神疾患があるようには感じていなかった。息子と一緒に暮らすつもりで家を購入する契約をしたばかりで，病院に来る必要はないと言っていた。しかし，実際は過去2年間仕事ができていたことはなく，貯金もなかった。入院時診断はパーソナリティ障害および後天的脳損傷に伴う脱抑制であった。
　本人の話によれば，活力が過多になる時期が2年前から何度かあり，それは前交通動脈瘤破裂による後遺症を負ってからということであった。彼は動脈瘤破裂の数カ月前から軽い頭痛があったことを覚えていた。それから突然の意識喪失があり，動脈瘤コイル塞栓術による緊急脳外科手術が必要となった。動脈瘤破裂の結果として神経学的な変化はなかったということであるが，その数カ月後からイライラしやすくなったという。家族は，手術の直後から彼の記憶力と注意力に障害があることに気づいた。物を置き忘れたり，集中するのが難しいようだった。手術から約6カ月後には性格変化が認められ，情動は変化しやすく衝動的になっていた。
　手術から2年の間に，小さな町から別の小さな町へと引越しを繰り返しており，それはいずれも衝動的であった。一度は元妻の交際男性と喧嘩になって逮捕され，短期間留置された。執行猶予がついたものの，保護観察期間中の条件を満たさなかったために処罰が追加されることになった。短期の入院も数回あった。いずれも易刺激性と判断力の低下によるものであった。自殺企図によって入院したこともあったが，抑うつ症状は10日間で消退した。脳損傷以降，もっと長い期間抑うつ状態に陥ったこともあったという。診断が変わる度に治療も変わり，家族は「こういう症状は脳損傷から来るものなので，衝動性や判断力の障害を変化させる治療法はない」と言われたこともあった。
　彼は精査を受けるために専門治療施設に転院となった。誇大性，衝動性，転導性，談話心迫を認めることから，動脈瘤破裂の治療後間もなくして発症した双極性障害による躁病という診断がついた。divalproex sodium（訳注：バ

ルプロ酸とバルプロ酸ナトリウムを1:1に配合した薬剤)の投与が開始された。投与量は，血中濃度が102 μg/mLに達するまで徐々に増量された。それまで用いられていたクエチアピンの効果ははっきりとは認められなかった。クエチアピンの副作用に本人が不満であったこともあり，オランザピン20 mgに変更された。数週間後，軽い易刺激性と判断力の障害を残した他は，症状は改善した。ひとたび症状が落ち着くと，それまでも人生の多くの期間に気分変動があったが，脳損傷以降悪化したと彼自身認めることができるようになった。

　神経画像，神経心理学的検査，生活機能評価などの詳しい検査が行われた。それらにより，動脈瘤破裂とその修復の影響が，現在および最近の症状や全般的機能にどう影響しているかが明らかになった。

　動脈瘤破裂直後の神経画像を再評価すると，広範囲の両側くも膜下および脳室内出血が認められた。両側側脳室下角は開大し，初期の水頭症を認めた。コイル塞栓術後に再検されたMRI検査では両側中大脳動脈のM1領域に軽度のスパズムが，また右のM2分枝に軽度から中等度のスパズムが認められた。今回の入院で行ったMRI検査では出血および水頭症は完全に治まっていた。右眼窩前頭皮質の直回には現在も虚血性病変が認められ，それはコイル塞栓術の処置による血管性の合併症によるものか，右前大脳動脈領域の血管スパズムの結果によるものと考えられた(図1-1)。両側前頭葉の白質には非特異的な高信号領域が点在していた。

　情動が安定した時点で広範な神経心理学的検査も行われた。本人の報告によれば，物の名前のような細かいことについては忘れっぽくなったが，全体としては脳出血後の方が頭がさえ記憶も良くなったと感じているとのことだった。思考力については変化していないと感じていたが，時々「黙ることができなくなる」ことには気づいていた。

　検査には真面目に取り組んでいたが，回答は衝動的で正確さよりもスピードを優先したがった。持続性注意を要する課題に問題があり，課題が進むにつれ誤答が増え，回答に一貫性が欠ける傾向があった。言語または視空間技能においては，注意のむらや衝動的な回答を考慮しても特に問題は認められなかった。運動速度は平均的であった。即時記憶と遅延再生記憶は障害されていた。言語情報よりも視覚情報の方が処理に長けていた。遂行機能が障害されていたため，回答に多数の保続が認められたり，思考の柔軟性や抑制が障害されていたりしていた。遂行機能障害は，徐々に複雑性が増していく課題で最も顕著であった。

　作業療法による包括的な機能評価では，組織化と計画性はおおむね良好であったが，若干の衝動的傾向と問題解決能力の障害が認められた。

　病歴によると，病前から注意力と衝動性に問題があったようで，このことは

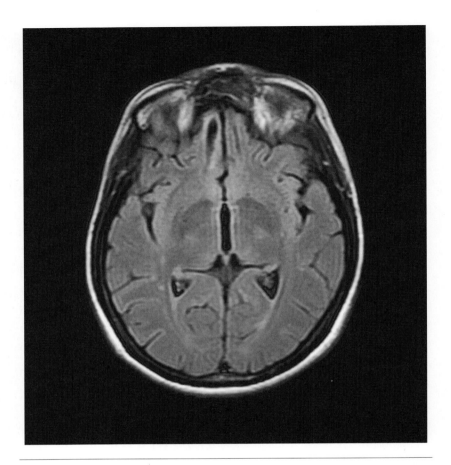

**図 1-1** 45歳男性，発症2年後の頭部MRI T2強調FLAIR画像。右直回に線状の陳旧性脳梗塞巣を認める。周囲の高信号域は虚血後のグリオーシスを示唆している。

もともと双極性障害が存在していた可能性を示していた。そこに動脈瘤破裂とコイル塞栓術による脳損傷が起こり，精神・行動上の脱抑制，遂行機能障害，認知機能および知能の障害を伴う明らかな双極性障害へ進展したのであった。このような複雑な状況で，脳損傷と元々ある双極性障害のどちらがどれだけ現在の気分障害に関係しているかを明らかにすることは不可能であり，そのどちらも関係していると考えるのが妥当であろう。同様に，構造的な脳損傷と不安定な気分の両方が脱抑制と遂行機能障害の原因となっていた。一方で，記憶障害のような認知機能および知能の問題については，確かに注意や遂行機能の障害は記銘・定着・再生に支障をきたすとはいえ，構造的な脳損傷と関連している可能性の方が高かった。

## 考察

　この症例で難しいところは，患者の精神病理の発生において，構造的な脳損傷と原発性の精神疾患の相対的な寄与を決定することにある。病前から循環性の気分パターンと危険を顧みない行動が認められたが，過去に双極性障害と診断されたことも治療を受けたこともなかった。

　前交通動脈瘤破裂，特に血管スパズムを合併した患者では，精神行動上の機能障害と広範な認知・知能障害との関連が認められる(Stenhouse et al. 1991)。障害は多様で，記憶障害を呈することもあり，これは前脳基底部の損傷と関係していると考えられている(Damasio et al. 1985)。また危険を顧みない行動の増加はおそらく眼窩前頭部の損傷と関連している(Mavaddat et al. 2000)。眼窩前頭葉の構造的損傷は，不適切な社会行動および自己洞察の障害と関連することが示されている(Beer et al. 2006)。このような障害が判断力を欠いた危険行為につながり，さらにエスカレートすれば反社会的行動や物質乱用および嗜癖に至ることもある(Bechara 2004)。右の内側腹部前頭皮質(眼窩前頭皮質まで広がっている)は社会的行為や意思決定の障害に特に関連するとされている(Tranel et al. 2002)。

　後天的脳損傷がある場合に，気分症状の原因を確定することもまた困難である。特に双極性障害の発症自体は比較的遅いが，診断がつく何年も前から軽微な症状があった場合は難しい。外傷性脳損傷(TBI：traumatic brain injury)を持つ患者について書かれた総説論文によると，一般人口における双極性障害の生涯有病率は約1%であるのに対して，TBI患者では4.2%に双極性障害がみられたと報告されている(van Reekum et al. 2000)。外傷は一貫して気分症状の発症に先行していたが，必ずしも外傷が重度になるほど双極性障害の発症リスクが高まるというわけではなかった。損傷部位の左右差は関連があり，躁病を呈するリスクは右半球の損傷と相関している(Rao and Lyketsos 2000)。本症例のように，右の眼窩前頭領域は二次性躁病の多くのケースで関連が示唆されており，単極性躁病を呈することの方がいくぶん多いと複数報告されている(Starkstein et al. 1991)。躁状態における眼窩前頭領域の重要性を支持する知見は，原発性の双極性障害においても得られている。家族性双極性障害の患者では眼窩前頭領域に構造的変化が見出されており(Stanfield et al. 2009)，また急性躁状態における眼窩前頭領域の活動性低下はPET(Blumberg et al. 1999)およびfMRI(Altshuler et al. 2005)を用いた研究で示されている。

　脳損傷に伴う二次性躁病の治療は原発性躁病の治療と同様であるが，Hopeらの報告(1988)によればリチウムに比べてバルプロ酸への反応が良いという。

脳損傷後の双極性障害ではけいれん発作がしばしばみられるという知見（van Reekum et al. 2000）と併せて，この報告は二次性躁病のけいれん仮説にも通じるものである。

　原因となるメカニズムが複数関与しているため，脳損傷後の精神症状には注意深いアセスメントが必要である。原発性双極性障害は脳損傷以降に出現した気分障害を完全に説明することができるが，衝動性や判断力の障害などのような軽躁あるいは躁病の症状の多くは，前頭葉損傷によって引き起こされる精神行動上の脱抑制と遂行機能障害の現れと考えることもできる。この症例では，当初症状は脳損傷が原因と考えられていたため躁症状は認識されず双極性障害の治療が十分になされていなかった。

　結局のところ，患者の双極性障害が脳損傷の結果として出現してきたかどうかを確定することは不可能である。MRI上で実際に確認できる損傷部位は双極性障害に関連する脳部位ではあった。一方で，この重要な辺縁系の領域の損傷は単に元からあった双極性障害を増悪させただけかもしれない。重要なことは，精神症状を認識し，それを効果的に治療することである。ひとたび精神症状が改善すれば，残存する障害を脳損傷の影響とみなすことの妥当性が高くなる。こうした障害には注意力の低下，記憶力の低下，社会的判断力の低下などがある。しかし，気分症状を良好にコントロールすることができれば，順応性のある行動ストラテジーを身につけたり，地域におけるリハビリテーションの導入に成功したりする可能性が高くなる。

● **臨床のキーポイント** ●

- 前交通動脈瘤破裂およびその治療に伴って起きる精神行動上の変化には，記憶障害などの持続性認知機能障害や，危険を顧みない行動が増加するなどの性格変化がある。
- 前交通動脈瘤破裂を呈した患者では，持続性の認知機能・知能障害を認め，記憶や実行機能が低下することがある。
- 脳損傷は双極性障害を発症するリスクを高める可能性がある。
- 双極性障害の症状と辺縁系を含む脳損傷の症状は重なり合うため，両者を厳密に区別することは難しい。
- 脳損傷後の双極性障害には，気分安定薬として抗けいれん薬を用いると効果が出やすい。

（近藤伸介）

## 推奨文献

Bechara A: The role of emotion in decision-making: evidence from neurological patients with orbitofrontal damage. Brain Cogn 55:30-40, 2004
van Reekum R, Cohen T, Wong J: Can traumatic brain injury cause psychiatric disorders? J Neuropsychiatry Clin Neurosci 12:316-327, 2000

## 引用文献

Altshuler L, Bookheimer S, Proenza MA, et al: Increased amygdala activation during mania: a functional magnetic resonance imaging study. Am J Psychiatry 162:1211-1213, 2005
Bechara A: The role of emotion in decision-making: evidence from neurological patients with orbitofrontal damage. Brain Cogn 55:30-40, 2004
Beer JS, John OP, Scabini D, et al: Orbitofrontal cortex and social behavior: integrating self-monitoring and emotion-cognition interactions. J Cogn Neurosci 18:871-879, 2006
Blumberg HP, Stern E, Ricketts S, et al: Rostral and orbital prefrontal cortex dysfunction in the manic state of bipolar disorder. Am J Psychiatry 156:1986-1988, 1999
Damasio AR, Graff-Radford NR, Eslinger PJ, et al: Amnesia following basal forebrain lesions. Arch Neurol 42:263-271, 1985
Mavaddat N, Kirkpatrick PJ, Rogers RD, et al: Deficits in decision-making in patients with aneurysms of the anterior communicating artery. Brain 123:2109-2117, 2000
Pope HG Jr, McElroy SL, Satlin A, et al: Head injury, bipolar disorder, and response to valproate. Compr Psychiatry 29:34-38, 1988
Rao V, Lyketsos C: Neuropsychiatric sequelae of traumatic brain injury. Psychosomatics 41:95-103, 2000
Stanfield AC, Moorhead TW, Job DE, et al: Structural abnormalities of ventrolateral and orbitofrontal cortex in patients with familial bipolar disorder. Bipolar Disord 11:135-144, 2009
Starkstein SE, Fedoroff P, Berthier ML, et al: Manic-depressive and pure manic states after brain lesions. Biol Psychiatry 29:149-158, 1991
Stenhouse LM, Knight RG, Longmore BE, et al: Long-term cognitive deficits in patients after surgery on aneurysms of the anterior communicating artery. J Neurol Neurosurg Psychiatry 54:909-914, 1991
Tranel D, Bechara A, Denburg NL: Asymmetric functional roles of right and left ventromedial prefrontal cortices in social conduct, decision-making, and emotional processing. Cortex 38:589-612, 2002
van Reekum R, Cohen T, Wong J: Can traumatic brain injury cause psychiatric disorders? J Neuropsychiatry Clin Neurosci 12:316-327, 2000

## 腫瘍随伴症候群の神経精神医学

Marie-Claire Baril, M.D., F.R.C.P.C.
Sandra J. Mish, Ph. D., R.Psych.

　39歳，女性。既婚。多忙な内科クリニックの受付勤務をしていた。多角的な評価と治療方針決定を求めて，精神科三次医療機関に紹介入院となった。治療についての意思能力および現在の認知機能と行動をより深く理解するために，神経心理学的評価が特に推奨された。

　5年前，6週間のうちに進行した平衡機能障害，下肢のしびれと刺痛，早朝の悪心・嘔吐のために入院治療を受けていた。当時の診察で，垂直方向と水平方向の著明な眼振，足を大きく開いた失調性歩行，著明なばち指を認めた。18歳からヘビースモーカーという喫煙歴あり。頭部CTでは顕著な小脳虫部の萎縮を認め，それ以外に頭蓋内の異常所見は認めなかった。頭部MRIでも同様の所見であった。腫瘍随伴性小脳変性症（PCD：paraneoplastic cerebellar degeneration）が強く疑われた。

　両側のマンモグラフィと，骨シンチグラフィは正常所見だった。腰椎穿刺で白血球増加を認めた。胸部X線検査では顕著な左肺門部陰影を認めた。胸部CTでは，17 mm大のリンパ節を少なくとも2つ伴う左肺門部リンパ節腫脹を認めた（図1-2）。左上葉に5.5 mm大の辺縁明瞭な結節を認め，診断確定するにはまだ小さすぎるものの腫瘍性結節が示唆された。気管支洗浄細胞診と超音波気管支鏡ガイド下リンパ節針生検では癌腫を認めなかった。その後に行われた前縦隔切開術によるリンパ節生検で多数の悪性上皮性細胞を認め，免疫組織化学染色法により小細胞癌と確定診断された。血液検査で，抗-Yo（PCA-1）抗体，抗Hu（ANNA-1）抗体，抗プルキンエ細胞抗体などの抗神経抗体は陰性だった。臨床診断は，腫瘍随伴性小脳変性症を伴う限局型小細胞肺癌であった。

　入院期間中も症状は増悪し続け，進行性の運動失調のために車椅子が必要になった。所見を整理して，意思能力を評価するため，神経内科医の意見を求めることになった。診察では，四肢の著明な運動失調を呈したが，前頭葉解放微候（訳注：原始反射），異常行動，安静時振戦は認めなかった。辺縁系脳炎を示唆する臨床像は呈していなかった。診察の結果，治療によるベネフィットとリスクを理解する意思能力（competence）は保たれていると判断された。

　シスプラチン-エトポシドによる化学療法4クールと，胸部放射線照射の同時併用治療を受け，癌は寛解したが神経症状は改善せず，腫瘍科病棟から集中的リハビリテーション病棟に転棟となった。リハビリテーション医と神経内科

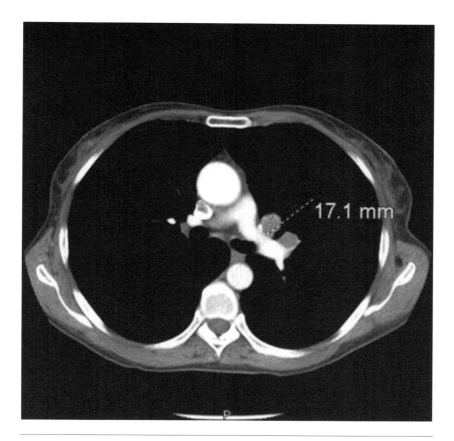

**図1-2** 初回胸部CT。左肺門部に結節を2つ認める。

医の評価では，水平性眼振，頭部と体幹の振戦，顕著な四肢の運動失調を認めた。正式な眼科検査と認知機能検査は協力が得られなかったために行えなかったが，動揺視と記憶障害の存在が疑われた。

　顕著な情動制御困難が目立つようになり，すぐに怒り出したり，理由もなく泣きだしたりした。また些細なことが辛抱できず，興奮して大声を上げたり，叫んだりしたため，病棟でのケアは困難を極めた。声を上げて怒鳴る行為に対しては，ロラゼパムとクエチアピンの適宜投与で治療された。薬物療法により症状は速やかに改善したが，薬効がきれるとすぐにいら立ちや情動易変性が再燃した。ほとんどの場合，彼女は内服を拒否し，リハビリテーションにも参加しようとしなかったため，治療に非協力的であるとし退院となった。

　神経症状および精神症状は自宅に戻ってからも持続し，日常生活に支障をきたした。復職することはできず，ほとんどの家事を夫が担わざるを得なかった。

基本的な日常生活動作はおおむね自立していたが，入浴は見守りを要した。しだいに移動に車椅子を必要とするようになり，ベッド周囲やトイレ・浴室では手すりにつかまって移乗するようになった。

家族や友人の目には，人格や行動に大きな変化が認められた。自宅では夫に対して感情を爆発させることがしばしばあり，怒ったり，泣きわめいたり，怒鳴ったり，時に暴力(蹴る，車椅子でぶつかる)をふるうことまであった。彼女の情動易変性がもたらす深刻な問題は夫婦にとどまらず，他の対人関係にも及んだ。病前の彼女は，知的でさばさばとした外向的な性格であり，仕事においても決断力と事務能力が高く有能であった。友人も多く，愛情深く献身的な妻でもあった。精神疾患の既往もなかった。

在宅ケアを導入するために福祉サービスの利用について打診されたこともあったが，彼女はセルフケアも家事もすべて1人でできると言い張り，すべて拒否した。夫に負担がかかっていることへの気づきは全くなかった。訪問ヘルパーたちも，援助を拒否し続ける若い女性にケアを提供するのはやりにくいと感じていた。この時点での診断は，小細胞肺癌(寛解)と腫瘍随伴性小脳変性症(PCD)に起因する機能障害だけであった。認知・感情・行動上の問題は明らかであったが，正式な精神科的診断はついていなかった。

今回，多角的な評価と方針決定のために，精神科三次医療機関である当院に入院となった。入院時，持続する視覚異常を訴えた。複視があり，特に文字の多い文章を読むのは困難であった。人物の識別には，声や髪色に頼らなければならなかった。小さな文字は読みづらく，時計も数字が大きく書かれた文字盤のものが必要であった。会話や書字にも困難があり，複数の手順の指示に従うことは難しかった。注意，視空間認知機能，記憶については自覚症状がなかった。すぐに泣いたり，怒りっぽいといった情動易変性については自覚していた。

診察では，小脳性構音障害を認め，発話は緩慢でリズムが悪く，速度や声量も不整だった。感情コントロールは不良で，面白いものを見つけると大声を上げて笑ったり，子どものようにはしゃいだ。一方で我慢できないことがあると，しばしば声を荒げて叫んだ。もう一度言い直すように言われたり，はっきり言うように言われたり，自分の思いがうまく伝わらないと激しく怒りだすこともあった。

包括的な神経心理学的検査が行われた。視覚と運動の障害の影響をなるべく受けない認知機能検査を選択した。まず努力度を測る検査をクリアした。この検査により彼女が検査に真剣に取り組んでおり，他の知的機能・認知機能検査の結果に信頼性があることが示された。言語，言語性記憶などの言語性知能に異常はなかった。視空間認知機能は視覚障害と運動障害のため評価困難だったが，視覚刺激からの論理的推論は平均範囲内だった。注意力は変動しやすく，

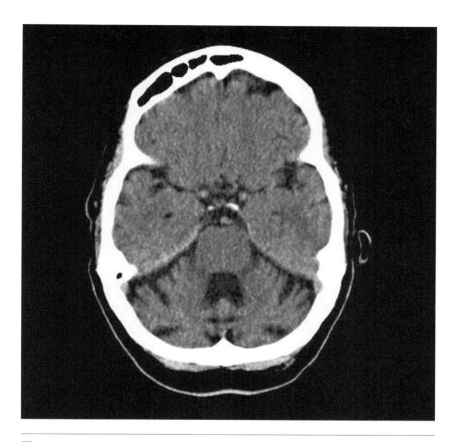

**図 1-3** 小細胞肺癌の診断から 3 年後の頭部 CT 軸位断像。小脳萎縮を認める。

複雑な課題や，注意を逸らせる刺激のあるときには特に困難だった。実行機能は障害されており，語流暢性，言語的推論，問題解決能力に問題があった。行動観察からは，認知的柔軟性にも問題を認めた。

作業療法による機能評価では，ナイフやハサミ，コンロを安全に使用できないことがわかった。料理も，運動機能と視覚の障害および注意集中や同時並行処理の障害のために安全ではないと考えられた。また自身の障害への気づきが乏しく，判断力も不適切で，衝動的で不適切な決断をするリスクが高かった。

直近の頭部 CT（図1-3）では，顕著な小脳萎縮を認めた。これは初回の頭部 CT よりも進行していた。それ以外の頭蓋内異常所見は認めなかった。

## 考察

　腫瘍随伴神経症候群(PNS：paraneoplastic neurological syndrome)は，全身の癌が遠隔的に中枢神経や末梢神経に影響を及ぼすことで生じる神経学的症候群である。腫瘍随伴性という用語は，症状が腫瘍の直接浸潤や転移，治療や低栄養，感染などの併発による直接的な結果ではないということを意味している。これらは原発性脳腫瘍や転移性脳腫瘍のような神経腫瘍疾患に比べると頻度は少ない。また同じ癌腫が異なるPNSをきたし，1人の患者に複数のPNS症状が出現することもある。

　PNSの出現は，しばしば原因となっている癌の診断に先行する。PNSに早期に気づくことができれば治療可能な癌の検索が可能となるため，臨床上重要である。しかし，癌治療が奏効した後にも，神経症状は安定こそすれ，改善にまでは至らないことが多い(Darnell and Posner 2003)。

　亜急性小脳変性症の50%は，腫瘍随伴性であることが報告されている(Deangelis and Rowland 2010)。腫瘍随伴性小脳変性症(PCD)は多くの腫瘍との関連が指摘されてきたが，特に乳癌，婦人科癌，小細胞肺癌に多くみられる。小脳変性症の発生率は，癌診断1,000人あたり約2人といわれている(Braik et al. 2010)。歩行障害や体幹失調，眼球運動障害，構音障害，測定障害などの典型的な小脳失調症状を呈し，日単位から週単位で急激に進行する(Bataller and Dalmau 2004)。

　PCDの診断には頭部MRIが有用である。初期には正常像を呈し，進行とともに徐々に小脳の萎縮(プルキンエ細胞の脱落)を呈するため，間隔を置いて撮像を繰り返すことが推奨されている(Braik et al. 2010)。PETなどの脳機能イメージングもPNSの診断に有用であろう(Bataller and Dalmau 2004)。

　PNSが疑われる患者では，全例，抗神経抗体を測定するべきである(Bataller and Dalmau 2004)。PNSが自己免疫によって起こるとする知見が増えており，腫瘍が正常の神経系の有する抗原を持っていて，腫瘍と神経系の両方に対して免疫反応が引き起こされている可能性がある。抗神経抗体は，PNSのマーカーであると同時に，原発癌のマーカーともなり得，例えば，血漿と脳脊髄液中の抗Hu抗体高値は，PCDを併存する小細胞肺癌の患者にみられる場合がある(Bataller and Dalmau 2004)。しかし，PNSを呈する患者の多くは抗神経抗体が陰性であるため，診断には類似の神経症状を呈する他の疾患を除外することや癌の原発巣の全身検索が必要である(Braik et al. 2010)。

　本症例は，6週間の経過で進行する亜急性小脳失調を呈していた。よくあることだが，神経症状は原発癌の診断に先行していた。喫煙歴，ばち指，胸部X線撮影の異常から肺癌が疑われ，胸部CTと生検によって小細胞肺癌と診断は

確定した。2つ目のPNSとして辺縁系脳炎も疑われたが除外された。辺縁系脳炎はしばしば小細胞肺癌と関連して発症するもので，急性発症の精神症状と短期記憶障害を呈し，認知症へと進行する（Kayser et al. 2010）。頭部MRI所見では片側あるいは両側の側頭葉内側にしばしば異常所見を認める（Kayser et al. 2010）。

　患者は，小脳性の運動失調に加えて，顕著な認知機能障害と情動障害を呈していた。これは小脳損傷について報告した文献と矛盾しない。SchmahmannとSherman（1998）は，小脳病変に関連した認知機能障害（言語，視空間認知，実行機能の障害など）と行動・情動障害（感情平板化，脱抑制など）を呈する病態を記述し，**小脳性認知情動症候群**（cerebellar cognitive-affective syndrome）という概念を提唱している。この症候群は，先天性・後天性のいずれの小脳損傷にも認められる（Baillieux et al. 2010）。臨床像が多彩であるのは小脳の機能的側性化などの要因によるためである。小脳-大脳交叉結合（crossed cerebello-cerebral connection）と呼ばれる強い線維結合によって，右小脳が損傷された患者では，呼称，言語流暢性，言語性ワーキングメモリーの障害など左大脳半球障害の典型像を呈する（Baillieux et al. 2010）。

　この症例では，有効な治療が迅速に行われた結果，癌は寛解した。しかしながら，神経症状や神経精神症状は残存し（PNSに典型的な経過である），深刻な生活機能障害や心理・行動症状が持続していたため，福祉サービスを集中的に投入する必要があった。また，病識が乏しく病院での治療に協力できなかったために，有効なリハビリテーションを行うことができなかった。

---

● **臨床のキーポイント** ●

- 腫瘍随伴神経症候群は，頻度は少ないものの，精神科的既往のない中高年が神経精神症状を呈した際の鑑別診断として考慮すべきである。

- 神経症状の出現は，癌の診断にしばしば先行するため，早期に気づくことで，癌の早期診断と早期治療につながる。原発巣が小さく限局した段階で診断がつけば，生命予後の改善につながる可能性もある。

- 抗神経抗体は，癌の存在と腫瘍随伴神経症候群のいずれも示唆する。しかし，陰性であっても腫瘍随伴神経症候群の可能性を除外できるわけではない。

- 神経症状と神経精神症状は，癌が寛解した後にも残存することが多い。

- 認知機能や情動・行動の異常があることで，患者本人が病気を正しく理解する能力が損なわれ，結果的に適切な治療やリハビリテーションを受けることが困難な場合がある。

（熊倉陽介）

## 推奨文献

Breitbart WS, Lederberg MS, Rueda-Lara MA, et al: Psycho-oncology, in Kaplan & Sadock's Comprehensive Textbook of Psychiatry, 9th Edition. Edited by Sadock BJ, Sadock VA, Ruiz P. Philadelphia, PA, Lippincott Williams & Wilkins, 2009, pp 2314-2353

Collinson SL, Anthonisz B, Courtenay D, et al: Frontal executive impairment associated with paraneoplastic cerebellar degeneration: a case study. Neurocase 12:350-354, 2006

Darnell RB, Posner JB: Paraneoplastic Syndromes. New York, Oxford University Press, 2011

## 引用文献

Baillieux H, De Smet HJ, Dobbeleir A, et al: Cognitive and affective disturbances following focal cerebellar damage in adults: a neuropsychological and SPECT study. Cortex 46:869-879, 2010

Bataller L, Dalmau JO: Paraneoplastic disorders of the central nervous system: update on diagnostic criteria and treatment. Semin Neurol 24:461-471, 2004

Braik T, Evans AT, Telfer M, et al: Paraneoplastic neurological syndromes: unusual presentations of cancer—a practical review. Am J Med Sci 340:301-308, 2010

Darnell RB, Posner JB: Paraneoplastic syndromes involving the nervous system. N Engl J Med 349:1543-1554, 2003

Deangelis LM, Rowland LP: Paraneoplastic syndromes, in Merritt's Neurology, 12th Edition. Edited by Rowland LP, Pedley TA. Philadelphia, PA, Lippincott Williams & Wilkins, 2010, pp 468-472

Kayser MS, Kohler CG, Dalmau J: Psychiatric manifestations of paraneoplastic disorders. Am J Psychiatry 167:1039-1050, 2010

Schmahmann JD, Sherman JC: The cerebellar cognitive affective syndrome. Brain 121:561-579, 1998

## 攻撃性と脳損傷

Jennifer Klages, Ph.D., R.Psych.
Paul Dagg, M.D., F.R.C.P.C

　　48歳，男性。心停止後に低酸素脳症を呈した。発見されたときには意識が

なかったが，無事救命蘇生された．発症時に本人しかいなかったため，心停止とそれに伴う低酸素の持続時間については不明．救命救急センターではけいれん発作が出現し，GCS（Glasgow Coma Scale）3点（15点満点）であった．尿からはコカイン陽性反応が得られた．心停止から48時間経過した時点での脳幹反応は正常，痛み刺激にも反応がみられた．心停止から7日経過すると，主たる医学的問題は興奮と徘徊になった．心停止1日後と5日後に施行された頭部CTでは左内包に低吸収領域を認めた．脳波では全般性の徐波が非律動的に出現していて，中程度の低酸素脳症を示唆する所見であった．5カ月後の頭部CTでは脳室と脳溝が全般性に著明な開大をしており，無酸素に続発する脳萎縮の所見として矛盾しなかった．

出生時に心室中隔欠損症があり，自然閉鎖しなかったため外科手術を受けた．また今回の心停止の10年前，3度房室ブロックを呈してペースメーカ埋め込み術を受けていた．左室駆出率低下を伴う心筋症の診断もされており，これが心室性不整脈から前壁心筋梗塞を引き起こした要因である可能性が考えられた．父親によれば，患者はもともと反抗的，衝動的だったというが，子ども時代から現在に至るまで精神保健関係の支援を受けたことは一度もなかった．複数の物質乱用歴（アルコール，マリファナ，コカイン）があり，薬物関連の罪で服役したこともあった．また彼には統合失調症の兄弟が1人いた．

低酸素脳症を負った後，深刻な攻撃性と認知機能障害を呈して1対1のケアが必要となったため，今後どこでケアをするかは難しい問題であった．自分の障害についての自覚が全くなく，何年も疎遠になっている妻子に会うのだと繰り返し言い張った．制限が加えられることに我慢できず，要求が通らないとスタッフを脅迫するようになった．周囲に対する暴力がエスカレートしていき，受傷から7カ月後，精査および治療目的で専門病棟のある当院に転院となった．

診察時，MMSE 30点中22点で，再生と見当識に失点がみられた．正式な神経心理検査では言語機能と視空間機能は保たれていることが示された．しかし，記憶および実行機能（認知の柔軟性や抑制）の検査では深刻な障害を認めた．病前・病後の行動を家族が評価する尺度では，脱抑制と実行機能障害は病前から認められていて，発症後はアパシーと実行機能障害が著明に増悪したとのことだった．家族からみれば，脱抑制行動は以前からあった問題であり，今回特に悪化したものではないとのことであった．

入院時，リスペリドン6 mg/日（分割投与）とdivalproex sodium 500 mg/日を内服しており，それ以外の向精神薬はまだ1つも試されていなかった．心筋症および左室機能不全に対してはβ遮断薬であるカルベジロールを12.5 mg/日（分2）内服していた．入院後2週間は比較的落ち着いていて，混乱してもス

タッフが再度指示したり，状況説明をするとそれに応じることができていた。しかし，次第に深刻な脅迫行為や攻撃的言動が目立つようになり，処遇に困難を極めるようになっていった。こうした不穏のエピソードは，自分がどこで何をしているかわからなくなって混乱したときに起きる傾向があり，たいていは周囲に対して猜疑的な態度をとった。例えば，仕事に出かけたいとか，妻子が同じ建物の中にいるから会いに行きたいと言い張って，スタッフに暴力を振るったり，窓やドアを蹴ったり，窓に物を投げつけるなどの行動をみせた。ひどいときには，テーブルと椅子が一体となった大きな家具を窓に投げつけたり，病棟とナースステーションを隔てるガラス窓を殴りつけたりした。このような状態は週に何度も起こり，いったん始まると1～2時間は続いた。ベンゾジアゼピンやリスペリドンを適宜投与したが，ほとんど効果はなかった。

　行動パターンを分析した結果，混乱が引き金になっていることが明らかとなったため，記憶の補助手段を用いた支援が開始された。具体的には，ついさっきタバコを吸ったことを忘れてもっとタバコがほしいと要求することがきっかけで攻撃的な感情の爆発が起きていたので，決まった時間にタバコを渡し，シートに確認の署名をしてもらうようにした。しかし，彼に後からシートを見せても，自分は署名などしていない，スタッフが捏造したものだと言い張った。外傷性脳損傷における注意や記憶の障害にコリンエステラーゼ阻害薬が有効であるというエビデンス（Griffin et al. 2003）に基づいて，ドネペジルが試験的に開始された。しかし，彼には何の効果もなく，神経心理検査の上でも実際の行動の面でも何ら改善を認めなかった。ディエスカレーション（de-escalation）技法も無効であった。

　彼の強度の行動障害はスタッフや他患にとって重大なリスクであったため，このままでは高度なセキュリティ設備をもつ専門施設でしかケアできなくなると考えられた。こうした理由から，攻撃性を標的とした薬物療法が開始された。まず，β遮断薬が攻撃性の治療に有効であるというエビデンス（Fleminger et al. 2006）に基づいて，カルベジロールが増量されたが，効果がなかったため入院当初の量に戻された。次に，入院時のdivalproex sodiumが有効濃度以下であったことから，1,500 mg/日（分2）まで漸増され，血中濃度は98 $\mu$g/mLに達した（有効濃度はてんかんでは50～100 $\mu$g/mL，躁病では85～125 $\mu$g/mL）が，これも効果はなかった。以降，数カ月の間に，オランザピン最大20 mg/日，シタロプラム最大20 mg/日，buspirone最大45 mg/日が投与されたが，どれ1つとして何の効果もなかった。そこで，bupropionを投与することで興奮や攻撃性の引き金となっている喫煙への欲求が弱まり，攻撃的言動が減少することが期待されたが，これも効果はなかった。

　入院4カ月後，cyproterone acetateが試験的に開始された。この薬剤は抗

アンドロゲン薬で，アンドロゲン受容体を遮断して黄体化ホルモン(LH)を抑制することで血中テストステロン濃度を低下させる作用を有している(Huertas et al. 2007)。投与量200 mg/日(分2)で興奮と攻撃性に対して多少の効果があるように見えた。興奮の頻度は減少したものの，依然として興奮の強度は変わらず，安全な処遇は困難なままであった。

　入院6カ月半が経過して，最終的にクロザピンが開始された。これは脳損傷(Michals et al. 1993)と統合失調症のいずれにおいてもクロザピンが攻撃性の治療に有効であるという限定的なエビデンスにもとづいていた。なおクロザピンの抗攻撃性作用は，精神病症状のコントロールとは異なると考えられている(Cirome et al. 2001)。クロザピンを250 mg/日(分割投与)まで増量したところで，患者の興奮と攻撃性の強度および頻度に著明な減少を認めた。攻撃的な言動は徐々に消失し，スタッフの指示・説明にも容易に応じられるようになった。投与量300 mg/日での血清クロザピン濃度は411 ng/mL，血清ノルクロザピン濃度は224 ng/mL（統合失調症の有効血中濃度は100〜700 ng/mL，治療抵抗性の場合350 ng/mL以上）であった。divalproex sodiumとcyproteroneは服用を続けていたが，その他の向精神薬はすべて中止された。

　次の1カ月間でdivalproex sodiumは中止されたが，著変はなかった。cyproteroneも減量となったが，投与量が150 mg/日を下回ったところで，怒りが強さを増し，ケアにも抵抗するようになった。そのため投与量を150 mg/日に戻したところ，こうした行動異常は改善した。6週間後，効果が明らかとはいえないことと副作用への懸念からcyproteroneが再度減量になったが，数週間経過するとやはり強い怒りが再燃してきたため，再度150 mg/日に戻された。その後は安定し，著明な攻撃性と興奮はみられなかった。アパシーと一時的な興奮を呈する時期はあったものの，スタッフが対応すればすぐに治まった。安定してからも，頓服で時折ベンゾジアゼピン系薬を服用したが，頻度は月平均2〜4回程度にとどまった。

　彼は退院して脳損傷をもつ人のためのグループホームに無事入所することができた。退院時処方はクロザピン，cyproterone，カルベジロールであった。

## C 考察

　全米では毎年150万人以上が外傷性脳損傷(TBI：traumatic brain injury)を発症している。このうち入院となった人の43.3%は長期的な後遺障害を経験する(Langlois Orman et al. 2011)。脳損傷後に攻撃性が出現する頻度は報告によってばらつきが大きい。Tatenoら(2003)は，外傷性脳損傷の受傷から6カ月以内に3分の1の患者で攻撃的な行動が現れ，対照群である外傷性脳損

傷を伴わない多発外傷患者の3倍にのぼると報告している。脳損傷後に攻撃性が出現する危険因子としては，脳損傷の重症度，前頭葉損傷，病前の攻撃性，病前の物質乱用，意識消失を伴う複数回の脳損傷などが挙げられる(Kim et al. 2007)。本症例でも，重篤な脳損傷，病前の攻撃性(犯罪への関与から推定)，病前の物質乱用など，上記の危険因子が複数みられた。家族の報告や犯罪歴から確認されたとおり，病前から存在していた脱抑制や実行機能障害は損傷後の記憶障害によって増悪し，より深刻な混乱や状況誤認が出現して，顕著に破壊的な行動に至ったと考えられる。

攻撃性は，さまざまな脳領域(前頭葉，特に眼窩前頭皮質領域，側頭葉，辺縁系など)とさまざまな神経伝達物質系(ノルエピネフリンの増加，セロトニンの減少，ドパミンの増加など)が関与する複雑な行動である。したがって，多種の薬物療法を試してもクラスエフェクト(訳注：特定のカテゴリーの薬に共通する効果)を見出せなかったことは驚くべきことではない。コクランレビュー (Fleminger et al. 2006)では，一貫して有効だというエビデンスがあるのは $\beta$ 遮断薬のみであったが，これらは忍容性が高くない。このように，攻撃性に対する効果的な薬物療法を見つけ出すことは，今もなお大きな課題である。医師は限られたエビデンスを頼りに，予想される副作用と患者の危険行動のリスクを天秤にかけて判断しなければならない。

攻撃性を治療する際の最初のステップは，攻撃性を症候学的に明快に分析し記述することである。具体的には，先行刺激，タイミング，強度，頻度，介入の効果などである。攻撃的であると分類される行動にはさまざまな種類があるので，治療計画や効果判定に関して明細化して記述することが欠かせない。出現頻度が比較的少ない場合には特にそうである。また，行動介入やケアに際しては，標準化された方法で終始一貫して行うことが必須である。なぜなら，一貫性を欠いた場当たり的な関わりや環境刺激が混乱を招き，そのせいで患者が攻撃的になっている可能性があるからである。多職種によるチームで取り組むことも非常に重要である。この際，チームのメンバー全員が，あらかじめ取り決めた方法でケアや行動介入をする。記憶障害はしばしば興奮や攻撃性を招くため，さまざまな記憶の補助手段を活用するのも有効である。

良心に従って最善の努力を尽くしたとしても，非薬物療法的アプローチでは攻撃的言動を完全に治せない場合もある。そうなると薬物療法が治療の重要な部分を担うことになる。化学的拘束という用語は，薬物療法を用いた攻撃性の治療を表す言葉としてしばしば使われる。この言葉は誤解されやすく，定義もはっきりしないため，攻撃性の治療に対する偏見を助長しかねない。治療の標的は，攻撃性という多彩で複雑な行動にある。ところが化学的拘束というと，特に標的症状もなく患者を動けなくするために薬を使うという意味になる。当

院でも他施設と同様，化学的拘束を含む行動制限は最小化することが原則である。しかしながら，持続的な攻撃性や暴力に対して非薬物療法的アプローチが奏効しなかった場合，われわれはエビデンスに基づいた薬物療法を行うことを支持する。この場合，薬物療法は特定の症状や行動を標的にして行い，その効果を追跡して明瞭に記載しなければならない。

　本症例ではクロザピンが著効したが，cyproteroneやdivalproexに対する反応は明らかではなかった。クロザピンへの反応は，はっきりした精神病症状がなくても得られており，これは抗精神病作用とは独立したクロザピンのもつ抗攻撃性作用による可能性が高い(Citrome et al. 2001)。クロザピンは，他の抗精神病薬に比べて，精神病における攻撃性に対する効果が優っている(Volavka et al. 2004)。本患者は猜疑的になりやすい傾向があり，妄想性障害の可能性も考えられる。もっとも収監されていた過去があることから，権威に対して猜疑心を持ちやすい可能性もある。統合失調症の家族歴からは精神病の遺伝的脆弱性も示唆される。しかし，われわれの見解では，これらのうちクロザピンへの治療反応性を説明できるだけの因子はない。

　われわれはcyproteroneとdivalproexの漸減を試みた。後者は特に問題なく中止できた。cyproteroneは2回漸減を試みたが，cyproteroneの投与量が150 mg/日を切ると2週間もしないうちに以前のような攻撃性が再燃した。性的攻撃以外の攻撃性に対するcyproteroneのエビデンスは乏しいが，本症例におけるcyproteroneの効果には十分な説得力があり，クロザピンと併用して継続することも正当化される。

　エビデンスに基づいたガイドラインがない状況でわれわれが取った方法は，攻撃性への治療効果が報告されている種々の薬物療法を一定の順序で進めていくというものである。すなわち，それぞれの薬剤を投与する際には，実験的な治療であると捉えて注意深い観察による効果判定を行い，効果がはっきりしないときには漸減中止するということである。このようにしてわれわれは最適な薬物治療を同定することができ，本患者では地域生活に戻ることができた。

> ● 臨床のキーポイント ●
>
> - 外傷性脳損傷はよくある病態である。攻撃性は，重篤な外傷性脳損傷の心理行動上の後遺症としてしばしばみられる。
> - 攻撃的とみなされる種々の行動を注意深く記述することが，治療の最初のステップである。
> - 攻撃性は環境刺激や対人関係に関連して起きている可能性があるので，行動介入やケアによる対応は必須である。
> - 攻撃性の治療に薬物療法を実施する場合，単一症例実験デザイン(single-case experimental design)を用いて，薬剤投与ごとに前後の行動を数値化しながら進めるべきである。投与・中止・投与という順序で試してみること(on-off-on trial)も考慮したい。この手法は，効果がはっきりしない場合，副作用が強い場合，エビデンスが乏しい場合には特に重要である。
> - 化学的拘束という用語は，特定の症状や疾病，行動を標的にすることなく，単に身体の動きを制限する目的で薬物療法を行う場合に限って使用すべきである。そうであれば，身体拘束の運用に規定があるように，化学的拘束の運用も規制されるべきである。

(谷口　豪)

## 推奨文献

Kim E, Lauterbach EC, Reeve A, et al: Neuropsychiatric complications of traumatic brain injury: a critical review of the literature (a report by the ANPA Committee on Research). J Neuropsychiatry Clin Neurosci 19:106-127, 2007

Silver JM, Yudofsky SC, Anderson KE: Aggressive disorders, in Textbook of Traumatic Brain Injury, 2nd Edition. Edited by Silver JM, McAllister TW, Yudofsky SC. Washington, DC, American Psychiatric Publishing, 2011, pp225-238

Tateno A, Jorge RE, Robinson RG: Clinical correlates of aggressive behaviour after traumatic brain injury. J Neuropsychiatry Clin Neurosci 15:155-160, 2003

## 引用文献

Citrome L, Volavka J, Czobor P, et al: Effects of clozapine, olanzapine, risperidone, and haloperidol on hostility among patients with schizophrenia. Psychiatr Serv 52:1510-1514, 2001

Fleminger S, Greenwood RRJ, Oliver DL: Pharmacological management for agitation and aggression in people with acquired brain injury. Cochrane Database of Systematic Reviews. Issue 4, Art. No.: CD003299, 2006 DOI: 10.1002/14651858.CD003299.pub2

Griffin SL, van Reekum R, Masanic C: A review of cholinergic agents in the treatment of neurobehavioral deficits following traumatic brain injury. J Neuropsychiatry Clin Neurosci 15:17-26, 2003

Huertas D, López-Ibor Aliño JJ, Molina JD, et al: Antiaggressive effect of cyproterone versus haloperidol in Alzheimer's disease: a randomized double-blind pilot study. J Clin Psychiatry 68:439-444, 2007

Kim E, Lauterbach EC, Reeve A, et al: Neuropsychiatric complications of traumatic brain injury: a critical review of the literature (a report by the ANPA Committee on Research). J Neuropsychiatry Clin Neurosci 19:106-127, 2007

Langlois Orman JA, Kraus JF, Zaloshnja E, et al: Epidemiology, in Textbook of Traumatic Brain Injury, 2nd Edition. Edited by Silver JM, McAllister TW, Yudofsky SC. Washington, DC, American Psychiatric Publishing, 2011, pp 3-22

Michals ML, Crismon ML, Roberts S, et al: Clozapine response and adverse effects in nine brain-injured patients. J Clin Psychopharmacol 13:198-203, 1993

Tateno A, Jorge RE, Robinson RG: Clinical correlates of aggressive behaviour after traumatic brain injury. J Neuropsychiatry Clin Neurosci 15:155-160, 2003

Volavka J, Czobor P, Nolan K, et al: Overt aggression and psychotic symptoms in patients with schizophrenia treated with clozapine, olanzapine, risperidone, or haloperidol. J Clin Psychopharmacol 24:225-228, 2004

## 躁病と誤診された脱抑制

Andrew K. Howard, M.D., F.R.C.P.C.

　58歳，男性，右利き。彼が左折レーンに進入したとき，35年間ずっとそうしてきたように，交差点が空くのを待って注意深く左折するものと妻は思った。しかし，今回は違った。対抗車線から大型バンがこちらに向かってきているにもかかわらず，彼は自分の方が先に交差点に進入して左折できると思った。2台の車両は衝突し，男性と妻は救急搬送された。

　けがは軽く救急外来の医師は帰宅可と判断したが，男性の精神状態には重大な懸念が残された。彼の家庭医はその前週に本人の態度がおかしいことに気づき，妻に聞いてみるともう数カ月も前から様子がおかしく心配していたとのこ

とだったので，軽い鎮静目的にガバペンチン600 mg/日(分2)を処方していた。どのようにおかしいかというと，例えば，血圧測定中に子どものようにはしゃいで笑ったかと思えば，今度は最近の世界情勢について語ったりした。妻に対して普段よりもイライラする一方で，性的要求は飽くことなく繰り返した。また，飼っている犬にかみついたこともあった。仕事や趣味に対しては以前のような関心を示さなくなった。

救急外来の精神科医は脳卒中後躁病を疑い，神経精神医学的評価を受けるよう紹介した。彼はポルノサイトをネットサーフィンし，買春し，普段より飲酒量が増えていることを打ち明けた。また，今までしたことがなかったカジノでの賭け事に手を染めたことも認めた。25年間勤勉に働いていたにもかかわらず，同僚の前で不適切な冗談を言ったために早期退職を勧告された。

高学歴で職場での評価も高かった。その彼が病前に判断を誤ったのは3つで，1つ目は結婚して間もなく3カ月間浮気をしたこと，2つ目は，10年前に心筋梗塞を起こすまで20年間喫煙していたこと，3つ目は何度も飲酒運転をしたことであった。2年前に脳卒中を起こすまで，週にだいたい約2〜3リットルのビールを飲んでいた。最初の脳卒中では，左半身の不全麻痺(顔面と上下肢含む)が突然発症した。CT画像で右内包後脚の梗塞巣を認め，高血圧性脳小血管病が原因と考えられた。数カ月後には職場復帰を果たしたが，注意深く病歴を聴取してみると，脳梗塞発症の1年前からインターネットの売春サイトを利用していたことがわかった。

今回の診察の1年前，彼は2度目の脳卒中を起こした。居間で急に倒れはしたが，意識は消失しなかったという。このために顔面のスパズムを呈するようになり，前回の後遺症である左半身の軽度筋力低下も増悪した。右内包膝部に新しい病変を認めた。

家庭医は，2度目の脳梗塞から3カ月後，自発性低下に対してパロキセチンを処方したが，効果は認められなかった。アパシーが認められたが，気分の落ち込みやアンヘドニア，睡眠障害，食欲低下は伴わなかった。実際，本人はそれまででいちばん調子がよかったと述べており，一方，行為心迫や睡眠要求の減少，あるいは活動性や生産性の亢進は否定した。ときどきイライラすることはあったが，誇大的ではなく，思考内容が急性あるいは亜急性に変容することはなかった。他害行為，違法薬物の使用，精神病症状，不安症状の既往はなかった。

上記を除けば，神経学的および精神医学的な診察で異常所見を認めなかった。身体的診察では間欠的な腹痛発作と過去1年間で約9 kgの体重増加(おそらく飲酒量の増加による)を認めた。

既往歴には心筋梗塞1回，慢性高血圧，高コレステロール血症，食道胃逆流

症，気管支喘息があり，最近，痔出血が原因と考えられる鉄欠乏性貧血と診断された（大腸内視鏡で異常所見なし）。B型肝炎ウイルス，C型肝炎ウイルス，HIVはいずれも陰性であった。過去にけいれん，甲状腺機能異常症，外傷性頭部損傷の既往はなかった。

精神神経科病棟入院時の処方は，クエチアピン400 mg就寝前，バルプロ酸250 mg朝と1,000 mg就寝前，グルコン酸第1鉄300 mg/日，アトルバスタチン20 mg就寝前，ラベプラゾール20 mg就寝前，キナプリル10 mg/日，サルブタモール吸入薬，シムビコート（ブデソニド/ホルモテロールフマル酸塩水和物）吸入薬，クロピドグレル75 mg/日，アスピリン81 mg/日。タバコは1日5本20年間の喫煙歴があった。

アルコール依存症を含め精神神経疾患の家族歴はなし。父親に気管支喘息の既往があり，65歳時に心疾患で他界した。母親は80代まで著患なく過ごし，彼の最初の脳梗塞のちょうど半年後に他界した。

スリランカで出生，6人同胞の末子であった。きょうだいの半分が北米に移住した。出生時の状態と発達は正常とのことであった。父親は政治家で，厳格だが愛情深い人物であった。彼の説明によれば，母親もやはり愛情深く，穏やかな口調で話す主婦だった。身体的，心理的，性的虐待はなかったと言う。自分が末っ子で甘やかされて育ったとは思っていたが，不適応を起こすようなパーソナリティ傾向があったとは言わなかった。学業は良好で，注意や学習の困難はなかった。高校卒業後，ビジネススクールまで進学したが，中退して新たな道を求めて海外に渡った。スポーツマンで，熱狂的なサッカー選手でもあった。スリランカ人の妻とは，カナダにわたって最初の職場で出会った。結婚生活の中で性機能不全はなく，異常性欲や性機能の変調はなかった。触法行為もなかった。

精神的現症の診察では，意識清明，見当識は正常で，生活史の聴取に困難はなかった。しかし，人格変化に対する洞察が十分でないため，彼の語る生活史には疑問点が残る。ラポールの形成は容易だった。態度はよそよそしかったが，顕著に無感情なわけでもなかった。大きな笑い声をあげ，何度もゲップをし，対人場面での脱抑制を認めた。返答や行動のまとまりは保たれていた。アイコンタクトは適切で，不随意運動は認めなかった。会話の速度，抑揚は正常であったが，声量があまりにも大きかった。精神運動機能の主観的な加速感（subjective psychomotor acceleration）はないとのことだった。思考形式は整合的，目標志向的であった。自分が置かれている状況や仕事や家庭に及ぼす影響を考えるとあまりに不適切でふざけた態度を見せた。病的笑いあるいは病的泣きはなかった。客観的には不安，抑うつ，いらいらは認めなかった。ベック抑うつ質問票第2版（Beck Depression Inventory Second Edition）の得点

は63点満点中10点(軽いうつ状態)で，疲労感，体調への不安，自己嫌悪で高得点が目立った。妄想，身体化，強迫観念，自殺あるいは他殺の念慮は認めなかった。知覚の異常も認めなかった。判断と自己制御は大きく障害されていた。女性との性交渉については自分の意志とは無関係に欲求が高まってしまうのだと語ったり，薄笑いを浮かべて自分の言動を否定したりして，みずからの行動に対する責任を軽くとらえていた。

認知機能検査では，数唱は順唱6桁，逆唱5桁だった。簡易注意検査(Brief Test of Attention：BTA)の得点は15/20で，これは同年齢の25～74パーセンタイルに相当した。3語-3物品記憶検査では，5分後の遅延再生(手がかりなし)で図形3/3，単語2/3，選択肢による再認で3/3だった。倍々の掛け算は1,024まで正答，計算および立方体描画の際に，衝動的なミスがいくつかみられた。動物の名前を1分間に14個あげたが，うち2つは保続エラーであった。理解，呼称，読字，書字，復唱，語流暢性は正常だった。失行は認めなかった。前頭葉機能検査(Frontal Assessment Battery)は類似性課題で2点失点し，18点満点中16点であった。

神経学的検査では，頭蓋骨の大きさは正常で，外傷を認めなかった。頸部は軟。脳神経所見としては，両側の角膜老人環，左の中枢性顔面神経の減弱による眼瞼裂の開大と鼻唇溝の深化を認めた。運動機能は左上肢の軽度バレー徴候，左手の巧緻運動および急速交代運動の障害を認めたが，筋量や筋力の病的な減少は認めなかった。筋緊張は左側でやや痙性が認められた。腱反射は左側で亢進していた。足底反射は屈曲(正常)だった。感覚機能は皮質性感覚障害および視野も含め異常はなかった。姿勢保持と協調運動も正常であった。歩行は左股関節の屈曲の軽度遅延と左下肢の回旋が特徴的であった。

身体診察ではバイタルサイン正常。頭頸部，心肺，腹部，筋骨格系，皮膚に異常所見を認めなかった。

血液検査では，血算，分画，電解質，空腹時血糖，腎機能，甲状腺機能，肝機能，肝酵素，カルシウム，マグネシウム，アンモニア，ビタミン$B_{12}$，プロラクチン，遊離テストステロン，梅毒RPR法およびFTA-ABS法，HIVのすべてで特筆すべき異常はなかった。

脳波検査は正常であった。行動変化出現から2年後および3年後の脳SPECT検査でも異常はなかった。行動変化出現から1，2，3，4，7年後の一連の頭部CT検査からは，前頭葉の脳溝と側脳室前角が進行性に拡大しているのが認められた(図1-4)。しかしながら，明らかな前頭葉の萎縮は3回目のCT撮像で初めて指摘された。

行動変化出現から4年後の頭部MRI検査では，右内包後脚から視床前部に広がる複数の梗塞巣，および右小脳半球のラクナ梗塞を認めた。白質の深部お

躁病と誤診された脱抑制　33

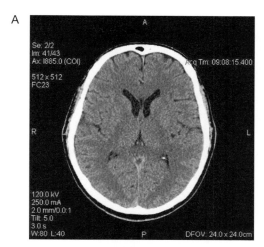

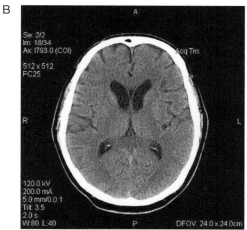

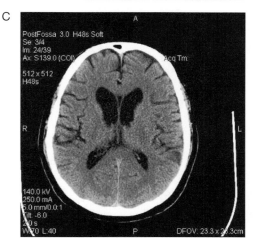

**図 1-4**　58 歳男性の頭部 CT 軸位断像の経時変化：1 年目（A），4 年目（B），7 年目（C）。前頭側頭部の脳溝開大と側脳室前角の拡大を伴いながら進行性に脳容積が減少している。

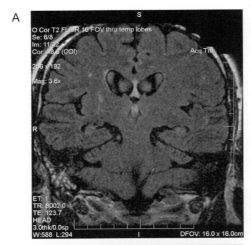
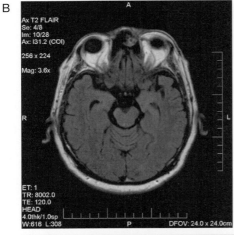
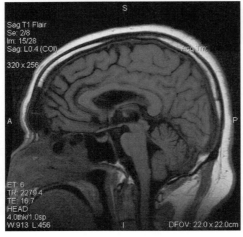

**図 1-5** 図 1-4 と同じ患者の MRI FLAIR 画像，冠状断（A），軸位断（B），矢状断（C）。白質の深部および表層に高信号病変が散在している（A）。前頭側頭部の中等度の萎縮（B，C）は側頭葉内側にも及ぶ。

よび表層にはT2高信号領域が多数あり，右大脳脚および右橋のワーラー変性，前頭側頭葉優位で内側側頭葉領域に及ぶ中等度の萎縮を認めた（図1-5）。

行動変化が現れてから3年後に施行された神経心理検査のデータを図1-6に示す。包括的な検査の結果，想定される病前の知的機能と比べて著明に低下していることが明らかになった。実行機能，一部の記憶および言語機能は重度に障害されていたが，視空間認知機能は比較的保持されていた。

行動安定化を目指して抗躁薬による治療が開始された。リチウムでは羽ばたき振戦および集中力障害が出現し，衝動性は改善しなかった。バルプロ酸も無効であった。クロナゼパムでは運動失調が出現した。抗精神病薬（リスペリドン，ziprasidone）では興奮が増悪したが，後に使用したクエチアピンでは適度な鎮静と性欲抑制効果が得られた。しかし，残念なことに，クエチアピンを服用した3年の間に体重が27 kg増加し，死亡リスクを高めることになってしまった。トピラマート，sibutramineによる体重減少効果は得られず，結果として有効最小量のクエチアピン400 mg/日で維持された。勃起と性衝動を抑えるためにパロキセチン，セルトラリンに続いてシタロプラムが投与されたが，少量では効果が得られず，高用量では副作用が出現した。nabilone，dextroamphetamine，naltrexoneはいずれも行動制御には効果がなかった。cyproteroneは，好ましくない性行動を減らすのに大いに効果があった。自己制御に報酬を与え，不適切な行動に負の強化を与えるような行動療法は効果が得られなかった。問題行動に対して最も効果があった介入方法は，家庭で介護者が1対1でつきっきりの対応をすること，および財産管理の後見人（訳注：厳密には財産管理委任契約を託す代理人）を任命することだった。

精神神経科病棟での4カ月間の入院治療を終えて退院すると間もなく，彼は喫煙を再開し，アルコール摂取量も増え続けた。車も運転免許もなくなって以前より困難なはずの不倫も依然として計画的に続けていた。ギャンブルも度を越し，7万ドルにおよぶ大金を失って自宅を抵当に入れなければならなくなった。クルーズに出かけて停泊した港のバーで酒を飲んで，船に乗り遅れそうになったり，家から脱出しようとしてベランダから落ちそうになったりした。資金調達に関しては，繰り返しクレジットカードを作ったり，限度額まで借り入れたりして，実際にうまくいってしまうことも少なくなかった。お金が入るとノートパソコンのような商品を衝動的に購入した。チョコレートを万引きしてその店内で食べたことも認めた。薬剤の影響だけでは説明できない食欲亢進を認めた。

対人行動はさらにひどいものになった。妻の友人をデートに誘ったり，妻の同僚にセックスしようと電話をかけたりするようになった。病院のスタッフや近所の人たちには投げキッスを飛ばし，女性にはレイプしてもいいかともちか

| | | |
|---|---|---|
| 男 | 性別 | 基本属性 |
| 58 | 年齢 | |
| 16 | 教育年数 | |
| AV | 全検査 IQ | 知能 |
| AV | 言語性 IQ | WAIS Ⅲ |
| AV | 動作性 IQ | |
| AV | 処理速度指標 | |
| LA | 作業記憶指標 | |
| | WCST*1 カテゴリー達成数 | 実行機能 |
| | WCST*1 保続性エラー | |
| | TMT*2 part B | |
| | 非言語性流暢性 | |
| | 言語流暢性 | |
| | 意味的知識 | |
| | 迷路 | |
| | 概念 | |
| | 精神統制 | 注意 |
| | 抹消 | |
| | 数唱 | |
| | 論理記憶 即時再生 | 言語性記憶 |
| | 論理記憶 遅延再生 | |
| | 論理記憶 再認 | |
| | RAVLT*3 | |
| | RAVLT*3 再認 | 非言語性記憶 |
| | ブシュケの選択想起検査 | |
| | 視覚性記憶 即時再生 | |
| | 視覚性記憶 遅延再生 | |
| | 視覚性記憶 再認 | |
| | レイ複雑図形 遅延再生 | |
| | レイ複雑図形 再認 | |
| | ボストン呼称検査 | 言語 |
| | ピーボディ絵画語彙検査 | |
| | スペリング（綴り） | |
| | 線分方向知覚 | 視覚 |
| | ベントン顔認知検査 | |
| | ムーニー顔認知検査 | |
| | 状態不安 | 感情 |
| | 特性不安 | |
| | うつ病尺度 | |

| 凡例 | |
|---|---|
| LA | 平均の下 |
| AV | 平均 |
| WAIS Ⅲ | ウェクスラー成人知能検査 |

*1 訳注　WCST：ウィスコンシンカード分類課題
*2 訳注　TMT：トレイルメーキング検査
*3 訳注　RAVLT：レイ 15 語聴覚性言語学習検査

| 障害の程度 | |
|---|---|
| | 障害なし，明らかな障害なし |
| | 軽度 |
| | 中等度 |
| | 重度 |

**図 1-6**　図 1-4，1-5 に示した患者の神経心理検査の結果。

け，借家人の前で，そしてときには孫の前で，自慰行為をした。介護者には頻繁に，売春婦に会いに行かせてくれとしつこく要求した。結果的には，抗アンドロゲン薬，抗精神病薬，抗うつ薬の併用療法に，アパシーの進行があいまって，彼の性欲は治まっていった。

　固執傾向と注意転導性亢進はいっそう強まり，短時間でさえ食卓についていることができなくなった。本人は置き忘れがひどくなったと訴えたが，短期記憶の障害は認めなかった(前方優位型アルツハイマー病は否定的)。切迫性尿失禁が出現するようになった。3度目の脳梗塞様の発作があり，めまいと歩行失調の出現と左片麻痺の増悪を呈した。頭部CT検査では右小脳半球に新しい病変を認めたが，行動障害には特段の影響はなかった。危険行為を伴う脱走を3回繰り返したため，精神科病棟に短期間の非自発的入院となったが，そのうちの1回は閉鎖病棟から離院した。

　行動異常(社会的脱抑制が顕著だが，気分高揚や食行動異常も伴う)が早期から目立ち，持続性，進行性の経過であること，神経画像検査で前頭側頭部の進行性萎縮を認めること，神経心理検査において重度の実行機能障害を認めることから，前頭側頭型認知症(bvFTD：behavioral variant frontotemporal dementia)と診断された。

## C 考察

　本症例では，精神神経疾患にみられる躁状態と脱抑制の鑑別が困難であることを示している。軽躁と脱抑制は症候学的にも重なり合い，共通の神経回路が関与している可能性がある(Nagaratnam et al. 2006)。皮質下−眼窩前頭皮質回路と側頭葉底面−扁桃体回路を含む病変では，特に右半球の場合，脳卒中後躁病と関連している(Shulman 1997)。本症例では右内包から視床に及ぶ梗塞巣が，眼窩前頭皮質−皮質下−辺縁系回路を障害して，躁状態あるいは脱抑制を引き起こした可能性がある。しかしながら，性的脱抑制は脳梗塞を初発する1年前に表面化して，その後も潜行性に進行しており，気分障害より神経変性過程に合致する。脳梗塞が増悪因子であった可能性は考えられる。前頭側頭型認知症は，本症例にも認められた主観的な気分高揚が観察され(Piguet et al. 2011)，二次性躁病の原因疾患の1つと考えられている(Mendez 2000)。誇大性や睡眠欲求の減少は本症例では認められなかった。

　近年の研究からは，アパシーの存在，社会的認知の異常(共感性や心の理論の制約など)を確認することで，より早期に前頭側頭型認知症を診断できることが示唆されている。自分の精神状態の原因が自分側にあるのか他者側にあるのかわからないこと，他者の意図や思考を察することができないことは，内側

前頭葉前部あるいは腹内側前頭極が早期より変性することと関連しているかもしれない(Adenzato et al. 2010)。神経画像検査(Toney et al. 2011)と神経心理検査は診断の助けになるかもしれないが，明らかな異常所見が認められるのは行動変化が始まって何年も経過してからということもある。

現在のところ，前頭側頭型認知症の治療法はおおむね保存的で，環境調整，教育，症状に基づく薬物療法〔攻撃性・アパシー・筋強剛・性欲亢進・強迫行為(溜め込みなど)に対してセロトニン作動性抗うつ薬，妄想・攻撃性・脱抑制に対して抗精神病薬〕などが施行される。しかし，根本的な病態修飾薬(disease-modifying therapy)の研究開発が活発に進んでおり，タウ蛋白を標的とした薬剤(Rabinovici and Miller 2010)もその1つである。メマンチンを用いた治験も複数が進行中である。精神神経疾患における性欲亢進(Krueger and Kaplan 2000)の治療は確かに大きな課題であるが，本症例からわかるとおり臨床家には多くの課題がまだまだ残されている(Guay 2008)。

### ● 臨床のキーポイント ●

- 軽躁と脱抑制を区別することは容易でない。鑑別のポイントとしては，典型的な軽躁の場合，発症が急性または亜急性であること，精神症状が挿話性(episodic)の経過をとること，精神運動機能の加速(psychomotor acceleration)，誇大性，睡眠欲求の減少を認める点である。
- 軽躁と脱抑制は，いずれも本人が重大さを認識できないため，本人にとっても，介護者，その他の人々にとっても危険な状態である。
- 脱抑制と衝動行為は，薬物療法・行動療法のいずれによっても制御することが非常に難しいが，むしろ環境調整には比較的反応するかもしれない。
- 前頭側頭型認知症(bvFTD)に対する薬物療法は，性欲亢進，注意障害，興奮などの症状には有効な場合がある。
- 前頭側頭型認知症はあくまで臨床診断であり，神経画像検査や神経心理検査の所見は診断を下すのに役立つ。

(井藤佳恵)

### 推奨文献

Krueger RB, Kaplan MS: Disorders of sexual impulse control in neuropsychiatric conditions. Semin Clin Neuropsychiatry 5:266-274, 2000

Piguet O, Hornberger M, Mioshi E, et al: Behavioural-variant frontotemporal dementia: diagnosis, clinical staging, and management. Lancet Neurol 10:162-172, 2011

Shulman K: Disinhibition syndromes, secondary mania and bipolar disorder in old age. J Affect Disord 46:175-182, 1997

## 引用文献

Adenzato M, Cavallo M, Enrici I: Theory of mind ability in the behavioural variant of frontotemporal dementia: an analysis of the neural, cognitive, and social levels. Neuropsychologia 48:2-12, 2010
Guay DR: Inappropriate sexual behaviors in cognitively impaired older individuals. Am J Geriatr Pharmacother 6:269-288, 2008
Krueger RB, Kaplan MS: Disorders of sexual impulse control in neuropsychiatric conditions. Semin Clin Neuropsychiatry 5:266-274, 2000
Mendez M: Mania in neurological disorders. Curr Psychiatry Rep 2:140-145, 2000
Nagaratnam N, Wong K, Patel I: Secondary mania of vascular origin in elderly patients: a report of two clinical cases. Arch Gerontol Geriatr 43:223-232, 2006
Piguet O, Homberger M, Mioshi E, et al: Behavioural-variant frontotemporal dementia: diagnosis, clinical staging, and management. Lancet Neurol 10:162-172, 2011
Rabinovici GD, Miller BL: Frontotemporal lobar degeneration: epidemiology, pathophysiology, diagnosis and management. CNS Drugs 24:375-398, 2010
Shulman K: Disinhibition syndromes, secondary mania and bipolar disorder in old age. J Affect Disord 46:175-182, 1997
Toney LK, McCue TJ, Minoshima S, et al: Nuclear medicine imaging in dementia: a practical overview for hospitalists. Hosp Pract 39:149-160, 2011

# CHAPTER 2

# アパシー

前頭葉損傷に伴うアパシー ……………………………………………… 43

## アパシー

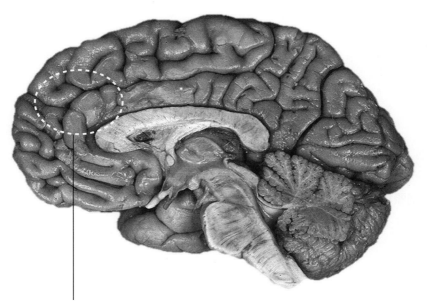

内側前頭前野領域

## はじめに

　精神運動緩慢（psychomotor slowing）は，うつ病患者にしばしば現れる精神神経症状である。この症状がより深刻になると全般的に意欲は損なわれ，自発的な活動が失われたように見える。この心理行動症状を**アパシー**と呼び，そのさらに進んだ状態を**無為**と呼ぶ。脳損傷がある場合，うつ病は常に鑑別診断として考慮すべきであり，治療も積極的に行うべきである。アパシーに最も関連の深い神経解剖学的構造は，内側前頭前野領域である。複数の神経伝達物質系がこの領域に関与している。

## 前頭葉損傷に伴うアパシー

Marius Dimov, M.D., F.R.C.P.C.

　45歳，男性。右利き。アパシー，易刺激性，認知機能障害を呈しているため，神経精神医学的評価目的で紹介受診となった。これらの症状は，今回の受診の1年前に中枢性神経細胞腫を切除した後から続いていた。発症前，彼は建設業界でコンピュータエンジニア兼プログラマーとして働いていた。家族環境は安定しており，学童期の3人の子どもと理解ある妻がいた。

　2年前，頭痛のため神経内科を受診した際，頭部MRIによる精査で左側脳室体部に占拠性病変が見つかり，中枢性神経細胞腫に閉塞性水頭症が合併していると考えられた。続いて脳神経外科に紹介され，内視鏡的生検および2カ所のVPシャント術が施行された。病理診断の結果，低悪性度の中枢性神経細胞腫と確定した。シャント術施行後，頭痛は完全に解消し，認知機能，運動機能にも問題はなかった。

　同じ年，しばらくして頭痛が再燃したため，別の脳神経外科を受診した結果，腫瘍切除術を行うことが決まった。しかし，術後の経過は芳しくなく，視床下部および視床の梗塞および両前頭葉硬膜下水腫に加えて，中枢神経系感染症を合併したことで昏睡状態に陥った。そのためICUに2週間に滞在し，入院期間も長期となった。術後経過中，けいれん発作が複数回出現したが，抗けいれん薬によってコントロールされた。その後徐々に改善し，2カ月後には歩行，会話，自力食事摂取が可能になった。専門施設で1カ月間のリハビリテーションを行った後，見守りがあれば自宅で生活可能な状態となって退院した。リハビリテーション実施前のモントリオール認知評価検査（MoCA：Montreal Cognitive Assessment）の得点は13/30であったが，最終的には21/30にまで改善した。後遺障害としては，注意および見当識の障害と重度の短期記憶障

害が認められた。

　術後1年経過した時点の主たる問題は，行動および認知機能の障害であった。病前，彼は非常にエネルギッシュな性格だったが，術後は緩慢でかつての仕事にも関心がないように見えた。妻にとって最も困った変化は，子どもとの交流を持たなくなったことだった。自発性が低下し，自分から子どもに関わろうとはしなくなった。朝の支度の手伝いも頼まない限りしなくなってしまった。口数も明らかに減り，「はい」「いいえ」と返事をするか短い文章しか話さなくなった。気性も極端に短気になり，子どもに対してすぐ怒鳴るようになった。暴力を振るうことはなかったが，怒りの爆発はあまりに突然で元の性格とは全く違い，家族にとっては非常に困惑するものとなった。

　彼自身，自分の怒りの爆発を自覚していて，爆発した後には罪悪感を抱いていた。怒り以外でも以前に比べて感情的になりやすくなったが，彼が言うには，エネルギーの低下やアンヘドニア(快楽消失)，希死念慮などはなく，うつ症状については否定した。食欲・体重・睡眠の変化も認められなかったし，過度な不安症状や精神病症状も認められなかった。彼は，何時間もコンピュータの前で過ごし，生産的な仕事はできなかったが，そうしていることは楽しいと感じていた。短期記憶が障害されていたため，新しい顔や映像はしばしば忘れてしまった。予定をスケジュール帳につけていたが，それを見るのをよく忘れてしまうので，服薬を思い出すためには腕時計のタイマーを用いていた。

　既往歴としては，高血圧，フェニトインアレルギー，セファゾリンアレルギーを認めた。精神科的既往はなく，アルコールや物質依存の既往もなかった。精神疾患の家族歴はなかった。母親は74歳の時に大腸がんで他界していた。父親は存命で，パーキンソン病を患っていた。

　身体所見では，血圧 120/80 mmHg，脳神経の所見に異常はなかった。右半身に軽度の筋力低下がみられ，筋力は左で5/5，右で4＋/5であった。上肢バレー徴候は陰性で，右上下肢の筋緊張と反射は軽度亢進していた。協調運動は正常範囲で，歩行は正常であった。

　精神的現症では，年齢相応の外見の穏やかな男性で，動作・精神活動は緩慢であった。興奮および脱抑制は認められなかった。自分から話し出すことはなく，発話は声をかけられたときにだけみられた。応答は軽度であるが有意に遅延が認められた。抑揚は乏しく，情動は不機嫌ではなかったが，制限されており，全体に平板で，無感動にみえた。思考形式は具体的であったが，目標指向性は保たれていた。妄想的な思考内容や，自殺・他殺念慮はなかった。幻聴・幻視は認めなかった。アパシーについての病識は部分的にとどまったが，記憶障害ははっきり自覚していた。子どもと関わらなくなった理由については，「子どもたちがゲームをしている邪魔をしたくないから」と返答した。

MoCAを用いた認知機能検査の得点は21/30，うち言語性遅延再生課題が0/5（ヒントがあれば3/5で，記銘障害ではなく再生障害であることを示す）であった。数唱は順唱6桁，逆唱3桁であった。抽象化・視空間認知の異常はなかったが，実行機能課題で時計の長針と短針を逆に描いた。呼称・復唱・読字・理解・書字の課題に明らかな異常はなかった。正式な神経心理検査では，実行機能，言語性記憶，非言語性記憶のいずれにも重度の障害があることが明らかになった。（図2-1）

　血算・分画・電解質・肝機能・腎機能・甲状腺機能・血糖・尿検査などの各種検査は正常であった。術後のフォローアップCTおよびMRIに著変はなく，右前頭葉に術後の脳軟化と左側脳室外側面の石灰化を認めた（図2-2，2-3）。T2/FLAIR画像では，手術部位に合致した左視床内側に沿って高信号領域を認めた。

　治療としては，dextroamphetamine 5 mgを朝1回から始め，段階的に20 mgまで増量した。アパシーと精神運動緩慢は改善し，以前より意欲がみられるようになって家族との交流も増えた。彼は子どもと一緒に行う日課のリストや担当する家事のリストを作り，実際にそのリストに沿って実行できるようになった。初めのうちは妻の援助が必要だったが，そのうちに独力でできるようになった。生活機能は改善したものの，職種にかかわらず就労できるまでの能力はなかった。約6カ月後，2～3分持続する全般性強直間代発作が出現したため，レベチラセタム1,000 mg/日（分2）を開始し，それ以降発作はみられなくなった。

## C 考察

　前頭前野の損傷による障害については，文献によく記述されている。解剖学的領域としては，内側前頭皮質，眼窩前頭皮質，背部外側前頭前皮質の3つが，次のようにおのおの特徴的な症候群を呈する（Lichter and Cummings 2001; Miller and Cummings 1999）。

- 内側前頭皮質の損傷：アパシーを呈する可能性がある。
- 眼窩前頭皮質の損傷：対人関係における脱抑制，社会的判断力の低下，短絡的な意思決定，自分の行動が他者に及ぼす影響への無頓慮，共感性の欠如などが特徴的である。
- 背外側前頭前皮質の損傷：実行機能の障害がよくみられる。

　アパシーは，後天的脳損傷の患者が示す神経精神症状として最も多くみられ

| | | |
|---|---|---|
| 男 | 性別 | 基本属性 |
| 46 | 年齢 | |
| 16 | 教育年数 | |
| AV | 全検査IQ | 知能 |
| AV | 言語性IQ | WAIS Ⅲ |
| AV | 動作性IQ | |
| LA | 処理速度指標 | |
| LA | 作業記憶指標 | |
| | WCST*1 カテゴリー達成数 | 実行機能 |
| | WCST*1 保続性エラー | |
| | TMT*2 part B | |
| | 非言語性流暢性 | |
| | 言語流暢性 | |
| | 迷路 | |
| | 概念 | |
| | 精神統制 | 注意 |
| | 抹消 | |
| | 数唱 | |
| | 論理記憶 即時再生 | 言語性記憶 |
| | 論理記憶 遅延再生 | |
| | 論理記憶 再認 | |
| | 対連合記憶 即時再生 | |
| | 対連合記憶 遅延再生 | |
| | 対連合記憶 再認 | |
| | RAVLT*3 | |
| | RAVLT*3 再認 | 非言語性記憶 |
| | 視覚性記憶 即時再生 | |
| | 視覚性記憶 遅延再生 | |
| | 視覚性記憶 再認 | |
| | レイ複雑図形 遅延再生 | |
| | レイ複雑図形 再認 | |
| | ボストン呼称検査 | 言語 |
| | スペリング(綴り) | |
| | 線分方向知覚 | 視覚 |
| | 状態不安 | 感情 |
| | 特性不安 | |
| | うつ病尺度 | |

| 凡例 | |
|---|---|
| LA | 平均の下 |
| AV | 平均 |
| WAIS Ⅲ | ウェクスラー成人知能検査 |

*1 訳注　WCST:ウィスコンシンカード分類課題
*2 訳注　TMT:トレイルメーキング検査
*3 訳注　RAVLT:レイ15語聴覚性言語学習検査

| 障害の程度 | |
|---|---|
| | 障害なし,明らかな障害なし |
| | 軽度 |
| | 中等度 |
| | 重度 |

**図 2-1** アパシーを呈した46歳男性の神経心理検査所見。

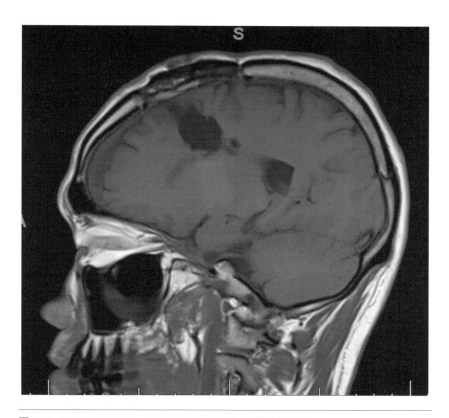

**図 2-2** T1強調矢状断像。右前頭葉内側面に術後の脳軟化を認める。

る。最近の研究では，後天的脳損傷患者の43％にアパシーが認められ（Ciurli et al. 2011），その他に，易刺激性(37％)，不機嫌(29％)，脱抑制(28％)，食欲・食行動の異常(27％)，興奮・攻撃性(24％)などが認められている（Ciurli et al. 2011）。重度のアパシーは**無為**(abulia)と呼ばれる。極度の無為では，動作や発話が停止し，無動無言症を呈する。これは，自発的な行動や発話が完全に消失し，追視だけが保持される状態である（Marin and Wilkosz 2005）。

　アパシーの鑑別診断としては，せん妄，認知症，うつ病，士気低下(demoralization)，無動，カタトニア，失プロソディなどが挙げられる。せん妄は注意機能の急性不全で，脳波異常を伴う。認知症は原則として緩徐進行性の経過をたどり，最終的にアパシーに至ることはあるが，そこに至る前の時点で原因は判明している（Chase 2011; Marin and Wilkosz 2005）。これに対して，脳損傷患者にうつ病が合併しているかどうかを診断するのは至難の業である。なぜならアパシーが内因性・不可逆性の脳構造の変化に起因するのか，ベースにある気分障害の結果として生じた可逆性の脳機能不全状態であるかを

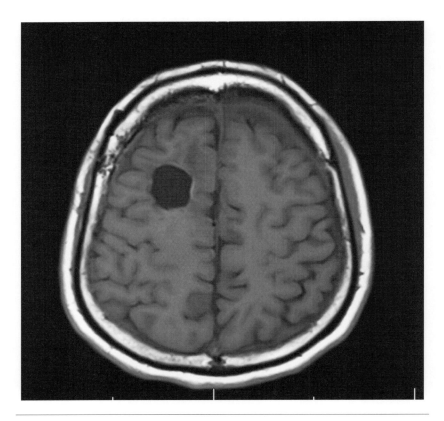

**図 2-3** T1強調軸位断像。右前頭葉内側面に術後の脳軟化を認める。

決定することは往々にして困難だからである。

　この2つを区別するのにはいくつかの臨床的特徴が役に立つ。うつ病は通常，情動成分（涙脆さ，悲しさ，喜び・楽しみを感じられなくなること）を含んでいて，自分自身や自分の現在や未来に関して否定的な見方をするなどの傾向がある。これに対して，アパシー症候群の患者ではこうした症状は典型的ではない（Marin and Wilkosz 2005）。うつ病がないアパシーの患者は，活動を促すと意欲を示すが，うつ病患者の場合はあらゆる面で意欲を示さない。アパシー評価スケール（AES）（Glenn 2005）のような評価尺度とうつ病の標準化された評価尺度（Andersson et al. 1999）を組み合わせて用いるのも有用である。AESのスコアが高く，うつ病尺度のスコアが低い場合，アパシーという独立した現象である可能性が高くなる。NPI（Neuropsychiatric Inventory）（Cummings et al. 1994）もアパシーとうつ病の鑑別に有用な尺度である。アパシーの項目が含まれており，機能障害を評価するのに有益である。

アパシー，無為，無動無言症を引き起こす病態を挙げると広範にわたる(Chase 2011; Marin and Wilkosz 2005)。アパシーに共通する原因としては，皮質-線条体-淡蒼球-視床回路が損傷を受ける神経疾患が多く，具体的には外傷性脳損傷，前頭側頭認知症，脳腫瘍，脳梗塞，運動障害，多発性硬化症などがある。

　意欲を改善する薬物療法には，ドパミン系，グルタミン酸系，ノルアドレナリン系，コリン系を標的とするものがある。これに対して，セロトニンおよびGABAを高める薬物療法は逆効果で，アパシーを増悪させる(Chase2011; Lichter and Cummings 2001; Marin and Wilkosz 2005; Miller and Cummings 1999)。アパシー症候群に対して承認された薬剤はなく，現在使われている薬剤で効果が証明されているものはない。有用と考えられているものとしては，ドパミン作動薬(アマンタジン，ブロモクリプチン，セレギリン，カルビドパ-レボドパ，ペルゴリド，プラミペキソール)，コリン作動薬(ドネペジル，ガランタミン，リバスチグミン)，精神刺激薬(dextroamphetamine, メチルフェニデート，モダフィニル)，賦活作用を有する抗うつ薬(bupropion, tranylcypromine, protriptyline, vanlafaxine, セルトラリン)などがある(Chase 2011; Lichter and Cummings 2001; Marin and Wilkosz 2005)。併存するうつ病には治療が必要となるが，一部の抗うつ薬は器質性のアパシーを増悪させることに留意しなければならない。抗精神病薬もアパシーを増悪させる可能性があり，使用に際して制限または減量することが肝要である(Marin and Wilkosz 2005)。また，疲労を増悪する可能性がある内科疾患(例えば，貧血や内分泌機能異常)は適切に治療されなければならない。

　こうした患者をケアするときには，家族や介護者の関わりが欠かせないが，患者が努力を怠っていると捉えて責めることがないように，患者の状態について家族や介護者によく知っておいてもらう必要がある。やる気を高めるには，行動療法的な戦略と環境調整を取り入れる必要があり，例えば，明確で具体的に指示を出すこと，報酬の仕組みを用意すること，前向きな刺激を与えること，絶えず声掛けをしたり軌道修正したりすることなどが挙げられる。人との交流を勧めることも必要であるし，また，新奇性やプラスの体験には自発的な活動を促進する働きがあるので，楽しみ・興味・刺激の新たな発信源を取り入れることも重要である。多くの患者にとって，慣れ親しんだ家庭の環境に戻ることは，身体的にも社会的にも健康に近づく最短の方法である。感覚運動機能障害にも注意が必要であるが，こうした障害は，電動車いすや音声操作式コンピュータなどの補助具を使うなど，自律性を高めるさまざまな方法を駆使して軽減することができる。

　この症例の診断を整理してみると，患者は，手術の侵襲による脳損傷が原因

で，認知機能障害を伴う脳器質性のアパシーを呈するようになった。うつ病の併存は認められなかった。画像上，右前頭前皮質および帯状皮質の損傷が確認され，これらの病変がアパシー，易刺激性，注意・記憶・実行機能障害などの心理行動障害の解剖学的基盤になっていると考えられた。アンフェタミンがけいれん発作を誘発したリスクについても検討した。このリスクはもっぱら理論上の可能性であり，文献上のエビデンスは極めて乏しかった。また，実際にデキストロアンフェタミンが有効であったことを考慮すれば，効用がリスクを上回っていると考えられた。けいれん発作が初発するまでに6カ月間内服していた点からも，けいれんの原因となったかどうかは疑わしい。

## ● 臨床のキーポイント ●

- 前頭葉損傷は，アパシー症候群をしばしば引き起こす。
- うつ病が併存する可能性があり，その場合は治療が必要である。うつ病と脳器質性のアパシーを鑑別するには，臨床的に詳細に評価を行い，アパシー評価尺度（または他のアパシー尺度）および標準化されたうつ病評価尺度を用いるとよい。
- アパシーの治療は，非薬物療法的治療戦略に，ドパミン作動性および中枢神経活性作用を持つその他の向精神薬を用いた薬物療法を組み合わせて行う。
- 抗精神病薬や選択的セロトニン再取り込み阻害薬（SSRI）はアパシーを増悪させる可能性があるので，使用は避けた方がよい。

（近藤伸介）

## 推奨文献

Chase TN: Apathy in neuropsychiatric disease: diagnosis, pathophysiology, and treatment. Neurotox Res 19:266-278, 2011

Lichter DG, Cummings JL: Frontal-Subcortical Circuits in Psychiatric and Neurological Disorders. New York, Guilford, 2001

Marin RS, Wilkosz PA: Disorders of diminished motivation. J Head Trauma Rehabil 20:377-388, 2005

## 引用文献

Andersson S, Krogstad JM, Finset A: Apathy and depressed mood in acquired brain damage: relationship to lesion localization and psychophysiological reactivity. Psychol Med 29:447-456, 1999

Chase TN: Apathy in neuropsychiatric disease: diagnosis, pathophysiology,

and treatment. Neurotox Res 19:266-278, 2011
Ciurli P, Formisano R, Bivona U, et al: Neuropsychiatric disorders in persons with severe traumatic brain injury: prevalence, phenomenology, and relationship with demographic, clinical, and functional features. J Head Trauma Rehabil 26:116-126, 2011
Cummings JL, Mega M, Gray K, et al: The Neuropsychiatric Inventory. Neurology 44:2308-2314, 1994
Glenn M: The Apathy Evaluation Scale, 2005. Available at: http://www.tbims.org/combi/aes. Accessed August 11, 2012.
Lichter DG, Cummings JL: Frontal-Subcortical Circuits in Psychiatric and Neurological Disorders. New York, Guilford, 2001
Marin RS, Wilkosz PA: Disorders of diminished motivation. J Head Trauma Rehabil 20:377-388, 2005
Miller BL, Cummings JL: The Human Frontal Lobes: Functions and Disorders. New York, Guilford, 1999

# CHAPTER 3

# 抑うつ

てんかん手術後に出現した大うつ病とパニック障害 …………… 55

脳卒中後うつ病 …………………………………… 61

多発性硬化症の精神科的側面 …………………… 67

## 抑うつ

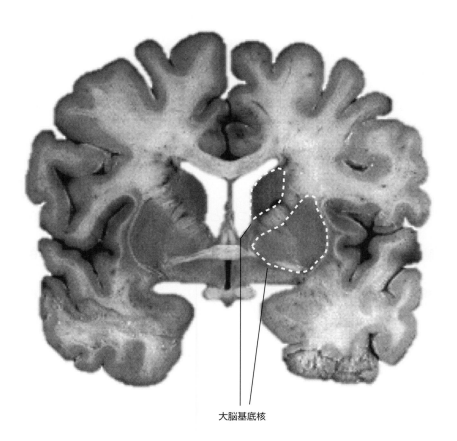

大脳基底核

## はじめに

　抑うつは，脳損傷の種類にかかわらずよくみられる。脳損傷後に起こる抑うつには，損傷の部位と程度，基礎にある神経疾患のもたらす心理社会的負担の大きさなど，多くの要因が関与している。多発性硬化症の場合，その心理社会的負担ははかり知れない。神経障害がだんだん進行していくという恐怖に常にさらされながら，いつ急激な脱髄が起こるかわからないからである。関与する神経解剖学的領域としては，大脳基底核と辺縁系前部が挙げられる。側性については不明であるが，最近のエビデンスは左脳の損傷の方が高リスクであるという知見を支持していない。神経伝達物質は多数が関与するが，標準的な抗うつ薬が奏効することから，ノルアドレナリン系とセロトニン系の関与は確実である。

## てんかん手術後に出現した大うつ病とパニック障害

Leon Berzen, M.B.B.Ch., F.F.Psych. (S.A.), F.R.C.P.C
Eugene Wang, M.D., F.R.C.P.C

　40歳，男性，既婚。8歳と11歳の息子あり。かかりつけのてんかん専門医からの紹介により神経精神医学的評価目的で受診した。てんかんと診断されたのは10年ほど前で，最初の症状は，フロリダで休暇中に伝染性単核球症の罹患後に起きた複雑部分発作だった。その後，月に1回程度，上腹部にこみあげてくるような感覚の前兆（epigastric aura），それに続く動作停止〔止まって一点を見つめる（"stop and stare"）〕を特徴とする複雑部分発作を起こすようになった。時に二次性全般化を起こして強直間代発作を呈した。さまざまな薬物療法が試され，服薬コンプライアンスも良好だったが発作は抑制されないままだった。

　精神神経科受診時は，その半年前に受けたてんかん手術の療養のため休暇取得中だった。民間企業の管理職を務めていたが，手術前の状態まで機能が回復しないために復職できずにいた。その仕事には13年間従事していて，建築工学の学位もあり，雇用主からも高く評価されていた。

　てんかんの根治目的でなされた右前部側頭葉切除術の後も，かかりつけのてんかん専門医の外来を定期受診していた。切除組織の病理結果は皮質形成異常であった。手術後の発作コントロールは極めて良好だったにもかかわらず，回復は遅れていて，てんかん専門医は，彼の不安やイライラや抑うつが徐々に強くなっているのに気づいた。

　本人によると，術後数週間ほどして，さらにイライラが強まり，やる気も出

なくなるなどの情動変化に気づいたという。またほとんどの時間に身体的消耗を感じるようになり，どんなに寝ても目覚めに疲れが取れていることはなかった。以前であれば楽しめた活動も，ほとんど，あるいは全く楽しめなくなった。次第に妻や子どもたちと距離をとるようになり，性欲も著明に減少した。

　手術を受ける前の彼は活動的で，仕事やそれ以外の多くのことに関心をもって多忙に過ごしていた。家族のために時間を捻出し，息子の課外スポーツ活動に熱心にかかわっていた。しかし，術後はそのような元気はすっかりなくなってしまい，食欲も減退し，約11 kgも体重が落ちた。集中力も著明に低下した。単純な内容のテレビ番組にもついていけず，新聞も読めなくなり，家計の収支のことも考えられなくなったと語った。記憶力が落ちている自覚もあった。

　手術後から発作は完全に抑制されているにもかかわらず，ますますやる気がなくなっていくのを感じ，落ち込みがあまりにもひどい時には，一酸化炭素中毒による自殺まで考えるようになった。

　また手術後から日に1〜2回不安発作を経験するようになった。彼の訴えは古典的なパニック発作であり，耐えがたい恐怖と離人感が20分近く続いた。彼は，今回のパニック発作は今までの前兆とは明らかに違うと感じていた。

　抑うつやパニック症状も含め精神科的既往はなかった。

　その他の既往歴・手術歴もなく，家族歴もパニック障害・全般性不安障害・うつ病いずれに関しても認めなかった。

　彼はカルバマゼピンCR 1,200 mg/日（分2）を内服しており，血中濃度は有効域にあった。

　喫煙はせず，アルコールは機会飲酒であった。違法薬物の使用歴はなかった。

　ブリティッシュコロンビア州の田舎で生育し，4人同胞の第3子であった。養子の姉と実の兄・妹がそれぞれいた。両親は健在だった。父親は建設業を営んでいた。

　出生，発達，幼少期の健康状態はすべて正常であった。本人によれば，運動機能も知的機能も同年代の子どもより進んでいたとのことだった。学校生活では社会性もあり，スポーツも得意で，ジュニアホッケーを8年間やっていた。高校卒業後，父親の仕事を数年間手伝ってから，大学に進み建築工学を学んだ。

　職場で問題を起こしたことは一度もなく，おおむね同僚からの評価も良好だった。27歳のときに結婚し，13年間の結婚生活は順調だったが，このところの精神変調が妻に過度のストレスを与えていることを気にしていた。自分が何もできないせいで余計な負担がかかっていることに妻が腹を立てて，だんだん彼から離れていくと思っていた。

　精神的現症では，年齢相応の外見で，一見健康そうに見えた。アイコンタクトも良好で，発話内容は信頼でき，疎通も最初から良好だった。抑うつ気分，

不安，過眠，体重減少を伴う食欲低下，性欲減退，自殺念慮があることを認めた。

認知機能の検査では，注意の障害が明らかになった。数唱は順唱6桁，逆唱4桁であった。100−7テストは努力性ではあったが，どうにか正解できた。3語3物品記憶テストでは，言語性および非言語性の近時記憶に問題はなかった。モントリオール認知評価検査(MoCA)は30点満点であった。

彼は大うつ病とパニック障害の症状があると診断された。これらの症状は右の側頭葉切除(図3-1)から6カ月後に，発作は抑制されているにもかかわらず出現した。神経心理検査では認知機能の低下を認めなかったが，術後半年も経てば戻るであろうと期待されていた元の状態には回復していなかった。カルバマゼピンは手術前から内服していて，以前は特に今のような症状はなかったので，カルバマゼピンが眠気や意欲低下の原因とは考えにくかった。臨床的に捕捉されていないてんかん発作が症状に影響を与えている可能性については，72時間の携帯型脳波検査の結果てんかん性活動を認めなかったため除外された。夫婦生活のストレスという環境要因は少なからずあるものの，これは術後経過が芳しくないことに起因する。

エスシタロプラム15 mg/日と週1回の支持的精神療法が開始となった。2カ月弱で抑うつ症状と不安症状は改善し，6カ月弱で問題なく以前の職場に復職できた。最後の診察のときには抗てんかん薬を漸減し，自動車を運転し，術前に比べてより生産的に仕事ができるようになったと述べた。彼は，てんかん，そして術後に合併した大うつ病とパニック障害から完全回復を遂げた。

## C 考察

本症例で施行された**前部側頭葉切除術**はてんかん外科で最も一般的な術式である。術後，60〜70％の症例でてんかん発作が完全に抑制される。選択的海馬扁桃体摘出術や，外側側頭葉新皮質あるいは側頭葉外の新皮質にあるてんかん原性領域を取り除く新皮質切除術は，それに比べると施行数は少ない。脳梁離断などの離断術はさらに少なく，機能的半球離断術は成人で施行されることはほとんどない。

てんかんを抱える人における精神科的合併症の生涯有病率は50％にのぼる(Altshuler et al. 1999; Kanner and Palac 2000)。中でも側頭葉てんかんの患者はその傾向が最も高い(Glosser et al. 2000)。また，てんかん患者の自殺のリスクは健常人に比べて12％も増加するともいわれている(Jones et al. 2003)。

側頭葉てんかんは他のてんかんに比べて抑うつのリスクが高い。男女ともにその率は高く，性差ははっきりしない。てんかんの発症年齢や罹病期間のどち

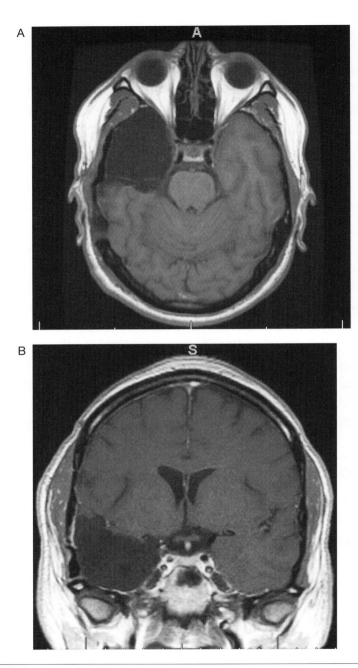

**図 3-1** 40歳男性のMRI T1強調像：軸位断（A）と冠状断（B）。右側頭葉切除範囲を示している。

らも抑うつのリスクには影響がないようである。側頭葉てんかんの焦点の左右のどちらが抑うつのリスクになるかは現在，諸説あり，結論は出ていない。バルビツレート，vigabatrin，トピラマート，tiagabineなどの抗てんかん薬はうつ病を引き起こしうる。

　Blumer（1991）はてんかん患者に起こる抑うつは非定型で，標準的な診断体系では捉えられないと述べている。てんかん患者の抑うつは，抑うつ気分が間欠的で，イライラや不安，無気力や不眠などが特徴的なので，間欠性不快気分症（intermittent dysphoric disorder）と名づけるのがより的確に病態を表しているだろう（Blumer et al. 2004）。

　本症例においては，精神症状は外科手術後に初めて出現しているが，術前にすでに抑うつや不安のある患者では術後に増悪しやすい。このため精神症状の既往がある場合は手術を避けるべきではないかという疑問が出てくるかもしれないが，喜ばしいことに，術後のほとんどの精神科的合併症は向精神薬による治療で寛解する（Blumer et al. 1998）。

　てんかん術後の精神科的合併症としては気分障害が最も多く，情動不安定，抑うつを呈する。これらの症状は一過性であることが多く，通常術後3カ月以内に発生する（Ring et al. 1998）。Devinskyら（2005）はてんかん外科手術を受けた358名の患者を対象に前向き多施設研究を実施した。対象者は2年の間，構造化されたスケジュールに従って，ベック抑うつ質問票，ベック不安質問票，WHO統合国際診断面接（Composite International Diagnostic Interview）を用いて追跡された。術後3カ月までに抑うつの比率は有意に減少し，フォローアップ終了の2年後までには術前（22.1%）の約半分程度（11.7%）にまで減少することが明らかになった。

　抑うつはてんかん外科手術を受ける症例の24〜38%にみられると報告されている。術前の抑うつは術後に抑うつをきたす最大の予測因子である。また術後のてんかん発作のコントロール不良は術後の抑うつのリスク因子となる。そのため，抑うつの改善は術後のてんかん発作のコントロールの改善と相関している（Macrodimitris et al. 2011）。

　左右どちらの側頭葉切除が術後の抑うつのリスクが高いかは結論が出ていない。てんかん外科手術を受けた患者の抑うつの重症度と海馬・扁桃体の切除範囲には相関があり，この関係は左側の切除でより顕著であるが，全体としては右側頭葉切除の術後で精神科的合併症がより多く起きている。

　てんかん外科術後の不安もよくみられ，有病率は17〜54%と報告されている（Bladin 1992; Wrench et al. 2004）。不安は術後の3カ月が最も重篤だが，術後12〜24カ月後で著明に減少する。不安障害や感情障害の過去の既往は術後の不安のリスクとなるようである。発作性恐怖（ictal fear）を呈する側頭葉

てんかん患者の場合，発作が抑制されたとしても術後の不安やパニック発作の大きなリスクとなる。

本症例は側頭葉てんかん外科手術に伴う精神科的合併症を理解するのに好例である。外科治療は，現在では多くのてんかん患者，中でも側頭葉てんかん患者にとって有効な治療選択肢の1つとなっており，術前・術後のいずれにおいても，精神症状のリスクや治療に関して精神科医の助言が必要になることは多い。

● **臨床のキーポイント** ●

- てんかん外科手術は現在，多くのてんかん患者，中でも側頭葉てんかん患者にとって，有効な治療法の1つとなっている。
- 術前の抑うつは術後に抑うつをきたす最大の予測因子である。
- 抑うつの改善は術後の発作コントロールと相関している。
- 不安はてんかん外科手術後の症状としてよくみられる。有病率は17〜54％と報告されている。
- 術後の精神科的合併症は適切な向精神薬によく反応する。

（谷口　豪）

## 推奨文献

Blumer D, Wakhlu S, Davies K, et al: Psychiatric outcome of temporal lobectomy for epilepsy: incidence and treatment of psychiatric complications. Epilepsia 39:478-486, 1998

Glosser G, Zwil AS, Glosser DS, et al: Psychiatric aspects of temporal lobe epilepsy before and after anterior temporal lobectomy. J Neurol Neurosurg Psychiatry 68:53-58, 2000

Kanner AM, Palac S: Depression in epilepsy: a common but often unrecognized comorbid malady. Epilepsy Behav 1:37-51, 2000

## 引用文献

Altshuler L, Rausch R, Delrahim S, et al: Temporal lobe epilepsy, temporal lobectomy, and major depression. J Neuropsychiatry Clin Neurosci 11:436-443, 1999

Bladin PF: Psychosocial difficulties and outcome after temporal lobectomy.

Epilepsia 33:898-907, 1992
Blumer D: Epilepsy and disorders of mood. Adv Neurol 55:185-195, 1991
Blumer D, Wakhlu S, Davies K, et al: Psychiatric outcome of temporal lobectomy for epilepsy: incidence and treatment of psychiatric complications. Epilepsia 39:478-486, 1998
Blumer D, Montouris G, Davies K: The interictal dysphoric disorder: recognition, pathogenesis, and treatment of the major psychiatric disorder of epilepsy. Epilepsy Behav 5:826-840, 2004
Devinsky O, Barr WB, Vickrey BG, et al: Changes in depression and anxiety after resective surgery for epilepsy. Neurology 65:1744-1749, 2005
Glosser G, Zwil AS, Glosser DS, et al: Psychiatric aspects of temporal lobe epilepsy before and after anterior temporal lobectomy. J Neurol Neurosurg Psychiatry 68:53-58, 2000
Jones JE, Hermann BP, Barry JJ, et al: Rates and risk factors for suicide, suicidal ideation, and suicide attempts in chronic epilepsy. Epilepsy Behav 4:S31-S38, 2003
Kanner AM, Palac S: Depression in epilepsy: a common but often unrecognized comorbid malady. Epilepsy Behav 1:37-51, 2000
Macrodimitris S, Sherman EMS, Forde S, et al: Psychiatric outcomes of epilepsy surgery: a systematic review. Epilepsia 52:880-890, 2011
Ring HA, Moriarty J, Trimble MR: A prospective study of the early postsurgical psychiatric associations of epilepsy surgery. J Neurol Neurosurg Psychiatry 64:601-604, 1998
Wrench J, Wilson SJ, Bladin PF: Mood disturbance before and after seizure surgery: a comparison of temporal and extratemporal resections. Epilepsia 45:534-543, 2004

# 脳卒中後うつ病

Magdalena Ilcewicz-Klimek, M.D., F.R.C.P.C.

　35歳，男性。既婚。2人の幼い子どもあり。うつ病の評価目的に紹介されてきた。小さな会社の管理職として多忙な毎日を送っており，スキー，サーフィン，ロッククライミングに熱中し，定期的にジムに通っていた。家族により良い環境を与えたいと願い，そのために個人トレーナーとして独立したいと考えて自らを肉体的に追いこんでいた。健康状態は良好で，精神疾患の罹患歴はなかった。本人によると，喫煙はせず，薬物依存でもない。飲酒は機会飲酒であった。ある日，いつもの激しいトレーニングを終えてジムから歩いて出てきたとき，突然の頭痛に見舞われた。その後，発語困難と右半身の筋力低下が出現し，

右半身全体の不全麻痺にまで進行して意識混濁も伴った。すぐに友人が付き添って病院の救急外来を受診した。病院到着時，血圧を含むバイタルサインは正常であった。頭部CTでは，左大脳基底核を巻き込んで放線冠にまで広がる出血所見を認めたほか，右尾状核と被殻にも軽度の出血を認めた。

年齢が若いことから，何らかの基礎疾患がないか広範な精査が行われた。しかし，血管炎や血液学的異常も含め，結果はすべて陰性であった。通常の脳血管造影検査の結果も正常で，動静脈奇形や動脈瘤はみられなかった。その後，彼は微量のエフェドリンを含むサプリメントを健康食品店で購入し，定期的に摂取していたことを認めた。最終診断は，エフェドリン使用との関係性が疑われる運動後高血圧性頭蓋内出血となった。

当初の診察所見は，表出性失語と右側完全片麻痺であった。神経学的にみた運動機能の回復は申し分なかったが，熱心に言語療法に取り組んだにもかかわらず，かなりの表出言語障害が残存した。脳卒中後まもなくしてから，彼は重度の疲労感と認知機能障害を呈し，同時並行作業，計画，問題解決，短期記憶に問題があった。本人によると，例えば道具を組み合わせたり家の修理をしたりする能力が低下しているとのことだった。また，子どもと遊ぶことは余りにも骨が折れて刺激が強すぎるため，遊ぶこと自体が極めて難しいと感じていた。生産的な時間は1日3～4時間のみであり，それ以外の時間は休憩や昼寝に充てる必要があった。彼は段階的な復職プログラムを通じて以前の管理職業務に戻ろうとしたが，ほどなく職務を全うできないことを実感した。妻は，仕事にとりかかって目標に集中するまでにかなりの後押しを必要とするようになったなど，性格変化にも気づいていた。

脳卒中後約4カ月より，彼はほとんどの活動で喜びを感じなくなった。気分は低調で，日内変動はなかった。容易に涙ぐみ，以前より怒りっぽくなり，家族に対する辛抱強さが減った。中等度の不眠をきたしたが，食欲は変わらなかった。生活が正常に戻る希望を失い，人生は生きるに値しないと，消極的希死念慮を抱くようになった。

彼は，病前の機能の喪失と将来の夢に折り合いをつけようと，自分自身を頻繁に友人と比較した。自分が夫や父として不適当であると感じるようになり，役目を果たしていないことに関して自分を責めるようになった。脳卒中の身体的徴候を明らかには示していなかったため，友人や家族は彼が完全に回復したものと考え，なぜ彼が復職したり，以前の活動を再開したり，家で育児を手伝ったりできないのかを理解することができなかった。彼の自尊感情は非常に低かった。彼自身，深く考えずにとにかくやってみようとしたが，むしろ疲労感が増強し，翌日から数日間の休養をとる必要があった。家庭医はうつ病と診断し，最初はfluoxetine，後にセルトラリンを処方した。脳卒中から6カ月後，

抗うつ薬はともに奏効せず，神経精神医学的評価を受けるために紹介されてきた。

　身だしなみはよく，軽度の精神運動制止をきたしており，何度も涙ぐみ落ち込んだ様子であった。本人は，気分の落ちこみ，アンヘドニア，意欲・活動性の低下があると認めた。また，強い疲労感と認知機能障害に苦しんでいた。発話は緩慢で，声は小さく，思考過程は目標指向的であった。自殺念慮や精神病症状は認めなかった。彼は経済的な問題から家族の将来が不安になり，時折パニック発作を起こすと語った。神経心理検査では，精神運動制止，複雑な実行機能の障害，言語性記憶障害，言語流暢性検査の著しい能力低下，錯語を伴う喚語困難，綴りと読解力の異常が明らかになった。脳MRI検査では左大脳基底核の広範な領域に脳軟化症を認めた(図3-2)。

　著明な疲労感の原因精査のために，ホルモン検査，および貧血・ビタミン欠乏・代謝異常のスクリーニング検査が行われたが，結果はすべて正常であっ

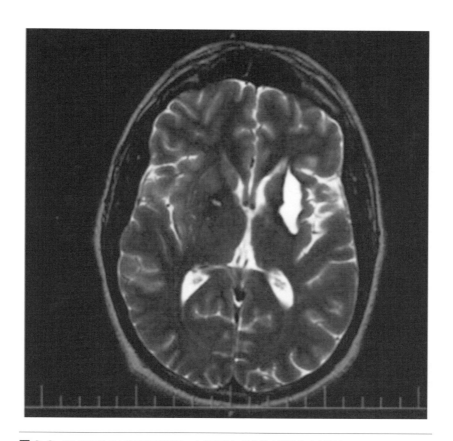

**図 3-2**　35歳男性のMRI T2強調像。左線条体に出血後の脳軟化症を認める。

た。睡眠検査では，明らかな酸素飽和度低下の時間帯は認めなかった。血清フェリチン値と鉄飽和度が予想外に上昇していたため，さらなる精査を施行し，DNA検査でヘモクロマトーシス遺伝子(*HFE*)変異が陽性であったことから，最終的に家族性ヘモクロマトーシスの診断が確定した。過剰な鉄沈着による明らかな臓器障害は認めず，定期的な瀉血療法で治療された。

　脳卒中後うつ病(PSD：poststroke depression)という診断名がつけられたが，当初，彼は診断を受け入れることができなかった。最初の介入として，うつ病およびうつ病と脳卒中の関係に関しての幅広い疾患教育に焦点が合わせられた。脳卒中に関連する認知機能障害と，それが日々の生活機能に与える影響についての情報も提供された。脳卒中に伴う神経精神医学的合併症がどういうものかを理解することは，治療において非常に重要な一歩であった。妻との面談も行われ，診断と治療方針について話し合われた。彼は以前抗うつ薬を使用したものの効果がなかったことがあったが，実はきちんと服用していなかったことを認めた。改めて抗うつ薬を試すことに同意し，シタロプラムが処方された。用量は40 mg/日まで漸増され，8週間の間にうつ病が大幅に改善したと彼は述べた。

　外来での経過観察中，治療は，自分の機能的制約に適応できるようになること，自尊感情が向上することに集中して行われた。より現実的な目標を立てることと，定期的かつ頻回の休息を日々の予定に組み込むことを少しずつ身に着けたが，意欲の問題は依然として抱えており，日課を定めて1日を構造化することが有用であった。課題をいくつか達成することができるようになったら途端に自信の方も上向いた。妻は，問題の性質をしっかりと理解するようになるとそれまでよりも支持的となり，2人の関係性は見違えるように改善した。

　気分，不安，自信は目覚ましく改善したものの，問題解決，計画，課題構成の障害からくる実行機能不全は依然として残った。強い疲労感は持続し，課題にとりかかることが難しかった。シタロプラムをさらに増量しても，これらの症状に効果を認めなかった。最初の評価から10カ月後の神経心理検査の再検では，明らかな改善を認めなかった。彼の持続的な症状の原因として，PSDの残遺症状，脳卒中後慢性疲労，ヘマクロマトーシスに関連した疲労感，脳卒中後アパシー，実行機能不全が考えられた。

## C 考察

　アパシーは脳血管疾患(CVD：cerebrovascular disease)，すなわち脳卒中の経過を増悪させる合併症で，有病率は25%にものぼる(Bhatia and Marsden 1994; Jorge et al. 2010; Robinson and Starkstein 2010)。アパシーは

単独で発症することも，抑うつの一環として生じてくることもあり，本症例のように前頭葉-皮質下回路の損傷と関係している。アパシーは，ある程度の認知・知的機能障害も有している患者において，より頻繁にみられる。特に両側大脳基底核の脳卒中は，アパシーを伴ううつ病と関連している(Hama et al. 2007)。したがって，本患者の両側大脳基底核損傷は，持続的なアパシーの少なくとも一部について解剖学的・構造的な説明を与えるものである。

疲労感も脳卒中の後遺症として数多く報告されてきた(Christensen et al. 2008; Tang et al. 2010)。本患者の慢性疲労は，抑うつ症状とは独立した問題であるようにみえる。疲労感は，脳卒中後に突然，抑うつと不安に先行して表面化し，彼の他の神経精神症状に対して有効な治療を用いても変化はなかった。ヘモクロマトーシスは疲労感を引き起こす可能性があるが，症状に何らかの影響を与えている証拠は見つからなかった。他の臓器に影響している証拠もなく，定期的な瀉血治療を2年間続けても改善はみられなかった。あらゆる要因が考えられたが，脳卒中とその部位が，慢性疲労の機序として最も可能性が高いと考えられた。これは，大脳基底核の脳卒中後の疲労感の報告に矛盾しないものである。この研究では，疲労感は明らかなうつ病とは独立していることが示されていた(Tang et al. 2010)。

脳卒中患者における疲労感とアパシーの治療に関するエビデンスは数少ない(Christensen et al. 2008)。本症例ではvenlafaxineにbupropionを加えた増強療法も試されたが，効果を認めなかった。インフォームドコンセントのもと，低用量のdextroamphetamineも試験的に投与され，状態が詳細に観察されたが，血圧が上昇し始めたために中止せざるをえなかった。ドパミン作動薬，プラミペキソール，アマンタジンも試されたが効果はなかった。

表出性失語，実行機能不全，言語性記憶障害などの認知・知的機能障害のパターンは，すでに知られている大脳基底核損傷の合併症に矛盾しないものであった(Fromm et al. 1985; Su et al. 2007)。うつ病もまた彼の認知・知的問題に影響していた可能性があるが(うつ病による認知症)，これらの問題が急性期脳卒中の直後かつうつ病の進行以前に明らかになったことを考慮すると考えにくい。

脳卒中後うつ病は非常によくみられるCVDの帰結であり，対象母集団によっては最大50％の患者に生じる。これは不十分なリハビリの転帰，長い入院期間，認知・知的障害の増加，死亡率の増加と関連している(Robinson and Spalletta 2010; Robinson and Starkstein 2010)。病変部位がうつ病に関係するかどうかは議論のあるところで，うつ病と左前脳領域のCVDが相関するという従来の見解には反論も多い。脳卒中は大脳基底核，特に左側に影響し，本症例のように，いくつかの研究においてはPSDの病因に関与している

とされている（Robinson and Spalletta 2010; Robinson and Starkstein 2010; Vataja et al. 2004）。PSD のプラセボ対照試験では，限定的ではあるものの，抗うつ薬のシタロプラムとノルトリプチリンで陽性の治療反応がみられた。シタロプラムは本症例でも使用されていた。心理学的介入は総合的治療には必ず含まれるので本患者でもなされたが，心理療法の効果についてはいまだ立証されていない（Hackett et al. 2008; Robinson and Spalletta 2010; Robinson and Starkstein 2010）。

　本症例は，線条体損傷にみられる神経精神症状の複雑性を示している。線条体はよく知られた運動路だけでなく，前頭前野，頭頂葉，辺縁系を含む広範なネットワークに関連している。大脳基底核は，前頭前野ネットワークへの接続を通じて認知・知的過程に，辺縁系への接続を通じて感情と意欲の制御に，それぞれ重要な役割を果たしている。

---

### ● 臨床のキーポイント ●

- 脳卒中でよくみられる神経精神医学的合併症には，うつ病，全般性不安障害，アパシー，病的情動，疲労感，認知・知的障害などがある。
- 脳卒中後うつ病は，最もよくみられる脳卒中の精神科合併症である。
- 脳血管疾患後に生じる抑うつ症状は，機能予後の不良，死亡率の増加と相関する。このため，迅速な診断と治療が，回復を最大限高めるために重要である。
- PSD に関する研究のほとんどで，抗うつ薬に陽性の反応を示しており，中でもシタロプラムとノルトリプチンはエビデンスが最も強い。
- 脳卒中後のアパシーと疲労感は，独立に生じることもあれば，うつ病に合併することもある。現時点で推奨される治療法は確立していないが，一部の研究では，精神刺激薬，ドパミン作動薬，コリンエステラーゼ阻害薬の効果が報告されている。

（川上慎太郎）

---

## 推奨文献

Robinson RG: The Clinical Neuropsychiatry of Stroke: Cognitive, Behavioral, and Emotional Disorders Following Vascular Brain Injury. Cambridge, UK, Cambridge University Press, 2006

Robinson RG, Starkstein SE: Neuropsychiatric aspects of cerebrovascular disorders, in Essentials of Neuropsychiatry and Behavioral Neurosciences, 2nd Edition. Edited by Yudofsky SC, Hales RE. Washington, DC, American Psychiatric Publishing, 2010, pp 299-322

## 引用文献

Bhatia KP, Marsden CD: The behavioural and motor consequences of focal lesions of the basal ganglia in man. Brain 117:859-876, 1994

Christensen D, Johnsen SP, Watt T, et al: Dimensions of post-stroke fatigue: a two year follow up study. Cerebrovasc Dis 26:134-141, 2008

Fromm D, Holland AL, Swindell CS, et al: Various consequences of subcortical stroke: prospective study of 16 consecutive cases. Arch Neurol 42:943-950, 1985

Hackett ML, Anderson CS, House A, et al: Interventions for preventing depression after stroke. Cochrane Database of Systematic Reviews. Issue 3, Art. No. 2008: CD0003689

Hama S, Yamashita H, Shigenobu M, et al: Post-stroke affective or apathetic depression and lesion location: left frontal lobe and bilateral basal ganglia. Eur Arch Psychiatry Clin Neurosci 257:149-152, 2007

Jorge RE, Starkstein SE, Robinson RG: Apathy following stroke. Can J Psychiatry 55:350-354, 2010

Robinson RG, Spalletta G: Poststroke depression: a review. Can J Psychiatry 55:341-349, 2010

Robinson RG, Starkstein SE: Neuropsychiatric aspects of cerebrovascular disorders, in Essentials of Neuropsychiatry and Behavioral Neurosciences, 2nd Edition. Edited by Yudofsky SC, Hales RE. Washington, DC, American Psychiatric Publishing, 2010, pp 299-322

Su CY, Chen HM, Kwan AL, et al: Neuropsychological impairment after hemorrhagic stroke in basal ganglia. Arch Clin Neuropsychol 22:465-474, 2007

Tang WK, Chen YK, Mok V, et al: Acute basal ganglia infarcts in poststroke fatigue: an MRI study. J Neurol 257:178-182, 2010

Vataja R, Leppavuori A, Pohjasvaara T, et al: Poststroke depression and lesion location revisited. J Neuropsychiatry Clin Neurosci 16:156-162, 2004

## 多発性硬化症の精神科的側面

Joseph Tham, M.D., F.R.C.P.C.

40歳，女性．既婚，右利き．神経内科病棟に入院となった．夫によると，以前の患者はノリのよい性格であり，精力的で，よく遊ぶ人であったという．ところが入院前の5年間にわたり，怒りっぽい状態が数時間続いたり，いつになく何日も気分が落ちこんだりすることが徐々に増えてきた．入院2年前から

は精神科を受診するようになり，大うつ病と診断されていた。集団療法に参加し抗うつ薬のシタロプラムを内服したところ，気分はある程度改善した。思い返せば受診以前の数年間は痺れや手足の脱力感が短期間(数日間)続いたことがあったとのことだが，日常生活に支障はなく，神経内科を受診する必要はないと，本人は考えていた。

入院6カ月前より，体中に「電気が走るような奇妙な感覚」が毎回1，2日間続くのを自覚するようになった。右優位の下肢の脱力のため運動に支障をきたすことも何度かあった。地元の神経内科を紹介受診し脳MRIを撮像したところ白質病変を多数認め，多発性硬化症(MS：multiple sclerosis)と診断するに十分であった。βインターフェロンによる薬物療法が検討されていた。

入院2週間前のある日突然，朝食中に夫に「私，妊娠したの」と言い，宗教的な文言を引用しつつ，奇跡的な方法を用いて妊娠する力がある，というようなことを訴えるようになった。簡易妊娠検査は陰性であったが，その後4日間は毎晩妊娠について喋り続けた。睡眠時間は徐々に減少し，発話速度は速くなっていった。来院時，鮮烈な妄想状態にあり，「世界を変えて平和にする」力を神に授けられており，「この妊娠が新しい信仰を象徴している」と思い込んでいた。

外見はだらしない身なりで，精神運動興奮状態であった。睡眠時間は毎晩3〜4時間であった。気分についてその時点で最も顕著だったのは易怒性で，「不当に入院させられた」ことに対して怒っていた。重度の思考障害があり，迂遠，脱線思考，連合弛緩を呈していた。別の新たな信仰にとらわれており，思考内容は非論理的で，ユダヤ教・キリスト教の要素を題材にした体系化されない宗教妄想であった。神の声が聞こえる，など聴性知覚の障害はあったが，幻視は否定した。

その後数日間にわたり，看護師が短時間の場所・時間見当識障害に気づくことがあった。入院後48時間以内に施行されたミニメンタルステート検査(MMSE)の得点は，20/30点であり，おそらく集中力低下と妄想的な思考内容による影響と考えられた。脳神経診察では側方視での眼振を認めたが，核間性眼筋麻痺や相対的求心性瞳孔反応障害は認めなかった。顔面の運動・感覚は正常であり，下肢両側性に反射亢進を呈していた。両側バビンスキー反射陽性であった。歩容は不安定であり，右下肢筋力低下を認めた。

救急外来で施行された血液検査(血算，分画，電解質，甲状腺スクリーニング，腎機能，肝機能)および尿定性はいずれも正常であった。脳MRIを再検したところ，以前のものと比較して白質病変が増加していた(図3-3)。入院中に腰椎穿刺は施行されず，MSに典型的な所見である髄液中の白血球増加やオリゴクローナルバンドの有無は不明である。

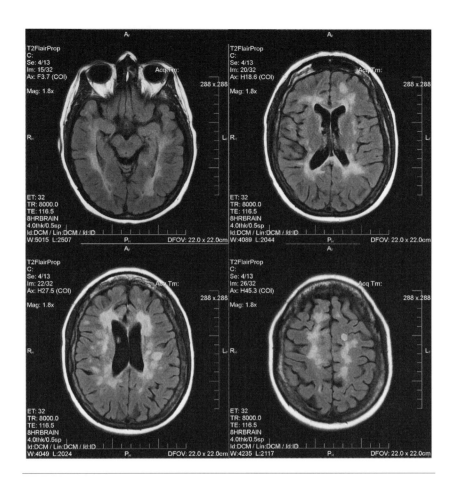

**図 3-3** 40歳女性の単純 MRI FLAIR 画像。代表的な軸位断像で，画像全体にわたる広範な大脳白質病変が示されている。

　意識状態の変動を認めたため脳波検査を施行したところ，5〜10秒ごとに1〜3秒間の両側性の間欠的な全般性徐波化を示した。これらは非特異的な大脳機能低下と矛盾しなかった。てんかん性の活動は認めなかった。
　精神，認知，運動症状の原因となった重症急性白質病変の治療のため，すぐにステロイド経静脈投与が開始された。メチルプレドニゾロン1gを2時間で投与する治療が3日連続で施行された（訳注：ステロイドパルス療法）。精神科的な臨床像は精神病症状を伴う躁病エピソードに類似していた。他に行った精神科治療としては，シタロプラムの中止，リスペリドン1mg就寝時とロラゼパム2mg就寝時の導入で，精神病症状のコントロールと睡眠の改善が図られた。

メチルプレドニゾロンへの忍容性は高かった。以後2週間にわたって妄想的な思考は沈静化し，睡眠時間は8時間程度まで延長し，精神運動興奮は消失してほぼ正常となった。白質病変が重度であったため入院第3週にはミトキサントロン（MSの疾患修飾因子）経静脈投与が開始された。

　入院治療は6週に及んだ。退院時には基本的に気分は正常範囲内であり，8時間の睡眠が得られていた。思路は論理的であったが，依然として時折「何か霊的なことが起こっている感じがする」という感覚があった。妊娠している，あるいは霊的世界と直接対話できるといった考えは消失していた。

　その後3年間にわたって，MS専門外来と精神神経科外来でフォローされた。18カ月間にわたってミトキサントロン（$8\,mg/m^2$，2カ月ごと）経静脈投与を受けた。入院後約1年での脳MRI検査では，白質病変が著明に減少していた（図3-4）。

　退院後3年間の精神状態としては，全般性の不安に中等度の抑うつが混合した状態であった。2人の子どもの前では必要以上に用心深く，起こりえないような破局的な話にとらわれていた。例えば，息子が学校のヨーロッパ旅行に出かけると飛行機事故で死ぬとほぼ確信したことがあった。シタロプラム40 mg/日が退院後約6カ月で再開されたが，躁転は認めなかった。妄想症状は退院後1年以内に完全に消失したため，リスペリドンは終了となった。

　身体および感情の症状は著明に改善したものの，慢性的な記憶障害，集中力低下，易疲労感の訴えは持続した。緊急入院の2年後の時点で，モントリオール認知評価検査（MoCA）は26/30点であり，言語流暢性と5単語の言語性遅延再生の障害を認めた。一方で，MMSEの得点は30点であった。正式な心理検査を行ったところ，記憶障害（WAIS-IIIのワーキングメモリー指標で第5パーセンタイル），処理速度低下（WAIS-IIIの処理速度指標で第3パーセンタイル）を認めたほか，問題解決，抽象化能力，実行機能において軽度の障害を認めた。

　疲労の緩和と認知機能の改善を期して種々の薬物治療を試みた。アマンタジン最大200 mg/日（分2）とモダフィニル最大400 mg/日（分2）が投与されたものの，改善に乏しい印象であった。結局，長時間作用型のデキストロアンフェタミン10 mgの朝投与と定期的な中等度の運動（地元の公的施設で週3回の軽い有酸素運動と水泳）を組み合わせた治療が最も効果的であった。エネルギー水準はある程度改善したものの，記憶障害の訴えは継続し，電子手帳やスマートフォンでリストをつくったりアラームを設定したりすることである程度補っている。冴えているときには軽い家事もできる程度の気力があり，それ以外の時間は手芸や読書をしたり，短時間人に会ったりして過ごしている。

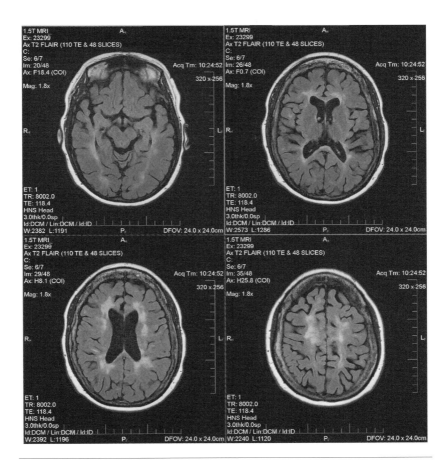

**図 3-4** 図 3-3 に示した患者の 1 年後の MRI T2/FLAIR 画像。ほぼ同じ高さの軸位断。病変部位の減少が示されている。

## C 考察

　多発性硬化症(MS)は，中枢神経系の脱髄性自己免疫疾患の中で最も頻度が高い。本疾患は感覚，運動，自律神経系のみならず，認知，行動，精神機能を含む広範な神経系を侵しうる。本疾患の有病率には諸説あるが，一般的に生涯有病率は白人人口において 400 人に 1 人とされており，このため青年期で発症するものの中で最も頻度の高い神経疾患となっている。

　MS は根本的には自己免疫疾患であるが，病因は完全には理解されておらず，さまざまな原因(遺伝，HLA 型，環境因，感染など)が示唆されている。免疫を介して T 細胞が活性化され，リンパ球が神経細胞軸索を包むミエリン鞘を傷害することで惹起される。ミエリンを形成する希突起膠細胞が傷害されるよう

になり，免疫反応の程度に応じて，神経細胞自体も傷害され得る。当然，脱髄により軸索に沿った跳躍伝導が障害され，病変の局在と広がりに応じてさまざまな神経徴候をきたす。神経画像検査が進歩しMRIが基準に用いられるようになったことで，現在はMSの早期診断が可能となっている(McDonald et al. 2001)。しかし，診断の原則は不変であり，2回以上の脱髄疾患のエピソードを認め，かつ病変の時間的多発性(1カ月以上間隔をおいた明らかな神経学的異常のエピソード)および空間的多発性(中枢神経系の異なる部位の障害を示唆する症状)を認めることが基本となっている。

最も一般的なMSの時間経過は，再発と寛解を繰り返すというもの(訳注：再発寛解型)であり，患者は一時的な「発作」を経験するが，その合間の寛解期には症状・徴候をまったく認めない場合もある。さらに病勢の強い型のMS(訳注：一次進行型)は，緩徐進行性であり，年次にわたって神経障害が徐々に積み重なっていく。

MSの患者は精神疾患を発症するリスクが高い。歴史的には，気分障害(特にうつ病)とMSの関連が指摘されてきた。Surridge(1969)による黎明期の研究では，MSの患者において，同程度の身体障害をきたした筋ジストロフィの患者と比較してうつ病の発症率が高いことが示された。MS患者において，うつ病の生涯有病率はおよそ50％である(Patten and Metz, 1997)。うつ病リスクの増大は多因子性のものである。潜在的には，疾患の心理的な影響と病変そのものの器質因がともに原因となりうる。

うつ病と比較して，MSでの躁病の研究は十分ではないが，有病率は一般人口より高いものと考えられている。著者の経験では，双極性障害の既往のある患者を除くと，MSにおける躁的な躁病様症状の新規発症の大部分は，不眠症，および脳症を伴う重度の脱髄による異常知覚に関連していた。

MSにおける気分障害の治療の経験的データは不足している。認知行動療法などの心理療法がMSにおけるうつ病に対して有効性であると報告されている(Mohr et al. 2001)。MSにおけるうつ病に対して有効性が証明されている抗うつ薬として，デシプラミン，パロキセチン，セルトラリン，moclobemideなどがある。MSの患者における精神病症状，躁病，あるいは種々の不安障害に対する特異的治療の比較試験は存在しない。不安，不眠の改善のためにベンゾジアゼピン系薬剤や睡眠薬が必要となることもある。

急性期のMSの治療には，活動性の炎症反応を抑制するためにしばしばプレドニゾロン経口投与やメチルプレドニゾロン経静脈投与などの副腎皮質ステロイドが用いられる。これらの薬剤は，気分の不安定性のリスクとなることが広く知られており，十分に注意する必要がある。1990年代半ばからはβインターフェロンをはじめとする疾患修飾薬が数種類投与可能になってきたが，これら

が気分障害を悪化させる可能性が危惧されている。βインターフェロン治療が潜在的に関連したうつ病と自殺の症例報告はあるが，薬剤臨床試験で蓄積されたデータからはインターフェロン投与とうつ病や自殺の関連性は現在のところ示唆されていない(Patten et al. 2005)。したがって，適応があればインターフェロン治療は躊躇せず，しかし，重症うつ病の既往のある患者は注意深く経過観察するのが妥当である。モノクローナル抗体などの新規の疾患修飾薬の精神科的副作用に関する知見は乏しい。

　MS患者では継時的に，特に白質病変が増大するにつれて，40～60%で認知機能の問題が経験される(Rao et al. 1991)。認知機能障害は，MS患者の職業上の困難とQOLの低下をきたすおもな原因として認識されている。白質病変は通常皮質下であり，部位は患者それぞれに特有であるため，特徴的な認知機能障害というものは存在しない。しかし，MS患者で最も頻度の高い2つの認知機能障害として，情報処理速度の低下(Archibald and Fisk 2000)，およびエピソード記憶の再生と再認の困難(DeLuca et al. 1998)がある。疾患の後期になると，実行機能，運動学習の障害や，失行・失認・失語などのいわゆる皮質症状が出現することがある。

　これまでに，MSで用いるための特殊な認知機能検査が出版されてきた。初期に出版され影響力のあったものとして，Brief Repeatable Battery of Neuropsychological Tests for Multiple Sclerosis (Rao 1991)がある。認知機能障害の重要性が認識されるようになるにつれて，Multiple Sclerosis Functional Compositeなどの尺度にPaced Auditory Serial Addition Taskなどの認知機能課題がとり入れられるようになってきた(Cutter et al. 1999)。

　MSの認知機能障害に対して，さまざまな薬物治療の試験が施行されてきた。注意力の向上や記憶尺度の成績の改善などの領域では，カリウムチャネル阻害薬(4-アミノピリジンなど)，精神刺激薬(メチルフェニデート，アンフェタミン)，アセチルコリンエステラーゼ阻害薬(ドネペジル，リバスチグミンなど)の有益性が示された。残念ながらこれらの試験は小規模であり，追試されていない。結果として，研究が進展するまではこれらの薬剤の投与は適応外になる。

　本症例では，入院前5年間にはっきりとはしないものの身体症状の訴えがあり，また感情の問題は症候性の脱髄がうつ病を呈したことを反映していた可能性があるため，再発・寛解性の疾患の可能性がある。そこに極めて重症の脱髄性の発作が起こって，入院が必要となったのである。入院時明らかな精神病状態であり，躁症状も顕在化していた。以後3年間にわたってMRI上新規病変の出現はほとんど認めず，一見治療は奏効したと考えられるが，認知機能障害の訴えは継続し，おそらく不可逆的なものである。

　本症例は，MSの疾患経過と精神医学的な症候学の複雑な関係をよく示して

いる。MSの急性期発作中には明らかに気分の状態が悪化しており，また認知機能障害による困難が継続している。急性であれ慢性であれ，症状が脱髄によるものであると的確に判断することは容易ではない。診断が難しいのは，中枢神経系の病変が時間的・空間的に散在するという疾患特有の性質に加えて，病勢が変動するためでもある。身体症状には微弱なもの（変動性のある漠然とした感覚変化など）から明らかなもの（片麻痺や視覚障害など）までさまざまである。同じ原理は精神症状にもあてはまり，病変のある脳領域によって種々の情動障害や思考障害，認知機能障害などが出現する可能性がある。精神病理についても，身体症状と同様，病勢に合わせて動揺したり，病変が増大することによって顕在化したりする。最後に，これはあらゆる精神疾患に通じることであるが，新たに出現してきた精神病理を正確に鑑別して適切に治療することができるのは，今，目の前にいる患者を，突如予想もしなかった深刻な神経疾患に見舞われ，また人生のさまざまな苦難を伴う心理社会的状況に置かれた1人の人として捉えることができたときだけである。

## ● 臨床のキーポイント ●

- 多発性硬化症は若年成人に発症する最も頻度の高い慢性神経疾患であり，神経症状が変動する患者では考慮されるべきである。
- 多発性硬化症による精神的，認知的な影響は必ずしも身体症状と相関するとは限らないが，急性発作の際には悪化する可能性がある。
- 多発性硬化症患者では気分障害，特にうつ病の生涯有病率が上昇する。薬物治療試験は数少ないが，多数の抗うつ薬に効果が認められている。
- 多発性硬化症では認知機能障害がよくみられ，疾患の進行に従って経時的に悪化する可能性がある。
- 認知機能障害としては処理速度低下とエピソード記憶の障害がよくみられる。治療の選択肢は限られているが，患者の中には精神刺激薬などの薬物治療が有益な場合がある。

（森田　進）

## 推奨文献

Compston A, McDonald I, Noseworthy J, et al: McAlpine's Multiple Sclerosis, 4th Edition. London, Churchill Livingstone, 2005

Ghaffar O, Feinstein A: The neuropsychiatry of multiple sclerosis: a review of recent developments. Curr Opin Psychiatry 20:278-285, 2007

Wilken JA, Sullivan C: Recognizing and treating common psychiatric disorders in multiple sclerosis. Neurologist 13:343-354, 2007

## 引用文献

Archibald CJ, Fisk JD: Information processing efficiency in patients with multiple sclerosis. J Clin Exp Neuropsychol 22:686-701, 2000

Cutter GR, Baier MS, Rudick RA, et al: Development of a multiple sclerosis functional composite as a clinical trial outcome measure. Brain 122:101-112, 1999

DeLuca J, Gaudino EA, Diamond BJ, et al: Acquisition and storage deficits in multiple sclerosis. J Clin Exp Neuropsychol 20:376-390, 1998

McDonald WI, Compston A, Edan G, et al: Recommended diagnostic criteria for multiple sclerosis: guidelines from the International Panel on the Diagnosis of Multiple Sclerosis. Ann Neurol 50:121-127, 2001

Mohr DC, Boudewyn AC, Goodkin DE, et al: Comparative outcomes for individual cognitive-behavior therapy, supportive-expressive group psychotherapy, and sertraline for the treatment of depression in multiple sclerosis. J Consult Clin Psychol 69:942-949, 2001

Patten SB, Metz LM: Depression in multiple sclerosis. Psychother Psychosom 66:286-292, 1997

Patten SB, Francis G, Metz LM, et al: The relationship between depression and interferon beta-1a therapy in patients with multiple sclerosis. Mult Scler 11:175-181, 2005

Rao SM: Neuropsychological Screening Battery for Multiple Sclerosis. New York, National Multiple Sclerosis Society, 1991

Rao SM, Leo GJ, Ellington L, et al: Cognitive dysfunction in multiple sclerosis, II: impact on employment and social functioning. Neurology 41:692-696, 1991

Surridge D: An investigation into some psychiatric aspects of multiple sclerosis. Br J Psychiatry 115:749-764, 1969

# CHAPTER 4

# 不安

パニック発作を呈する側頭葉てんかん ……………………… 79

淡蒼球病変に伴う二次性強迫性障害 ……………………… 88

## 不安

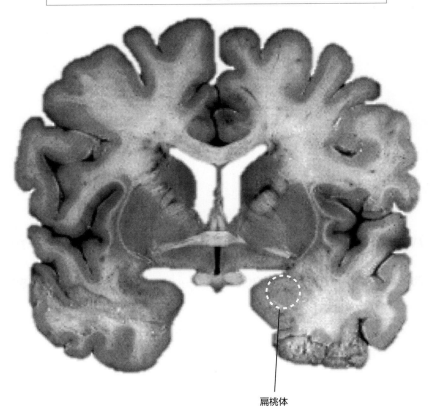

扁桃体

## はじめに

　不安は，内因性脳疾患の局所症状とはみなされないことが多い。唯一の例外は，側頭葉てんかん（TLE）である。TLEはパニック発作だけを呈することがあり，不安体験において中心的役割を果たす扁桃体や"恐怖の神経ネットワーク"を解明する手がかりとなる。特異的な神経伝達物質はまだ知られていない。

　強迫性障害（OCD）は，従来は不安障害の1つとして捉えられてきたが，脳損傷モデルはこの分類に疑問を投げかけている。病変によっては不安を伴わない純粋なOCDを引き起こすことがあるからである。皮質視床路の脱抑制の結果，反響が生じてOCDを発現するという，皮質−線条体−淡蒼球−視床−皮質回路に注目したモデルがある。神経伝達物質としては，ガンマアミノ酪酸（GABA），グルタミン酸，セロトニン（5-HT）などが関与している。

# パニック発作を呈する側頭葉てんかん

Scott McCullagh, M.D., F.R.C.P.C.

　37歳，女性。右利き。神経内科医から"非定型不安症"として紹介された。長年てんかん疑いとして加療されてきたが，最近の断眠脳波検査や頭部MRI検査の結果は正常だった。

　既婚で娘が1人おり，教育歴は大卒で総合職として働いていた。成育歴としては，周産期・分娩の異常はなく，発達も正常で，学業成績は良好，支持的な養育環境で育っていた。熱性けいれんや頭部外傷を含めて特記すべき既往はなく，26歳で夜間の発作を起こすまでは健康だった。夫によれば，発作時，彼女は呼びかけに応じず全身を震わせていたとのことだった。初回の脳波および頭部CTに明らかな異常は指摘されなかった。1年後，夜間に同様の発作があった。2度目の脳波検査でも異常所見はなかったが，バルプロ酸ナトリウムが開始されてから発作はなくなった。本人の記憶では，10代から変動性に不安が出現したり，心配症になったりしたと言い，24歳時にはおそらく抑うつエピソードを経験し，不安の増強もみられた。パニック発作を過去に起こした記憶はなかった。当時の症状は支持的精神療法で軽快した。家族歴については，精神疾患・神経疾患のいずれも認めなかった。

　初回の神経精神医学的診察では，過去6か月間，「思い出せない悪夢から目覚めた」時のように戦慄を感じて目を覚ますのだと彼女は語った。動悸・息切れ・震えの症状はすぐにおさまるものの，しばらく寝付けなくなるとのこと

だった．このようなエピソードは週に2回ほど起きて，日中に起きることはなかった．広場恐怖，強迫観念，社交恐怖などは否定した．気分はこのところ沈み気味で意欲も低下し，中途覚醒や自己批判的思考も増えていた．

家庭医は24時間ホルター心電図を実施したが，結果は正常だった．citalopram 20 mg/日が処方され，3週間服用していた．気分と睡眠はわずかに改善した．知覚の異常について問診したが，特に所見はなかった．いびきや頭痛，その他の神経学的異常・内科的異常はなかった．タバコは吸わず，違法薬物の使用も否定した．アルコールやカフェインの摂取は少量であった．処方薬はバルプロ酸1,000 mg/日とcitalopram 20 mg/日であった．

精神的現症では，礼容は整い，軽度の不安と気分不快が観察された．発話や思考形式に異常はみられなかった．簡易認知機能検査や神経学的検査はいずれも正常であった．

暫定診断としては，大うつ病エピソード(部分寛解)と全般性不安障害疑いがつけられた．夜間の不安については全貌が明らかになったわけではないが，彼女の訴えはパニック発作の特徴とほぼ合致し，広場恐怖を伴わない原発性パニック障害と考えられた．夜間にのみパニック発作が限局しているのは典型的ではないが，不安が変動する点や選択的セロトニン再取り込み阻害薬(SSRI)の効果から，パニック障害の診断で矛盾しないと考えられた．鑑別診断としては，けいれん発作・心疾患・内分泌疾患など，一般身体疾患によるパニック障害が考えられたが，最近の検査で異常がなかったことから除外された．無呼吸などの原発性睡眠障害も鑑別にあがったが，年齢や体型からはその可能性は低いと思われた．強い恐怖・混乱・自律神経性興奮を伴う小児の睡眠随伴症である夜驚症も，既往がないこと，その時のことを覚えていないという特徴的所見がないことからは可能性は低いと考えられた．

SSRIの継続と定期的な診察が推奨された．1カ月後には気分のさらなる改善が観察された．夜間の発作も2週間は起きていなかった．血糖値，電解質，甲状腺刺激ホルモン，ビタミン$B_{12}$，カルシウム，肝機能，腎機能はすべて正常で，バルプロ酸も有効血中濃度に達していた．

抑うつ症状は速やかに改善し睡眠も正常化した．しかし，数カ月後に不安症状が再燃した．短いエピソード性の「心配」が法則性なく出現した．本人に注意深く症状を観察するよう求めたところ，「ひどいパニック発作」は夫とけんかした後に起こり，症状は1時間近く続くと報告した．突然の不安の増大は，動悸，息切れ，めまい，顔や四肢の痺れを伴った．彼女は「発狂してしまうのではないか」と感じ，両手足にひきつけが起きることを思い出した．地元の救急外来では過換気症候群および手足の攣縮(carpopedal spasm)と診断された．同様の出来事が1週間後にも起き，その時は30分ほど続いた．外来では過呼吸の

病態の説明や呼吸を調節できるようになるための認知行動療法も行われた。

　それから1年の間にも，不安発作は間欠的に起こっていた。まず最初に両足が温かくなり，それが胃や胸のあたりまで上ってきて軽い悪心を伴った。その後，急に動悸やパニック症状が出現するのだった。意識は清明であったのでゆっくり呼吸することに集中できた。これらのエピソードは短く，1～2分程度の持続だった。「前にもあったような」「夢でみたような」曖昧な感覚を発作と同時に感じることもあった。振り返れば，既視感は何年も前からあったというが，当時は頻度も少なく他の症状も伴っていなかった。

　発作の回数はしだいに増えて週に何度も起こすようになり，上行する温感や既視感から始まることも頻繁になった。神経内科医は抗てんかん薬を変更したが，彼女はやる気がなくなり，忘れっぽくなったと感じて，仕事を休職した。抗うつ薬の調整や支持的精神療法を行っても抑うつ症状は再燃した。2度目の断眠脳波検査にも異常所見はなく，長時間ビデオ脳波検査を受ける目的でてんかんセンターに紹介された。48時間の記録で，発作の1つが捕捉され，右の前側頭領域に中等電位の鋭徐波が観察された。観察上も，単純部分発作（SPS：simple partial seizure）が確認された。

　抗てんかん薬が追加されたが発作頻度への効果は乏しく，外科手術の検討目的で脳外科に紹介となった。その間も抑うつ状態は続いていて，引きこもりがちになり，発作が起こるのを恐れて1人で外出するのを避けるようになった。発作中は「困惑した」ような状態になり，周囲で起きていることに気づかなくなっていた。

　当院受診から1年後，包括的な評価の目的で入院となった。5日間のビデオ脳波検査で，4回の発作が記録された。すべての発作が，発作間欠時脳波と同様，右側頭葉前方・中央・底面に限局していた（図4-1，4-2）。発作時にみられる行動特徴としては，不安表情，頻脈，過換気であった。複雑部分発作（CPS：complex partial seizure）まで進展した発作が2回あり，その際には動作停止，一点凝視，無応答に続いて，口をピチャピチャさせる動きや両手をまさぐる動作がみられた。症状は約90秒続き，その後しばらくはボーっとした状態になった。高分解能MRIによる冠状断シンスライス（thin slice）撮像で確認したところ，海馬の軽度萎縮およびT2強調像における海馬・扁桃体の高信号から，右内側側頭葉硬化症を示唆する所見が得られた。

　右前部側頭葉切除術（海馬扁桃体切除術）が行われた。病理の結果は右海馬で神経細胞の脱落とグリオーシスを認め，扁桃体にも及んでいた。術後は回復し，術前から導入されたラモトリギン350 mg/日の内服を継続した。特筆すべきことに，その後，けいれん発作や発作性の不安/パニックは起きなかった。手術から約6カ月後に抑うつが再燃したが，エスシタロプラム10 mg/日に反応

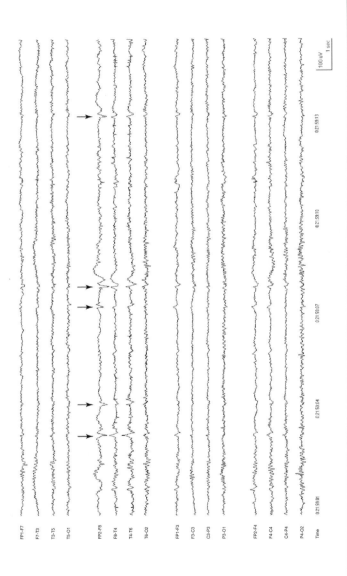

**図 4-1** 発作間欠時脳波では右側前頭部（Fp2-F8, F8-T4, T4-T6 チャネル）領域に鋭徐波（矢印）が散発している。

C：中心部，Fp：前頭極，F：前頭部，O：後頭部，T：側頭部。偶数は右側の電極であることを示す。
出典：Toronto Western Hospital Epilepsy Clinic の Richard Wennberg 博士の厚意による。

パニック発作を呈する側頭葉てんかん

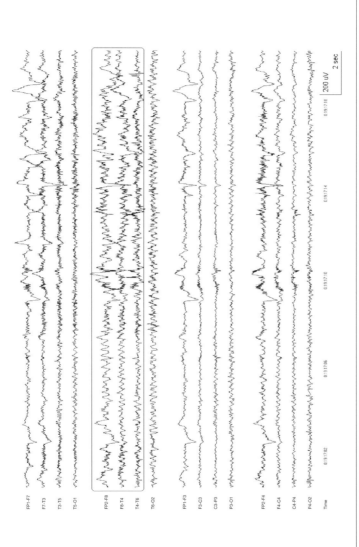

**図 4-2** 恐怖感を伴う右側頭葉てんかん発作時の脳波。θ帯域の律動的な発作活動が同部位（囲み）でみられる。

出典：Toronto Western Hospital Epilepsy Clinic の Richard Wennberg 博士の厚意による。

がみられた。術後18カ月で、ラモトリギンは200 mg/日まで漸減され、SSRIを併用しながら維持されている。手術から2年後、彼女は復職を果たした。

## 考察

パニック障害と側頭葉てんかん（TLE：temporal lobe epilepsy）はどちらもよくある病態で、混同されることはあまりない。しかし、TLEが発作性の不安や恐怖として出現し、特徴的な運動症状を欠く場合、診断は難しくなる（Kanner 2011, Sazgar et al. 2003; Spitz 1991）。この症例のTLEと"発作性恐怖（ictal fear）"の診断は、長いフォローアップの末にようやくなされたものである。診断が遅れた原因としては、病態がある程度進展するまで脳波や脳画像に異常が現れなかったことが大きい。てんかんの診断は早い段階で疑われたが、初めのうちは症状の多くが典型的な原発性パニック発作とほぼ同じだったので、なかなか正しい診断には至らなかった。てんかん患者では**発作間欠期の不安障害**も一般人口より多いという事実（Kanner 2011）も、さらに診断を難しくする。本症例では、発作性の症状は側頭葉切除まで治療抵抗性であった。この事実から、彼女のパニック様症状のほとんどは内側側頭前部領域の発作活動性に関連していたといえる。

TLEは成人のてんかん症候群では最もよくあるものである（Engel and Williamson 2008）。TLEの中で最も多いのが内側側頭葉てんかん（MTLE：mesial TLE）で、海馬・扁桃体・海馬傍回などを含む辺縁系起始の発作症状を呈する。これらの領域は元来、てんかん原性があり、特異的に海馬硬化症を起こしやすい。内側側頭葉硬化症（MTS：mesial temporal sclerosis）では、神経細胞の脱落、グリオーシスが見受けられ、神経興奮性も高まっている。MTSには遺伝・家族性の寄与に加えて、熱性けいれんのように発達早期の損傷が強く相関している。しかし、個々の症例ではこれらの要因がはっきりしない場合もある。小児期発症が一般的だが、成人発症も稀ではない。本症例のように、初期は抗てんかん薬に反応してんかん活動が抑制されている静止期（平均約10年間）があり、次に発作が再発すると最終的には治療抵抗性となる。幸いなことにMTLEはてんかん症候群の中で最も手術成績がよく、60〜80％の成功率である（Engel and Williamson 2008）。

MTLEの特徴的な症状は、診断を誤らせたり診断を遅れさせることがある。MTLEは意識の保たれた主観的な前兆（SPS：単純部分発作）と突然もしくは前兆に引き続く意識障害（CPS：複雑部分発作）という両方の症状をもつ。複雑部分発作においては動作停止での凝視や口部自動症などの症状（口をピチャピチャさせたりモグモグしたり飲み込むような動きをみせながら動作停止し凝

視する)が意識障害を伴ってみられる。特筆すべきことは，多くの患者(75%以上)でこのような観察可能な「行動上」の発作とは別に前兆のみを自覚することである。前兆症状だけで終わる発作は，複雑部分発作よりも頻度が高く，時には唯一の発作症状ということもある。本症例の初期の不安症状が症状の軽い単純部分発作であった可能性もあるが，実際のところはわからない。発作パターンは経過とともに多彩になり，前兆はだんだんと複雑になって，最終的には「行動上」の複雑部分発作に進展する。なお，MTLEでは全般化して強直間代発作に至ることは稀である。てんかん診断を支持する全般発作という「客観的」データがないことも，診断の難しさを改めて示している。

　MTLEの前兆症状で最もよくあるのは胃部/前胸部の内臓感覚で，こみあげるような，うねるような感覚があり，時に悪心も伴う。その他の前兆症状としては自律神経症状，記憶錯誤(既視感・未視感)などの精神症状，情動症状がある。特に不安・恐怖症状は約1/3の患者に生じる。嗅覚性や味覚性の前兆症状はMTLEで起こりうるが，実際には多くはない。聴覚性，複雑な視覚性，めまいなど，感覚性の錯覚や幻覚は外側側頭葉領域の発作活動性を示唆する。

　恐怖とてんかんの関連は昔から認識されていた。1880年，John Hughlings-Jacksonは，恐怖はてんかん発作の症状そのものであって，単に発作が起きたことへの反応ではないことを強調した(Hughlings-Jackson 1880)。それに続く著者たちは，発作性恐怖は軽い不安や心配といったものから強い恐怖・戦慄まで症状に幅があり，恐怖やパニックの状態と非常によく似ていると述べている。発作性恐怖は，典型的には独立して突然起こるが，時として恐ろしい記憶や幻覚を伴うことがある(Daly 1958)。

　Jacksonは発作性恐怖に内側側頭前部が関与することを最初に考察したが，その後の多くの研究では同部位がてんかん発作の発生や恐怖感情の媒介に重要な役割を果たしていることが確認されている(Davis 1997; Gloor 1992)。恐怖はてんかん発作や内側側頭前部の深部電極刺激(術前評価など)によって起こる最も頻度の高い情動反応である。この分野のパイオニアであるPierre Gloorによると，恐怖感は扁桃体の直接の刺激で起こり，海馬や海馬傍回領域の刺激ではそれよりも弱い(Gloor 1992)。さらに扁桃体の刺激によりさまざまな自律神経性の症状(多くは交感神経系)が引き起こされる。

　発作性恐怖は内側前頭領域(眼窩前頭部と前部帯状皮質)や内臓知覚の主要な皮質領域である島の刺激や発作でも起こる。したがって，発作性恐怖は前頭前野，島，内側前頭部といった広い範囲での辺縁系ネットワークが巻き込まれて起こっていることが示唆される。動物の恐怖反応についての広範な研究からは，「恐怖の神経ネットワーク」は扁桃体周辺に存在すると考えられている(Davis 1997)。Gormanら(2000)は，パニック障害は恐怖感のネットワーク

における「反応性亢進」（内側前頭前皮質などのコントロール領域からの「トップダウン」の調節が不十分であるか，もしくは島に記録されている内的身体感覚への反応が強まっていること）などが原因ではないかと考察している。このように，側頭葉てんかんとパニック障害は疾患としては異なるが，時に驚くほど症候学的にオーバーラップすることがあることから，両者に共通の神経学的なメカニズムがあることが示唆される（Kanner 2011）。

　原発性パニック発作とてんかん性の発作性恐怖は，臨床的特徴によって区別できる。てんかん性の恐怖感はとても短く（30～120秒程度），反復し，高い常同性（毎回同じ症状パターン）がある。それに対して，パニック発作は持続時間がかなり長く（症状がピークになるまで数分かかり，それからゆっくりと落ち着く），発作のたびに症状は大きく変わる。発作症状の始まりの状況因子や症状の持続時間，正確な症状進展の順序などを患者や観察者に詳しく問診すべきである。上行性胃部不快感や既視感のような側頭葉てんかん関連の症状は，それが発作性恐怖に先立ってみられるときや常同的な一連の発作症状の一部としてみられるならば特に，部分発作の診断である可能性が高くなる。失語や健忘といった認知機能低下の症状，はっきりとした幻覚（どの感覚の様相でも），一側性の感覚変化などの症状は，原発性パニック発作には典型的ではない。予期不安は側頭葉てんかんでもみられるが，典型的な広場恐怖の状況で症状が出現するのであればパニック障害を強く示唆する。側頭葉てんかんもパニック障害も夜間に起きることはあり，断眠によって増悪するが，パニック障害の場合，単独で夜間に起こることはめったにない。

　てんかん発作が鑑別として考えられたときには各種の神経診断学的検索が不可欠である。通常の頭皮脳波検査において発作間欠期のてんかん性活動（棘徐波もしくは鋭徐波）が観察されることがあり（図4-1），その所見はてんかん診断を支持する。ただし，健常者においてもてんかん性の異常波が標準的な脳波検査で検出されることがあり（約1％），なおかつ，てんかんはないが精神科診断のある母集団においてはその割合が多くなるということに注意が必要である。反対に，1回の覚醒時脳波記録だけではてんかん患者の50％程度にしか脳波異常を検出できない。断眠脳波，複数回の記録，蝶形骨誘導の追加などの措置をとると，脳波異常の検出率は90％を超えるといわれている（Devinsky 2003）。しかしながら，脳波中に1回でも発作が記録できれば，それだけで確定診断に至ることができる（図4-2）。長時間ビデオ脳波は電気生理学的かつ症候学的に十分に検討することが可能なため，発作診断のゴールドスタンダードである。MRI検査も，内側海馬硬化症のような発作の原因となる局在病変を明らかにするのに必須の検査である。TLEが疑われる場合は，その旨をMRI検査依頼書に明記すべきである。そうすれば，必須であるFLAIR冠状断像を含

む適切な撮影を施行してもらえる。FLAIR冠状断像は内側側頭領域の読影に適していて，同部位の異常を同定できる確率が高まる。ただし，同部位の異常所見は側頭葉てんかんを支持するが，てんかんに合併した**発作間欠期のパニック発作**と発作性恐怖を鑑別することはできない。

---

### ● 臨床のキーポイント ●

- てんかん患者では一般人口に比べて不安障害が多い。
- 側頭葉てんかんは，発作性恐怖という表現型を呈することがある。多くの場合，同時に交感神経系の症状も伴うため，原発性パニック発作と区別がつかない。
- 原発性パニック発作とてんかん性の発作性恐怖を鑑別するには詳細な問診が必要である。発作性恐怖の場合，持続時間は非常に短く，常同的で，直前の考えや出来事とは無関係に起こる。
- 脳波検査はてんかん疑いの精査には不可欠である。しかし，頭皮脳波が「正常脳波」であっても，てんかんを除外するものではない。発作性の症状の鑑別診断には，長時間ビデオ脳波検査がゴールドスタンダードである。
- 発作性恐怖と原発性パニック発作は明確に区別される臨床単位であり，診断や治療のアプローチは異なるが，症状がオーバーラップしていることから2つの病態には共通の神経生物学的機序があると考えられる。

（谷口　豪）

## 推奨文献

Davis M: Neurobiology of fear responses: the role of the amygdala. J Neuropsychiatry Clin Neurosci 9:382-402, 1997

Kanner AM: Ictal panic and interictal panic attacks: diagnostic and therapeutic principles. Neurol Clin 29:163-175, 2011

## 引用文献

Daly D: Ictal affect. Am J Psychiatry 115:97-108, 1958

Davis M: Neurobiology of fear responses: the role of the amygdala. J Neuropsychiatry Clin Neurosci 9:382-402, 1997

Devinsky O: A 48-year-old man with temporal lobe epilepsy and psychiatric illness. JAMA 290:381-392, 2003

Engel J Jr, Williamson PD: Limbic seizures, in Epilepsy: A Comprehensive Textbook, 2nd Edition. Edited by Engel J Jr, Pedley TA, Aicardi J, et al.

Philadelphia, PA, Lippincott-Raven, 2008, pp 541-552
Gloor P: Role of the amygdala in temporal lobe epilepsy, in Neurobiological Aspects of Emotion, Memory and Mental Dysfunction. Edited by Aggleton J. New York, Wiley-Liss, 1992, pp 505-538
Gorman JM, Kent JM, Sullivan GM: Neuroanatomical hypothesis of panic disorder, revised. Am J Psychiatry 157:493-505, 2000
Hughlings-Jackson JH: On right or left-sided spasm at the onset of epileptic paroxysms, and on crude sensation warnings, and elaborate mental states. Brain 3:192-206, 1880
Kanner AM: Ictal panic and interictal panic attacks: diagnostic and therapeutic principles. Neurol Clin 29:163-175, 2011
Sazgar M, Carlen PL, Wennberg R: Panic attack semiology in right temporal lobe epilepsy. Epileptic Disord 5:93-100, 2003
Spitz MC: Panic disorder in seizure patients: a diagnostic pitfall. Epilepsia 32:33-38, 1991

---

# 淡蒼球病変に伴う二次性強迫性障害 *

Robert Stowe, M.D., F.R.C.P.C.

　63歳，男性。右利き。17年前の事故による一酸化炭素（CO）中毒後に出現した難治性強迫性障害（OCD：obsessive-compulsive disorder）の精査・治療目的に，神経行動ユニットに入院となった。一酸化炭素中毒は当時，救急処置室にて酸素投与で治療され，数時間後に帰された。妻の観察によると，その後数週間のうちに，自発性と意欲の低下に加えて，服のボタンを繰り返しとめたりはずしたりする，トントンと繰り返し叩く，後ろから前に逆方向に本を読むなどの「奇行」が新たに出現した。精神科に入院となり，その際，口腔顔面領域，体幹，四肢における舞踏運動が確認された。クロルジアゼポキシド，チアミン（ビタミン $B_1$），パパベリン塩酸塩が投与された。その直後から，物をくるくる回転させる強迫行為が顕著に出現した。

　最初の精神科入院から12年後，物を回転させる強迫行為が増悪したことで再入院となった。ハロペリドールとthioridazineの内服では明らかな改善を認めなかった。1年後，舞踏運動，動作緩慢，姿勢不安定，仮面様顔貌，断続的なすくみ足の増悪があり，短期入院となった。カルビドパ/レボドパ，イミ

---

*注　本症例は，Biological Psychiatry誌（Stowe et al. 1991）に要旨が発表されている。症例要約を担当したDavid Barnas氏（認定登録ナースプラクティショナー），Michael S. Diamond医師，神経心理検査を施行したKaren Galin博士の貢献にこの場で謝意を表したい。

プラミン，アルプラゾラムが処方された。錐体外路症状に若干の効果を認めたが，強迫に対する効果はわずかであった。4年後，ハロペリドールが中止となり，クロナゼパム1 mg/日(分2)が開始された。

その1カ月後，日常生活動作とセルフケアはさらに不良となり，灰皿，皿，ライターなどおよそ回転しそうなものなら何でも回転させずにはいられないという抗いがたい強迫行為のために，神経精神医学的評価の目的で神経行動ユニットに入院となった。彼は電気コンロのコイル状の電熱線や火のついたタバコを回転させて，何度も火傷を負っていた(強迫的に1日平均50本のタバコを吸っていた)。電灯や電気コンロのスイッチを入れたり切ったりする時には，最低20回は繰り返さないと気が済まなかった。中等度の不安を持続的に認め，触ったり数えたりする儀式的行動があり，お金に触れた後の手洗い強迫も認めた。

神経行動ユニット入院と同時に，すべての治療を7日間中止したところ，頻繁に尿や便を失禁するようになった。バスルームに入ると，入れ歯や歯ブラシ，クシやトイレットペーパーなどを延々と回転させて止まらなくなり，自分のズボンを脱ぐことができなかった。シャワーや髭剃りにも2時間以上かかった。食器も回転させてしまうため，食事介助が必要であり，彼は指示されても回転行為をやめることができなかった。

妻は病前の彼について，「よく働き，活動的で，魅力的」，そして，ユーモアのセンスがあり，不安や儀式的な考えや強迫行為は全くなかったと語った。彼は調理師として働き，アコーディオンを奏でた。一酸化炭素中毒以降，自発性を失い，ひきこもりがちとなり，社会的に孤立していた。

精神科的既往歴には，複数回のうつ病エピソードと大量飲酒(ビール最大6杯/日)があった。物質依存の治療で何度か入院の後，10年前からは飲酒をやめていた。

その他には，両側下肢の蜂窩織炎と左肩滑液包炎の手術の既往があった。術後に肩のチック様運動があり，慢性的な不快感に伴うものとされた。その他のチックについては観察・報告されていなかった。

家族歴にチック障害はなく，神経疾患・精神疾患もなかった。

精神的現症では，意識清明，見当識は保たれており，快活で，協力的ではあるがやや無為で，清潔・整容は保たれていた。自己評価で正常気分であったが，客観的には感情はやや制限されていた。ベック抑うつ質問票では7/63点(正常範囲)であった。モーズレイ強迫症状評価票(MOCI)では，下位尺度ごとに，確認4/9，清潔3/10，優柔不断4/7，疑惑5/7であった。発話は小声(hypophonia)で，多くは同語反復やそっけない応答であった。自分からはほとんど発話しないが，話しかけられれば応答し，錯語や喚語困難はなく，流暢かつ文

法的に正しいものであった。思考過程は論理的でまとまりがあり，目的志向性は保たれるものの，やや精彩を欠いていた。抑うつ，妄想，認知・知的機能障害は否定的であった。病識は保たれており，自身の強迫行為は自我違和的であった。

　数唱は順唱7桁，逆唱3桁で，月名を12月から逆に唱える課題には速く正確に答えられた。呼称は正常であった。文字流暢性は，fで始まる単語を1分間に12語，sで始まる単語を1分間に13語言うことができた。カテゴリー流暢性は正常であった。書字は小字症と書字困難を認め(図4-3)，構成も同様で計画性に乏しかった(図4-4)。3語–3図形記憶検査(Three Words-Three Shapes memory test)では，やや重度の記銘力障害(即時再生は1語1図形で，3回の学習を経て全問正答となる)が明らかになった。干渉課題を挟んで5分後と30分後に確認すると，手掛かりなしでは1つも再生できなかったが，選択肢形式では6つすべてを再認できた。交代性書字運動とルリアのループを行った際に，保続と小字症がみられた(図4-5)。類似性の解釈はやや具体的であった。

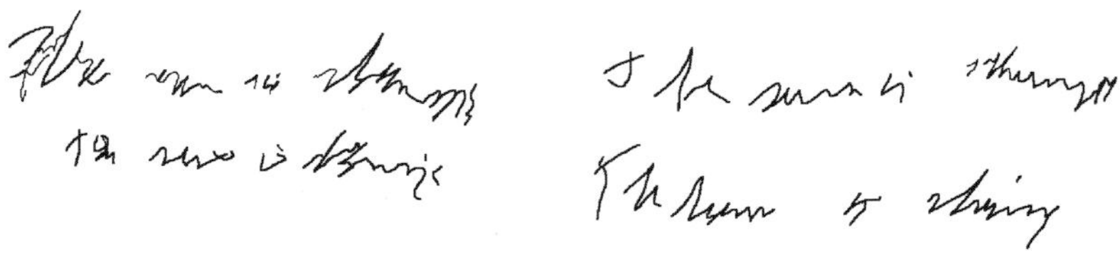

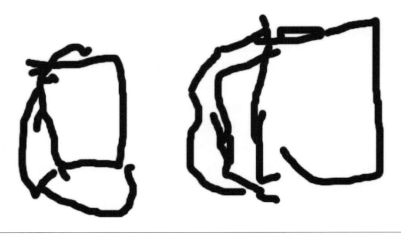

**図 4-3**　小字症。患者は「太陽が照っている "The sun is shining"」を4回書くよう指示されている。

**図 4-4**　立方体の描画。

淡蒼球病変に伴う二次性強迫性障害　91

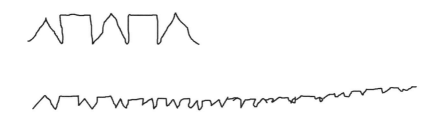

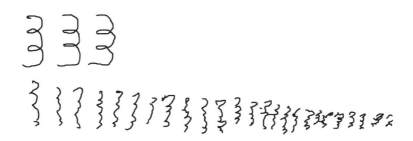

**図 4-5**　書字運動（上2列）と，ルリアのループ（下2列）。保続と無動を示している。
　まず検査者が最上列のパターンを描いてみせた後，患者に「同じように描いて，そのまま続けてください」と指示する。次に「私が描いたのと同じ数だけループを描くようにして，続けてください」と指示する。

　神経学的所見として，衝動性追視（saccadic ocular pursuit），仮面様顔貌，小声，左方への間欠性痙性斜頸，舌・唇・顎・指の舞踏運動，左肩のアテトーゼ，著明な歯車様強剛を伴う断続的な安静時振戦（左＞右），軽度の動作緩慢など多数の錐体外路症状を認めた。筋力と反射に特記すべき異常はなかった。足底反射は右は屈曲を認めたが，左は不定であった。口尖らし反射と眉間反射は陽性だったが，把握反射は認めなかった。感覚検査は正常であった。指鼻試験（閉眼で増悪なし）で両側四肢の測定障害と変換運動障害を認め，いずれも左優位であった。歩行は，手の振りは驚くほどよいものの軽度のすくみ足があり，歩隔と歩幅は標準的であった。つぎ足歩行は可能であった。
　神経心理検査では，ウェクスラー成人知能検査改訂版（WAIS-R）で言語性IQ 103，動作性IQ 86，全検査IQ 94であった。広範学力試験（Wide Range Achievement Test）の下位項目ごとの百分位は，第47パーセンタイル（計算）から第84パーセンタイル（読解）とばらつきが目立った。呼称は保たれていたが，視空間能力と近時記憶（非言語性が言語性に劣る）は，特に手掛かりなし再生において障害されていた。実行機能は正式な検査で測定した結果，幅のある

軽度の障害を認めた。握力と指の素早い自動運動は中等度に障害されており，指の巧緻性は重度に障害されていた。

　一般検査では，甲状腺機能検査，血清セルロプラスミン値，血清カルシウム値およびリン酸値がいずれも正常であった。

　MRIでは小脳萎縮と両側淡蒼球内側の空洞化が明らかになった。小さい左硬膜下血腫も認めたが，圧排効果（mass effect）や偏位はなく，脳外科医によって臨床的に問題なしと判断された。断眠脳波検査（sleep-deprived EEG）では，てんかん様の異常所見は認めなかった。睡眠検査では非常に頻回の覚醒を示し，その間，患者は半覚醒状態で自分の枕を数分間くるくる回転させていた。

　fluoxetineが開始され，4日ごとに20 mgまで漸増された。6日目に不安増強に対してbuspirone 15 mg/日（分3）が追加された。fluoxetine 80 mg/日で，ジストニア性「凝視」と，以前より持続性の斜頸を認めた。不安は減少したものの，血圧が174/84 mmHgまで上昇した。ミオクローヌスや下痢などのセロトニン症候群に特有の症状は認めなかった。fluoxetineは60 mg/日まで減量され，改善を認めた。16日目に初めてくるくる回す行為を指示によって確実に停止することができるようになり，食事介助も不要となった。その後，数週間で自発性は向上し，強迫行為もさらに改善した。入浴や着替えが自分でできるようになり，失禁は極めて稀になった。睡眠検査を再検したところ，覚醒時に回転行為をすることが著明に減少しており，自宅退院となった。

　数カ月後，妻の乳癌と全身性エリテマトーデスによる入院を契機に，喫煙が止まらなくなり，回転行為も増悪した。この時とは別に，うつ病に関連してもう一度強迫が再発したが，fluoxetineを40 mg/日に減量し，代わりにクロミプラミン（25 mg毎朝と50 mg就寝前）を加えたことで改善した。

## C 考察

　OCDは比較的ありふれた障害で，罹患率は世界的に1～3％と推定されている。この障害は現在，構造的・機能的画像研究，神経学的ソフトサインの研究，精神科遺伝学，動物モデル，神経免疫学，精神薬理学などから集積したエビデンスに基づき，広く神経生物学的障害として概念化されており，いずれの研究からも眼窩前頭皮質（OFC：orbitofrontal cortex）と腹側線条体の状態依存的過活動を含む皮質-線条体-視床回路の異常であることが示唆されている。OFCの過活動が原発性か二次性（被検者が機能画像検査中に強迫症状を抑制しようとすると過活動となる）かはまだ決着をみていない。関与している可能性のある部位として他に，前帯状皮質，視床，島，上側頭回，扁桃体，海馬がある（Maia et al. 2008）。前頭前皮質と傍辺縁系領域を，解剖学的または機能的

に線条体および視床から分離する機能脳神経外科手術(定位脳手術による内包前脚凝固術,尾状核下神経束凝固術,帯状回凝固術,あるいは腹側尾状核や内包前脚の脳深部刺激術)が症状を改善させることから,皮質-線条体-淡蒼球-視床-皮質(CSPTC:cortico-striato-pallido-thalamo-cortical)回路や皮質視床回路の異常亢進や神経連絡の異常だとする仮説と矛盾しない(Greenberg et al. 2010)。

任意のOCD患者について,背景の神経学的異常や構造上の病変を簡単に特定することは多くの場合困難であるが(例えば,OCDを伴うことが多いトゥレット症候群),線条体損傷と強迫症状の発症との関係は十分に確立していることから,本疾患に関する神経生物学的研究が盛んに行われている。大脳基底核損傷に関連した二次性強迫性障害の病因は多様で,具体的には以下のものなどがある。

- 血管性(ラクナ)脳卒中,ときに悪性新生物(Chacko et al. 2000)
- 副甲状腺ホルモン代謝異常によって引き起こされる大脳基底核の病的な石灰化
- アナフィラキシー,窒息,肺塞栓,代謝性毒物(一酸化炭素など)による低酸素性淡蒼球損傷(Laplane et al. 1989)
- 変性〔例:ハンチントン病,線条体を含む前頭側頭変性,ウィルソン病,非ウィルソン肝レンズ核変性症,ハラーフォルデン・シュパッツ病/ニューロフェリチノパチー,神経有棘赤血球症(neuroacanthocytosis)〕
- 感染および免疫障害〔例えば,脳炎後のパーキンソン病/チック障害,シデナム(Sydenham)舞踏病,小児自己免疫性溶連菌関連性精神神経障害(PANDAS)などのレンサ球菌性自己免疫〕

OCDが急性に出現した場合は,咽頭培養や抗ストレプトリジンOおよびDNase B抗体価を含む溶連菌感染の検索がなされるべきである。

神経学的所見や神経認知障害を認めた場合は,構造的神経画像の他,疑われる疾患を同定するための検査が行われるべきである。MRIは基底核石灰化を除いて,CTよりも全般的に精度が高い。

一酸化炭素は酸素の225倍という高いヘモグロビン親和性をもち,それゆえにヘモグロビン中の酸素が置換され,酸素ヘモグロビン解離曲線が変化する結果,組織の低酸素をもたらす。一酸化炭素は他の細胞内タンパクにも結合してミトコンドリア内のチトクロム酸化酵素を阻害し,酸化的リン酸化を停止させる。心臓と脳は酸素需要が高いために特に脆弱である。

一酸化炭素中毒に陥ると,新皮質の3層と5層(特に線条体と周線条野

peristriate cotex)の錐体神経細胞の脱落が起こり，色覚異常・視覚失認・相貌失認などの高次視覚認知障害のみならず，視野欠損や皮質盲，実行機能不全，失語・失行・失認，無動無言，失禁を引き起こす可能性がある。海馬のSommer扇形部（訳注：CA1）は低酸素に極度に敏感であり，軽症の中毒であっても記憶は最も影響を受ける神経認知機能である。

　大脳基底核損傷は運動異常と関係があり，一酸化炭素中毒後のように神経認知障害や行動障害をもたらすことがある。淡蒼球，とりわけその内節（GPi）と，解剖学的・機能的につながりをもつ黒質網様部（SNpr）の2つの領域は，低酸素誘発性の興奮毒性神経損傷と一酸化炭素中毒後に起こるアポトーシスの影響を受けやすい。脳損傷を神経画像上で確認できるケースは，後ろ向き研究のメタ分析では症例の32～86％に上ると報告されているが，MRIを使った前向き研究では73例中1例のみであった（Hopkins and Fearing 2006）。両者に大きな違いがあるのは，画像モダリティ（MRI vs. CT），中毒の重症度，曝露後の撮像時期，後ろ向きバイアスなどによると考えられる。被殻は淡蒼球よりも影響を受ける頻度が低い。242人の一酸化炭素中毒患者を調べた韓国の研究（Choi and Cheon 1999）では，13.2％が遅発性運動障害をきたし，うち3分の2以上がパーキンソニズムを示し，残りはジストニア（平均約1年の潜時の後に出現），ミオクローヌス，舞踏病，舞踏アテトーゼ，バリズムなどを示した。チック障害を生じる可能性もある。

　白質損傷も一酸化炭素中毒で起こる可能性があり，時に遅発性の深刻な白質脳症を引き起こし，神経認知障害という脳後遺症をきたすことがある。

　一酸化炭素中毒の精神科的後遺症としては，不安，抑うつのほか，稀に精神病症状もみられる（Hopkins and Woon 2006）。一酸化炭素中毒による大脳基底核損傷は，二次性OCDの原因疾患としても報告されている（Laplane et al. 1989）。正確な機序については議論の余地がある（Maia et al. 2008）が，OFCと視床内側核群が興奮性のグルタミン酸作動性の投射によって双方向性の連絡をもつという観察に基づく仮説がある。淡蒼球内節/黒質網様部（GPi/SNpr）はGABA作動性投射によって視床皮質間の伝達を抑制する。したがって，淡蒼球が損傷されるとその抑制性の活動が減弱し，図4-6に示したCSPTC回路（Modell et al. 1988）が興奮を繰り返すことで，OCDでよく知られる眼窩前頭野の過活動を起こしていると考えられる。GPiは適切でなくなった活動を終了させる際に中心的な役割を果たしている（Kropotov and Etlinger 1999）ことから，本症例でひとたび回転強迫が始まると止められなくなったのは，淡蒼球内節の損傷が原因である可能性がある。しかし，すべての淡蒼球内節損傷の患者にOCDが生じるわけではなく，パーキンソン病に施行される淡蒼球破壊術がOCDと関連していないことからも，実際はもっと複雑

であるに違いない。

　セロトニン系は薬理学・解剖学的に複雑であることから，セロトニン作動性物質がOCDの治療に効果があることの機序は，いまだ十分には理解されていない。これらの機序として，過感受性をもつセロトニン(5-HT)受容体のダウンレギュレーション，GABA作動性皮質介在ニューロンを介するOCFと尾状核の過活動性の抑制，グルタミン酸放出の抑制(Pittenger et al. 2011)，側坐核と腹側線条体におけるドパミン放出の抑制などの可能性が挙げられる。

　本症例では，両側淡蒼球損傷によると考えられる重症OCDの症状に加えて，アパシーおよび逆唱・視空間構成・問題解決の障害，保続と具体的思考，記憶障害などの実行機能障害が生じた。本症例にみられるような前頭-皮質下障害があることはLaplaneら(1989)によっても報告されており，GPi/SNprにある眼窩-背外側-内側前頭葉のCSPTC回路に至る出力チャネルが神経認知機能および行動に重要な役割を持っていることを反映している(Kropotov and Etlinger 1999)。符号化と手掛かりなし再生が相当に障害されているにもかかわらず，再認による記憶力が保持されているという特徴は，低酸素性健忘で一貫してみられる所見である。大脳基底核損傷は，パーキンソニズム(顔面無動，安静時振戦，歯車様強剛，動作緩慢，すくみ足)と運動過多症(舞踏病，ジストニア)として現れていた。運動過多症は一酸化炭素中毒後，数週間してから亜急性に現れ，抗精神病薬投与前であったことから，遅発性ジスキネジアは主原因から除外される。GPi/SNprは，CSPTC回路の直接路(興奮性)と間接路(抑制性)(図4-6)の双方への出力チャネルをもつので，損傷を受けると運動過多症(舞踏病/舞踏アテトーゼ)と運動減少症(パーキンソニズム)の双方が出現するのかもしれない(Hallett 1993)。低酸素性の小脳半球障害では，つぎ足歩行は正常であるにもかかわらず指鼻試験と急速交互運動が困難とされている。

　本症例の治療であるが，強い抗コリン作用をもつクロミプラミンは，重度記憶障害を考慮して当初は不適当とされた。患者のOCDの重症度を考慮して，高用量のSSRIが必要であり，buspironeが抗不安薬および増強療法として追加された。ベンゾジアゼピン系は，アルコール依存の既往と，クロナゼパムとアルプラゾラムが無効であったことから，使用されなかった。

　SSRI治療は依然として今日のOCDの薬物療法の中心にあるが，特にチック障害が併存する患者では，低用量非定型抗精神病薬による増強療法(Fineberg and Gale 2004)が考慮される。メマンチンなどのグルタミン酸拮抗薬の併用も候補となる(Pittenger et al. 2011)。曝露反応妨害法による認知行動療法も補助的に使用されることが多い。内包の深部脳刺激を含む外科的治療(Greenberg et al. 2010)は，重症難治性の原発性OCDの症例にのみ適用される。

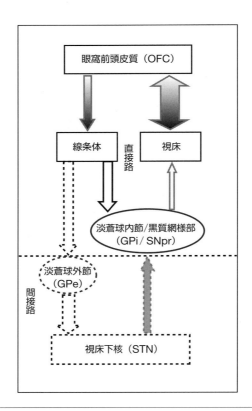

**図 4-6** 強迫性障害において，淡蒼球内節の損傷が眼窩前頭皮質の過活動を引き起こす機序を示すモデル。興奮性（グルタミン酸作動性）接続は黒く塗りつぶされた矢印で，抑制性（GABA作動性）接続は白抜きの矢印で表す。間接路の一部は破線の矢印で示す。

直接路である，皮質-線条体-淡蒼球-視床-皮質ループは，線条体への興奮性投射から始まり，つぎに淡蒼球内節（GPi）と黒質網様部（SNpr）を抑制する。GPi/SNpr からもう一度抑制性の接続を介して視床に至る。正常時には，GPi/SNpr は線条体によって抑制され（「抑制」の「抑制」），ループの視床皮質部分は興奮性となる。すなわち，直接路の正味の作用は，皮質のレベルで興奮性となる。

間接路は，線条体からの抑制性投射が淡蒼球外節（GPe）に向かい，そこからもう一度抑制性の接続を経て視床下核（STN）に至る。次に STN から GPi に興奮性の接続を介して視床を抑制する。したがって，間接路の正味の作用は抑制性となる。直接路および間接路の双方で，GPi/SNpr は視床を抑制していることに着目してほしい。淡蒼球による抑制が低下（細い矢印）すると，皮質-視床-皮質の活動は増加することになる（太い矢印）。

臨床的にみても実用的モデルであるものの，上記の大脳基底核機能の古典モデルは非常に単純化されている。より詳細かつ現代的なモデルについては Montgomery（2007）と Mathai and Smith（2011）を参照。

## ● 臨床のキーポイント ●

- 一酸化炭素中毒は海馬と淡蒼球を選択的に損傷する。
- 一酸化炭素中毒では，低酸素性健忘症候群，前頭-皮質下関連の神経認知障害，錐体外路症状をきたすことがある。
- 一酸化炭素中毒に関連した小脳半球障害では，つぎ足歩行が保たれた四肢運動失調を引き起こすことがある。
- 強迫症状は，大脳基底核構造の損傷，変性，機能障害の結果として起こりうる。
- 「器質性」の強迫性障害であっても，セロトニン作動性の薬物療法への反応は期待できる。

（川上慎太郎）

## 推奨文献

Hopkins RO, Woon FL: Neuroimaging, cognitive, and neurobehavioral outcomes following carbon monoxide poisoning. Behav Cogn Neurosci Rev 5:141-155, 2006

Mathai A, Smith Y: The corticostriatal and corticosubthalamic pathways: two entries, one target—so what? Front Syst Neurosci 5:1-10, 2011

Montgomery EB Jr: Basal ganglia physiology and pathophysiology: a reappraisal. Parkinsonism Relat Disord 13:455-465, 2007

Stowe RM, Barnas DM, Diamond MS: OCD associated with pallidal lesions responds to serotonergic manipulation (abstract). Biol Psychiatry 29:312S, 1991

Zald DH, Kim SW: Anatomy and function of the orbital frontal cortex, II: function and relevance to obsessive-compulsive disorder. J Neuropsychiatry Clin Neurosci 8:249-261, 1996

## 引用文献

Chacko RC, Corbin MA, Harper RG: Acquired obsessive-compulsive disorder associated with basal ganglia lesions. J Neuropsychiatry Clin Neurosci 12:269-272, 2000

Choi IS, Cheon HY: Delayed movement disorders after carbon monoxide poisoning. Eur Neurol 42:141-144, 1999

Fineberg NA, Gale TM: Evidence-based pharmacotherapy of obsessive-compulsive disorder. Int J Neuropsychopharmacol 8:107-129, 2004

Greenberg BD, Rauch SL, Haber SN: Invasive circuitry-based neurotherapeutics: stereotactic ablation and deep brain stimulation for OCD. Neuropsychopharmacology 35:317-336, 2010

Hallett M: Physiology of basal ganglia disorders: an overview. Can J Neurol Sci 20:177-183, 1993

Hopkins RO, Woon FL: Neuroimaging, cognitive, and neurobehavioral outcomes following carbon monoxide poisoning. Behav Cogn Neurosci Rev 5:141-155, 2006

Hopkins RO, Fearing MA, Weaver LK, et al: Basal ganglia lesions following carbon monoxide poisoning. Brain Inj 20:273-281, 2006

Kropotov JD, Etlinger SC: Selection of actions in the basal ganglia-thalamocortical circuits: review and model. Int J Psychophysiol 31:197-217, 1999

Laplane D, Levasseur M, Pillon B, et al: Obsessive-compulsive and other behavioural changes with bilateral basal ganglia lesions: a neuropsychological, magnetic resonance imaging and positron tomography study. Brain 112:699-725, 1989

Maia TV, Cooney RE, Peterson BS: The neural bases of obsessive-compulsive disorder in children and adults. Dev Psychopathol 20:1251-1283, 2008

Mathai A, Smith Y: The corticostriatal and corticosubthalamic pathways: two entries, one target—so what? Front Syst Neurosci 5:1-10, 2011

Modell JG, Mountz JM, Curtis GC, et al: Neurophysiologic dysfunction in basal ganglia/limbic striatal and thalamocortical circuits as a pathogenetic mechanism of obsessive-compulsive disorder. J Neuropsychiatry Clin Neurosci 1:27-36, 1988

Montgomery EB Jr: Basal ganglia physiology and pathophysiology: a reappraisal. Parkinsonism Relat Disord 13:455-465, 2007

Pittenger C, Bloch MH, Williams K: Glutamate abnormalities in obsessive compulsive disorder: neurobiology, pathophysiology, and treatment. Pharmacol Ther 132:314-332, 2011

# CHAPTER 5

# 精神病

レビー小体型認知症 …………………………………… 101

側頭葉てんかんに伴う精神病と抑うつ ………………… 107

前頭葉てんかんとその神経精神症状 …………………… 112

ミトコンドリア病に伴う非定型精神病 ………………… 119

## 精神病

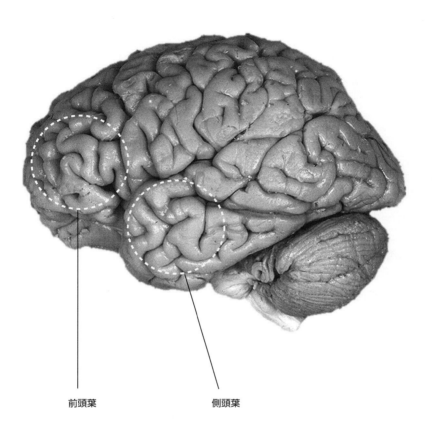

前頭葉　　　側頭葉

## はじめに

　精神病（psychosis）は，脳構造の内因性異常が引き起こす無数の脳疾患に併発する。これらの病巣は多彩であるため，精神病発現に中心的な役割を果たす脳構造がどこか特定することができない。てんかんは例外で，側頭葉てんかんの続発症状として精神病は確立しており，頻度は少ないが前頭葉てんかんでもみられる。これらの部位が精神病に関わっていることは直観的に理解できる。なぜなら，いずれも精神・行動機能を司る領域だからである。しかし，発症の決め手となる神経解剖はまだ明らかになっていない。精神病に関与する代表的な神経伝達物質はドパミンであると考えられる。ドパミン遮断薬が，原因にかかわらず，精神病症状の治療に有効だからである。

# レビー小体型認知症

Marius Dimov, M.D., F.R.C.P.C.

　65歳，男性。患者は警察署での警備の職を辞したばかりで，混乱，歩行障害，幻視の評価のために紹介入院となった。発端は，細かい動作が困難となり，特に退職前の数カ月で書字が難しくなったことだった。自分でも「頭の回転が遅くなった」「忘れっぽくなった」ことに気づいていた。また，仕事でのミスが増え始め，仕事以外でも「疲れやすく」「考えることが難しく」なった。これらの理由で，予定より早い退職を余儀なくされた。

　退職から2カ月後，本人が「錯覚」と呼ぶ視覚障害を体験し始め，庭の茂みや木々があるところに，小人が見えるようになった。虫が自分の体や家具の上を這いまわっているのがみえることもあった。症状は昼夜を問わず出現したが，この間に，視力の変化はなかった。当初，患者はこれらが錯覚であり，木々や茂みを見間違えているという自覚があった。しかし，これらの視覚体験がより強く鮮明になり，何のきっかけもなく，さまざまな場所で起きるようになると，その判断は失われ，自覚できなくなった。その後から，「小人たち」に対し叫び声をあげたり，棒や杖を振りあげて追い回すようになった。

　気分にも変動が現れ，落ち込んだり，イライラしたりするようになった。睡眠障害が出現してからは，夜中に何度も目が覚めて，失見当識から興奮するようになった。家の中に人がいるという幻視も伴っていた。食欲および体重に変化はなかった。以前までできていた修理などの家の仕事も難しくなった。遂行機能と見当識は，変動しながら全般的に進行性に低下した。歩行は遅くなり，手の巧緻性は低下した。数回転倒したが，大きな外傷はなかった。

これらの症状をコントロールするため，近くの病院に入院となった。loxapineやziprasidoneを含む複数の抗精神病薬が投与された。知覚異常は改善したが，運動機能は低下し，さらに混乱がひどくなった。診断と症状コントロールのために，神経精神医学的診察の依頼があり，評価目的で神経精神科病棟のある病院に転院となった。転院時，レビー小体型認知症が最も強く疑われた。

　既往歴には，2型糖尿病，高血圧，高脂血症を認めた。糖尿病はよくコントロールされていた。狭心症や心筋梗塞の既往はなく，脳梗塞やけいれんを含む神経疾患の既往もなかった。遠い過去にアルコール依存の既往があったが，20年以上，飲酒していなかった。精神疾患の既往は認めなかった。家族歴では，遠戚に認知症を認めた。入院時，ロキサピン20 mg/日（分1），ジプラシドン120 mg/日（分2），メトホルミン2,000 mg/日（分2），ramipril 20 mg/日（分2），アムロジピン10 mg/日（分1），ランソプラゾール30 mg/日（分1）を内服していた。

　血算（分画含む），電解質，カルシウム，マグネシウム，リン，肝機能，腎機能，TSH，CRPを含む血液検査，髄液一般検査および髄液培養検査の結果はすべて正常範囲内であった。HIV，梅毒，ライム病，A型肝炎，B型肝炎，C型肝炎の検査もすべて陰性であった。頭部CTおよび頭部MRIによる脳画像検査では，側頭-頭頂葉の萎縮および軽度のテント上非特異的白質病変を認めた。SPECT検査では，両側の側頭-頭頂葉領域において活動性の減少を認めた。脳波検査では，広範な徐化を認めたが，発作波は認めなかった。心電図や胸部X線所見では，異常を認めなかった。

　精神的現症は，不安，イライラが強かった。軽度の構音障害を認めた。思考は散乱し接線性であった。自分に見えている「人たち」や「幽霊」のことばかりに気を取られていた。

　身体所見では，血圧が144/72で，体位によって自覚症状のある15 mmHg程度の収縮期血圧低下を認めた。心拍数は88回/分であった。肥満であったが，心血管系，呼吸器系，腹部所見で特記すべき異常を認めなかった。神経学的検査では，安静時振戦を認め（右＞左），中等度から重度の両側性の強剛を伴っていた。動作は緩慢で，微細運動が困難であり，中等度から重度の姿勢保持障害を認めた。

　せん妄が改善した後に神経心理検査を実施したところ，呼名と，物品再認の障害があり，図版から意味を解釈するのが困難であることがわかった。トレイルメイキングテストPart Bを完成できなかった。記銘力は障害され，非言語性記憶の方が言語性記憶より悪かった。Dementia Rating Scale-2（DRS-2）の総得点は，第1パーセンタイルを下回っていた。DRS-2下位尺度を振り返

ると，構成と概念化で軽度，記憶で中程度，始動と保続で重度の障害があった。一方，注意の得点は平均的であった。モントリオール認知評価検査（MoCA：Montreal Cognitive Assessment）では17/30点，ミニメンタルステート検査（MMSE：Mini-Mental State Examination）では16/30点といずれも著明な障害を認めた。

　入院中に抗精神病薬は漸減中止となった。これによってパーキンソニズムは劇的に改善し，最終的には歩行器の補助なしで歩けるようになった。姿勢の安定性も改善し，強剛と動作緩慢もほぼ消失した。せん妄も徐々に改善したが，突発的な混乱はほぼ毎日続いた。幻視はいくぶん再燃したものの，それが現実のものではないという洞察が戻っていた。不眠症の治療は難航した。最終的には，就寝時にトラゾドン（150 mg）とクエチアピン（75 mg）を併用することで比較的良好な睡眠が得られるようになった。

　外来で経過観察を続けたところ，翌年の1年でゆっくりと悪化していった。幻視はより強くなり，不安を伴うようになった。記憶，見当識，実行機能，判断力も低下した（MoCA得点11/30）。また，徐々に失語症も呈するようになった。混乱した状態が長く続くようになり，頻度も多くなった。睡眠障害は依然として重大な問題として残っていたが，抑うつ気分が出現してきたため，トラゾドン（朝夕各25 mgと眠前100 mg）にミルタザピン（30 mg）が追加された。パーキンソニズムは軽度のままで，左より右に強く，軽度の強剛を呈していた。動作緩慢は目にみえて悪化したが，姿勢の安定性に著変はなかった。クエチアピンはクロザピン（最大25 mg/日）に置換され，一定の効果があった。

## C 考察

　レビー小体型認知症（DLB：dementia with Lewy bodies）は臨床的に診断される。改訂版臨床診断基準（McKeith et al. 2005）には，中心特徴，コア特徴，示唆的特徴の3つの特徴が挙げられている。**中心特徴**は，深刻な進行性認知機能障害であって，注意，記憶，実行機能，視空間機能の障害として定義される認知症である。記憶障害は初期には認めない場合があるが，進行すると明らかになる。**コア特徴**は，注意や覚醒度の著明な変動を伴う認知機能障害，繰り返し出現する明瞭な幻視，特発性（自然発生）のパーキンソニズムである。**示唆的特徴**は，レム睡眠行動異常症（RBD），抗精神病薬への重篤な過敏性，SPECTまたはPET検査での基底核におけるドパミントランスポーター取り込み低下である。示唆的特徴に加えてコア特徴が1つ以上あれば，probable DLB（ほぼ確実）という診断を支持する（Ferman and Boeve 2007; McKeith et al. 2005）。コア特徴がはっきりしない場合，DLBと診断することは困難で，

頻度の多いアルツハイマー型認知症と通常考える。レビー小体型認知症の患者は注意および視覚に異常が出やすいのに対して，アルツハイマー型認知症の人では呼名障害がより目立つ(Ferman and Boeve 2007)。

DLBにおけるパーキンソニズムは，自然発生的であることが明確で，抗精神病薬の使用による二次性のものであってはならない。一般的に，DLBにおけるパーキンソニズムは，少なくとも病初期は，パーキンソン病に比べて，それほど深刻ではない。しかし，パーキンソン病に伴う認知症(PDD)とDLBは，いずれも動作緩慢と筋固縮が目立ち，振戦は目立たない。さらに，DLBにおけるパーキンソニズムは，パーキンソン病よりも左右差が少ない。姿勢保持障害や歩行困難も，パーキンソン病よりもDLBとPDDにおいて，より多くみられるとの報告がある(Ferman and Boeve 2007)。

DLBにおける幻視は，細部まではっきりとしており，人，動物，または物体が見えるとされる。剖検で確認されたDLBにおける幻視の出現率は59〜85%で，同じく剖検で確認されたアルツハイマー病の場合は11〜28%であった(Ferman and Boeve 2007)。前脳基底部と腹側側頭葉に関与するアセチルコリンの重度の枯渇が原因と考えられている。

認知機能，実行機能，注意，覚醒度に変動性がみられる点は，明らかな急性身体疾患のないせん妄に類似している。これらの変動は予測不能で，1日のどんな時間帯にも突然生じうるため，せん妄やアルツハイマー型認知症で典型的にみられる「夕暮れ症候群」とは異なる。特徴としては，注意の変動，まとまらない会話，突然の失見当識や傾眠，動作停止と一点凝視などが挙げられる。鑑別としては，日中の過剰な眠気や薬物の副作用，睡眠障害(例えば，閉塞性睡眠時無呼吸)の可能性を除外する必要がある。

レム睡眠行動異常症(RBD)は，レム期で通常みられる筋トーヌスの脱力がみられないことと定義されている。RBDは，鮮明な夢に加え，筋緊張と筋活動の亢進を認めるため，複雑な動作や行動が引き起こされることがある。RBD発病のメカニズムとしては，下行橋延髄網様体または下外側背側核の関与が指摘されている(Ferman and Boeve 2007)。RBDは通常，パーキンソニズム，幻視，認知機能低下，DLBの診断に何年も先立って発現する。

レビー小体(細胞質内αシヌクレイン陽性の封入体)の存在とその密度は，DLBにおける認知症の重症度と相関する。DLBでは，コリン作動性ニューロンの脱落，およびコリンアセチルトランスフェラーゼの枯渇が早期に認められ，それゆえ，コリンエステラーゼ阻害薬の使用がこの病態には有効とされる。皮質にレビー小体を認めると同時に，多くのβアミロイド斑もあって，アルツハイマー型認知症と同様の神経原線維変化を起こしている可能性のある患者は，「DLBを伴うアルツハイマー病」または「レビー小体変異型アルツハイマー

病」と分類される(Ferman and Boeve 2007; Mesulam 2000)。

　アルツハイマー型認知症患者の場合と同様，コリンエステラーゼ阻害薬は，DLBの患者にも推奨される。しかし，これを支持するエビデンスは弱い。コクランレビューは，リバスチグミンの使用を支持する弱いエビデンス(Wild et al. 2003)があるのみと結論づけており，それによると患者の注意障害，幻覚，覚醒度，DLBに関連する行動障害がコリンエステラーゼ阻害薬の投与後に改善したという。抗精神病薬は，DLB患者には，短期的に使用することができるが，最近の文献では，認知症患者にこのクラスの薬を使用した場合，重大な罹病率や死亡率と関連することが指摘されている。また，DLB患者は抗精神病薬に特有の過敏性を示す。クエチアピン(12.5 mg/日と低用量から開始)は，オランザピンよりは忍容性が高い可能性がある。オランザピンは，その抗コリン作用の影響で，認知機能を悪化させる可能性がある。その他の対症療法としては，低用量(6.25～12.5 mg/日)のクロザピンが使われることがある(Mollenhauer et al. 2010)。カルビドパ/レボドパは，ドパミン作動薬やアマンタジンよりも忍容性が高く，移動や平衡感覚の異常，動作緩慢が顕著になってきた場合に有効である(Ferman and Boeve 2007)。睡眠についてはクロナゼパムとメラトニンが使われている。モダフィニルおよびメチルフェニデートは日中の傾眠に対し，患者を選んで用いられてきた(Ferman and Boeve 2007)。他の認知症と同様に，環境調整や行動療法的技法を用いた非薬物的治療も有効である。

　この患者の場合は，初期症状は曖昧で，非典型的であった。患者の視覚異常は当初，一貫して錯覚体験であり，洞察や判断力も比較的よく保たれていた。パーキンソニズムはごくわずかであったが，抗精神病薬の使用とともに著しく悪化した。認知機能低下も当初は軽度であったが，6カ月経たないうちに急速に進行した。加えて，大うつ病と診断されうるレベルの抑うつ状態と睡眠障害も顕在化した。挿話性の混乱と精神機能・見当識・洞察の悪化と幻視の出現は，DLBというより，急性身体疾患によって引き起こされたせん妄が原因だった可能性もある。したがって，こうした経過をみたときには，主な感染症や代謝性疾患を除外するために精査すべきである。SPECT検査は，両側の側頭-頭頂葉領域の活動性低下を示しており，これはアルツハイマー型認知症で典型的な所見であるが，レビー小体型認知症でもみられることがある(Lobotesis et al. 2001)。

　他にも，錐体外路系運動障害によって，動作緩慢，巧緻運動および書字の障害，平衡機能と歩行の障害を認めた。鑑別診断としては，抗精神病薬の副作用とパーキンソン病が挙げられたが，患者の運動異常は抗精神病薬使用に先行していた。幻視，認知機能障害，症状の変動が同時に急性に発症する点は，特発

性パーキンソン病の症状としては極めて非定型であろう。進行性核上麻痺も考慮すべきだが，垂直注視麻痺の所見は明らかではなかった。また，多系統萎縮症，神経梅毒，副甲状腺機能低下症，水頭症，クロイツフェルト・ヤコブ病，ウィルソン病についても，臨床症状および適切な診断検査により除外された。

---

### ● 臨床のキーポイント ●

- レビー小体型認知症の診断は時に困難である。アルツハイマー型認知症との鑑別は難しく，混合型も存在する。レビー小体型認知症は臨床診断であり，多くの場合フォローアップによって縦断的な経過をみる必要がある。
- 認知機能および注意の変動は，急性身体疾患に伴って生じるせん妄の症状でもある。せん妄が疑われたときは，適切な検査と専門医のコンサルテーションにより除外が必要である。
- 認知機能低下を伴いながら，パーキンソニズムを呈する疾患は多岐にわたる。レビー小体型認知症では認知機能の低下は軽度の場合がある。神経内科医のコンサルテーションがしばしば必要となる。
- 診断が確定すれば，治療は症状コントロールが中心となる。主にコリンエステラーゼ阻害薬が用いられるが，抗精神病薬を使用する際は熟慮の上，注意深い観察が必要である。
- 非薬物療法は，患者と家族の安全およびQOLを重視するもので，認知症ケアに不可欠である。

---

（新川祐利）

## 推奨文献

David AS, Fleminger S, Kopelman MD, et al: Lishman's Organic Psychiatry: A Textbook of Neuropsychiatry, 4th Edition. Oxford, UK, Wiley-Blackwell, 2009

Ferman TJ, Boeve FB: Dementia with Lewy bodies. Neurol Clin 25:741-760, 2007

McKeith IG, Dickson DW, Lowe J, et al: Diagnosis and management of dementia with Lewy bodies: third report of the DLB Consortium. Neurology 65:1863-1872, 2005

## 引用文献

Ferman TJ, Boeve FB: Dementia with Lewy bodies. Neurol Clin 25:741-760, 2007

Lobotesis K, Fenwick JD, Phipps A, et al: Occipital hypoperfusion on SPECT in dementia with Lewy bodies but not AD. Neurology 56:643-649, 2001

McKeith IG, Dickson DW, Lowe J, et al: Diagnosis and management of dementia with Lewy bodies: third report of the DLB Consortium. Neurology 65:1863-1872, 2005

Mesulam MM: Principles of Behavioral and Cognitive Neurology, 2nd Edition. New York, Oxford University Press, 2000, pp 498-500

Mollenhauer B, Forsti H, Gunther D, et al: Lewy body and parkinsonian dementia. Dtsch Arztebl Int 107:684-691, 2010

Wild R, Pettit TACL, Burns A: Cholinesterase inhibitors for dementia with Lewy bodies. Cochrane Database of Systematic Reviews. Issue 3, Art. No.: CD003672 2003 DOI: 10.1002/14651858.CD003672

# 側頭葉てんかんに伴う精神病と抑うつ

Leon Berzen, M.B.B.Ch., F.F.Psych.（S.A.），F.R.C.P.C.
Eugene Wang, M.D., F.R.C.P.C.

　26歳，男性。かかりつけ医の紹介により神経精神医学的評価目的で受診した。

　中東出身で，周産期の異常や発達の遅れはなく，性的・身体的虐待の既往もなかった。父親にはアルコール依存症の傾向があり，てんかんの既往をもつ家族が数人いるようだった。祖国では政治的な混乱があったが，彼自身には深刻な心的外傷体験はなかった。

　母国で高校を卒業し，ほどなく政治的な理由から家族とともにカナダに移住した。はじめは肉体労働に従事し，その後専門学校でコンピュータやデザインの教育を受けた。

　18歳時，典型的な大発作を呈して，てんかんと診断された。大発作に先立って複雑部分発作を起こしていたことはほぼ間違いなかった。発作は，喚語困難あるいは明確な発話停止を挿話性に呈するもので，約1～2分間持続した。本人によれば，典型的な発作は，突然始まり，既視感（déjà vu）と反復性の情動体験現象（emotional experiential phenomena）を伴っているとのことだった。頭が右を向いて視野の中心に明るい光を知覚することもあった。発作中，視線は数秒間一点を凝視していた。同時に両手を不随意に握りしめたり，両腕に脱力感を伴ったりするとも述べた。他に治療を要するような既往はなかった。10代後半に大麻やアルコールを試した時期があったが，社会生活機能や学業に影響はなかった。

21歳時，精神病症状のために精神科病棟で4週間入院加療を受けた。強姦罪で警察に捕まえられて刑務所に入れられるという被害妄想が原因であった。また生活福祉課に追跡・監視されているという妄想も抱いていた。妄想には幻覚は伴っていなかった。精神病症状に加えて，抑うつ気分，不眠，食欲不振，性欲低下，希死念慮，エネルギー低下，意欲低下などの症状を伴う情動症状を訴えるようになった。次第に友人たちと距離をとるようになり，周囲の人間とうまくやっていけないと感じるようになった。交際女性は彼が自殺するのではと心配した。

入院中，オランザピンが開始され，20 mg/日まで増量となった。精神病症状は軽減したが完全には回復しなかった。

数年を経て，自分の精神病症状に対して部分的に洞察できるようになった。被害的な考えが，うつ病に関連して起こることを認めたものの，そう思うようになったのはそれなりの根拠があると信じていた。抑うつ気分は挿間性にみられた。睡眠は慢性的に不良であったが，社会生活がうまくいっている時期と引きこもって全くうまくいかない時期を交互に経験していた。

神経精神医学的コンサルテーションのために受診した時，両親とともに生活をしていて，3年以上定職にはついていなかった。発作のコントロールはきわめて良好で，最終の大発作は初診の5カ月前だった。しかし，最終の大発作以降，集中力，短期記憶，思考力の持続に困難を覚えるようになった。不眠や意欲低下，性欲低下も訴えるようになった。次第に友人たちから遠ざかって内向的になり，自分は周りの人たちとうまくやっていけないと考えるようになった。内服薬はカルバマゼピン1,400 mg/日(分2)，トピラメート200 mg/日(分2)，オランザピン10 mg/日(分1)であった。

初診時現症では，彼はきちんと整容しているスポーツマン体型で服装もおしゃれで，年齢相応の出で立ちだった。診察には1人で来ていて，診察の最初から疎通は良好で，自身による病歴の話は信頼できるものだった。中東のなまりのある英語を話した。返答はためらいがちで時間がかかった。単純な質問にさえ，過剰なまでに詳しく慎重に熟考する様子をみせた。「なんというんだろう？」という前置きを頻繁に使った。主観的な気分は10点満点中3点であるといい，自殺念慮はあるものの具体的計画まではないと打ち明けた。友人や見知らぬ人間や警察に監視されているという考えは訂正不能だった。外出すれば自分を監視するためだけに普段より多くの数のパトカーが走り回っていると信じていた。発作のときには視野の中心部で閃光が見えることがあると述べたが，他に知覚の異常はなかった。

初診時の神経学的所見としては，脳神経に異常所見はなく，筋トーヌス・筋量とも正常，徒手筋力テストはすべて5で，筋力低下もなかった。触覚・痛

覚・振動覚・深部感覚もすべて正常だった。腱反射は左右とも2＋（訳注：正常）で，バビンスキー反射は陰性だった。指鼻試験，膝踵試験はいずれも陰性だった。

19歳時に施行された初回MRI検査では，両側性に異所性灰白質（heterotopia）を認めたが，残念ながら検査を行った放射線科から当時の画像を取り寄せることはできなかった。てんかん外科手術の可能性を念頭において改めてMRI検査を施行したところ，両側の脳深部領域と側脳室三角部，および左側頭葉前部領域皮質に異所性灰白質が確認された。これらの病変は手術できないと判断された。

脳波では左中側頭領域に単発性もしくは連続するてんかん性異常波が頻発していて，時に前頭部にまで広がっていた。血液検査では甲状腺刺激ホルモン等を含めて異常を指摘されなかった。

鑑別診断としては，（1）気分症状と精神病症状から成る原発性の精神疾患，（2）てんかんに由来する神経精神症状の2つが考えられた。オランザピンはそのまま継続するよう助言し，抑うつ症状の治療のためにセルトラリン100 mg/日が開始となった。

その後は神経精神科外来で定期通院を続け，薬物療法と支持療法，さらに認知行動療法を行うことになった。セルトラリンは200 mg/日にまで増量になった。以降数年間，精神病症状と抑うつ症状は動揺性の経過をたどった。重要な点は，精神病症状は，発作が再発したときが最もコントロールが良好に見えたことである。抗てんかん薬の調整により脳波所見は不整であるものの，てんかん性異常波は消失した。脳波が「正常化」して発作が抑制されると，精神病症状は増悪した。

フォローアップを続けているうちに，彼は精神病症状についての自分なりの考えを打ち明けるようになった。監視されているのは，自分が非社交的で友人にも本当の自分を出さないせいだと確信していた。友人たちは彼が不親切だといつも怒っていると確信していて，自分は気取って見えるのだと考えていた。彼は周囲の人間にいい加減やめるようにと何度も要求したが，自分が彼らのことを悪く思っていることは決して伝えなかった。認知行動療法はこれらの症状を標的としていた。その結果，しぶしぶではあるが妄想は彼自身の考えから生まれているということを認めるまでに内省が改善した時期もあった。心理療法に加えて，薬物療法としてはトピラマート400 mg/日（分2），カルバマゼピンCR 1,400 mg/日（分2），レベチラセタム1,000 mg/日（分2），セルトラリン200 mg/日，オランザピン20 mg/日だった。社会機能や就労能力は徐々に改善し，画材店で職を得ることができた。

## 考察

　てんかんをもつ人は，一般の人や他の慢性疾患を抱える人に比べて高い割合で精神症状を有する。これらの精神医学的な合併症は，慢性的な発作によってもたらされる過剰な興奮への抑制反応として起こり，抑うつ，不安，精神病症状，認知機能低下などがある。精神症状は抗てんかん薬が原因で起こることもある（抗てんかん薬関連神経行動障害）（Blumer et al. 2004; Kerr et al. 2011）。

　てんかん患者の精神病症状に関して，文献上はさまざまな分類体系が提案されている。例えば，てんかん発作関連の精神病症状（発作時精神病もしくは発作後精神病），発作とは独立して慢性的に経過する精神病状態（発作間欠期精神病），発作の寛解と関連した精神病症状（交代性精神病），抗てんかん薬による精神病症状というように分類する体系がある（Kanner 2000）。

　てんかん患者の精神病症状の有病率については，神経内科てんかん外来患者の4％から精神科病院入院患者の60％まで広い幅がある（Blumer et al. 2004）。てんかん性精神病は側頭葉てんかん患者で最も多く観察される。これらの症例の70％では海馬硬化症によるてんかん発作が観察される。辺縁系（主として海馬傍回，海馬，扁桃体）起源の側頭葉てんかんでは自律神経症状，内臓感覚，知覚変容，幻覚などが特徴的である。知覚変容では，幻覚（最多は幻聴，他に幻視，幻味，幻嗅，稀に幻触）や現実感消失，既視感などがある（Berzen 2002）。

　てんかん患者に合併する精神症状は，非てんかん患者の精神障害と症状は似ているものの，それらとは明らかに異なる臨床的な特徴があり，治療にあたる神経内科医・精神科医，その他の専門家はそれを考慮に入れる必要がある。例えば，抗うつ薬はてんかん患者の抑うつにも気分障害にも使用されるが，てんかん患者の抑うつの場合，抗うつ薬は少量で効果も早いといわれている（Blummer et al. 2004）。他にも，発作間欠期精神病も統合失調症も現実検討力が損なわれるが，両者は区別することができる。発作間欠期精神病では統合失調症と異なり，幻視が多く，感情の平板化が少なく，人格水準や社会機能も保たれて予後は比較的よく，統合失調症の家族歴がなく，思考解体や陰性症状を示すことが少ない（Salloway et al. 1997）。発作間欠期精神病の発症は青年期前半であることが多く，統合失調症の典型的な発症年齢よりも若い。

　1960年代に，ランドルト（Landolt）は，**強制正常化**（forced normalization）の概念について記述している。これは脳波が正常化すると精神症状はむしろ悪化するというもので，しばしば抗てんかん薬によって引き起こされる（Lishman 1998; Salloway et al. 1997）。強制正常化は発作間欠期精神病をもつ患者群で観察されてきた。これは**交代性精神病**（alternative psychosis），すなわち発作の寛解に関連して精神病症状が出現する病態とみなすこともできる。

この概念は，使用可能な抗精神病薬すべてに精神病症状が治療抵抗性を示したときに，電気けいれん療法を用いて発作コントロールを図る根拠となりうる。

側頭葉てんかん患者には，しばしばパーソナリティや行動面の変化がみられることが知られている。ノーマン・ゲシュウィント(Norman Geschwind)は，倫理道徳や宗教的問題にのめり込み，怒りっぽく，性への関心が低下し多書を呈する発作間欠期の症候群について記録している(Geschwind 1979; Waxman and Geschwind 1975)。彼はこの人格変化は側頭葉辺縁系のてんかん焦点が原因と考えた。粘着性や執着性という言葉はてんかん患者にみられる細部や順序に過剰に注意を注ぐ様子を表したものであるが，粘着性が重篤になると，過剰な細部への執着が考え方やコミュニケーションを支配するようになる。会話のやりとりは周囲がイライラするほどゆっくりで，本人も苦痛を感じていて，治療にも深刻な妨げになる。

精神病症状を呈するてんかん患者の精査としては，発作や精神症状の詳細な病歴聴取，脳波検査，脳画像検査などが重要である。通常の脳波検査で特に所見がないときには断眠負荷脳波が有用な場合がある。長時間ビデオ脳波はさらに診断を明らかにしたいときに必要な検査である。MRI検査は必須で，特に内側側頭葉硬化症(MTS：mesial temporal sclerosis)の存在を同定するためには欠かせない。臨床的に難しいのは，発作と精神病症状の関係を理解することで，経過からようやく明らかになることもある。

今回の症例は，てんかん患者に起こる気分変調，精神病症状，人格変化といった一般的な神経精神医学的な問題をよく表している。慢性に経過する精神病症状と発作のコントロールがついたときの精神病症状の再燃は，それぞれ発作間欠期精神病，交代性精神病と考えられる。この患者は，慢性のてんかん患者に特徴的な人格変化も示した。

● **臨床のキーポイント** ●

- てんかん，特に側頭葉てんかんは発作間欠期(慢性)の気分障害や精神病性障害，人格変化を高い頻度で合併する。
- てんかん患者の治療者は，特有の神経精神医学的症状やその治療に通じていなければならない。
- てんかんに合併する神経精神症状の治療については，国際的なコンセンサス・ガイドラインがある。
- 発作間欠期精神病は統合失調症によく似た症状を示し，交代性精神病や強制正常化という病態がないか考慮しなければならない。

(谷口　豪)

## 推奨文献

Blumer D, Montouris G, Davies K: The interictal dysphoric disorder: recognition, pathogenesis, and treatment of the major psychiatric disorder of epilepsy. Epilepsy Behav 5:826-840, 2004

Kerr MP, Mensah S, Besag F, et al: International consensus clinical practice statements for the treatment of neuropsychiatric conditions associated with epilepsy. Epilepsia 52:2133-2138, 2011

## 引用文献

Berzen L: Epilepsy and psychosis. Canadian Psychiatric Association Bulletin, February 2002. Available at: http://ww1.cpa-apc.org:8080/publications/archives/bulletin/2002/february/specialfeatureberzen.asp. Accessed August 11, 2012.

Blumer D, Montouris G, Davies K: The interictal dysphoric disorder: recognition, pathogenesis, and treatment of the major psychiatric disorder of epilepsy. Epilepsy Behav 5:826-840, 2004

Geschwind N: Behavioural changes in temporal lobe epilepsy. Psychol Med 9:217-219, 1979

Kanner AM: Psychosis of epilepsy: a neurologist's perspective. Epilepsy Behav 1:219-227, 2000

Kerr MP, Mensah S, Besag F, et al: International consensus clinical practice statements for the treatment of neuropsychiatric conditions associated with epilepsy. Epilepsia 52:2133-2138, 2011

Lishman WL: Organic Psychiatry, 3rd Edition. Oxford, UK, Blackwell Science, 1998

Salloway S, Malloy P, Cummings JL: The Neuropsychiatry of Limbic and Subcortical Disorders. Washington, DC, American Psychiatric Press, 1997

Waxman SG, Geschwind N: The interictal behavior syndrome of temporal lobe epilepsy. Arch Gen Psychiatry 32:1580-1586, 1975

## 前頭葉てんかんとその神経精神症状

Vinod H. Srihari, M.D
Warren T. Lee, M.D., Ph.D.

23歳，男性。右利き。ピザの配達を仕事にしている。新規発症の精神病の評価目的で紹介された。2日間に渡る幻聴に伴い普段の彼にはない攻撃性を認

めたため，早期精神病治療ユニットへの入院歴があった。家族によると，このエピソードの数週間前から引き込もるようになって，アンヘドニアがみられるようになっていたという。これまでに精神科的既往はなく，物質乱用歴もなかった。既往歴・家族歴にも特記事項はなかった。ただし，今回の発症の6カ月前，仕事の最中に頭部外傷を受傷していた。本人の話では意識消失や脳震盪の症状もなく，すぐに仕事に戻ったという。

精神的現症としては，着衣は乱れ，困惑した様子でアイコンタクトが乏しかった。抑うつ気分を否定するものの，情動は明らかに制限されていた。人物・場所・時間への見当識は保たれていた。命令性幻聴と被害妄想について語り，病識は欠如していた。身体診察，検査所見，頭部CT検査(造影なし)はいずれも正常範囲内だった。暫定診断は短期精神病性障害とした。

プロトコルに従ってリスペリドンが開始となったが，6 mg/日まで増量になっても症状に改善はみられなかった。入院から2週間で夜間の発作が5回認められた。発作は睡眠中に群発していて，いずれも看護スタッフが目撃していた。彼らの報告によると，突然興奮して，ひどく怯えた様子になり，叫び声をあげるということだった。右足に非対称性の強直姿勢を示し，両手でベッドシーツを掴んでいた。すぐに発作は二次性全般化をきたし，発作後もうろう状態は短かった。本人は一連のエピソードについて覚えていなかった。

発作間欠期の脳波では，左前頭部電極に高振幅で律動的な高周波が発作後徐波とともに確認された(図5-1)。頭部MRI検査は正常所見であった。バルプロ酸が開始されると，精神病症状は劇的に改善した。その後発作は再発しなかった。

バルプロ酸開始1カ月後の脳波は正常だった(図5-2)。幻覚や妄想を訴えることはなく，リスペリドンも漸減中止となったが，精神病症状の再燃はみられなかった。半年後と1年後のフォローアップでも，バルプロ酸単剤治療で発作は抑制されていて，社会生活機能もほぼ病前レベルまで回復したが，ピザの配達の仕事を続けるほどには至らなかった。

## C 考察

本症例の最初の病像は，短期精神病性障害ないし初回精神病エピソードで典型的にみられるものであった。これらは最終的に統合失調症の診断に至ることも少なくない。最初の時点で器質因を除外するための標準的な検査は行われていた。しかしながら，本症例では抗精神病薬が無効だった。その後，一連の発作が観察され，続いて発作間欠期の脳波異常が見られたため，前頭葉てんかんに伴う発作後精神病との診断に至った。

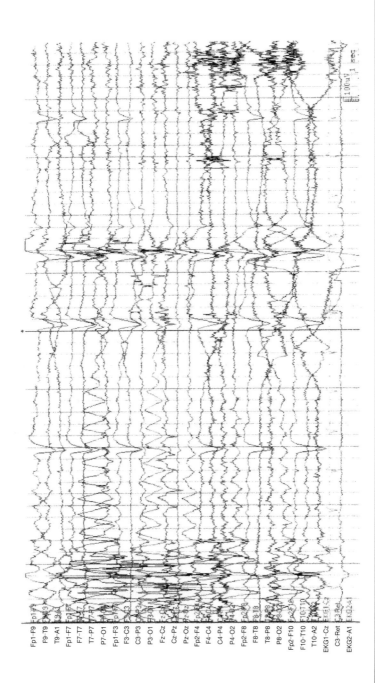

**図 5-1** 23歳の男性患者の発作間欠期脳波（発作後）。左前頭部領域の発作後徐波とともに高振幅で律動的な高周波が出現している。（訳注：米国脳波学会の10%電極配置法による）

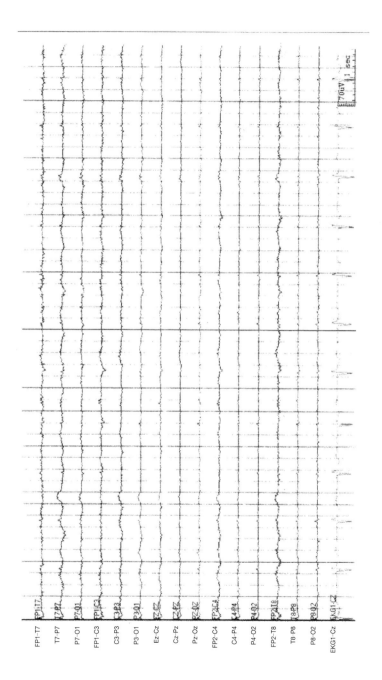

**図 5-2** 同じ患者の脳波所見。抗てんかん薬治療開始1カ月後。

てんかんが精神病症状の原因になることはよく知られている。側頭葉てんかんが多く，前頭葉てんかんとの関連はずっと少ない(Adachi et al. 2000; García-Morales et al. 2008)。てんかん発作と精神病症状の関係は一様ではない(Sachdev 1998年)。精神病症状が非けいれん性てんかん重積状態の症状による場合は，**発作時精神病**(ictal psychosis)と呼ばれる(Takaya et al. 2005)。今回の症例のように精神病症状がてんかん発作の後に出現することもある(**発作後精神病** postictal psychosis)。発作後精神病の典型例では，精神病症状が出現する前に数日間の意識清明期(lucid interval)があり，この間，患者は正常な状態に回復したかのようにみえる。精神病症状がてんかん発症から何年も経過(典型的には10〜14年)してから発症することもあり(慢性**発作間欠期精神病** chronic interictal psychosis)，てんかん発作が寛解すると精神病症状が前景化することもある(**交代性精神病** alternative psychosis)。

前頭葉てんかんは，発作時の精神・行動面での症状から発見することができる。例えば，極度の恐怖(La Vega-Talbot et al. 2006; Takaya et al. 2005)，興奮，易刺激性，複雑な自動症，笑い発作，歌い発作(Enatsu et al. 2011)などである。発作時の症状がてんかん焦点の局在性を示す手がかりとなることがある。例えば，言語機能の障害が目立つ場合には優位半球が発作に関与している可能性を示しているし，片側性もしくは両側性の強直姿勢，しかめ顔，発声，言語停止，複雑な自動症(足蹴りなど)といった症状は補足運動野の関与が考えられる。補足運動野は両側性に運動機能を制御しているため，補足運動野発作では両側性に強直姿勢がみられるが，意識は保たれている。間代性の動きを呈する運動性の単純部分発作の場合は一次運動野の関与が考えられる。強直間代性の運動は(必ずではないが)対側の前頭葉が起源と考えられる。暴れるなどの複雑な行動，内臓感覚症状，強い情動，反復動作といった症状の場合は，前頭葉内側，前頭極領域，帯状回が関与している可能性が高い(Kellinghaus and Luders 2004; Kotagal and Arunkumar 1998; O'Brien et al. 2008)。前頭葉てんかんは側頭葉てんかんに比べると，急に始まって急に終わり，発作時間も短い(1分未満)などの特徴があり，頻繁に起こることが多く，夜間に群発する傾向がある。

前頭葉てんかんは，皮質形成異常，グリオーシス，血管奇形，脳腫瘍，頭部外傷，感染，低酸素脳症などさまざまな原因で起こる。遺伝学の進歩により，多くの疾患の遺伝的な背景が明らかとなってきた。常染色体優性夜間前頭葉てんかん(ADNFLE)は，短い典型的な発作が特徴的であり，それらは単に睡眠から覚醒するだけのものから劇的で奇妙な動きまでさまざまだが，いずれも発作中の意識は保たれている(Kurahashi and Hirose 2010)。今回の症例の前頭葉てんかんの病因は不明のままである。報告によれば頭部外傷の程度は軽い

ものであり，MRI所見も正常なので，その影響は定かではない。

　精神病症状の初回エピソードを示す外来患者にルーチンで脳波を施行すべきかについてだが，通常の精神科診療で精神病症状を示す前頭葉てんかんの症例に遭遇することはめったにない。米国精神医学会の統合失調症ガイドラインによると，頭部外傷の既往，抗精神病薬への反応不良，てんかんの家族歴などの非定型な要因をもつ場合に限って脳波の施行を推奨している(American Psychiatric Association 2004)。てんかんが疑われる症例の診断確定には，やはり臨床的な診断が重要である。なぜなら，1回の脳波所見の感度が比較的低いからである。てんかんの確定診断がついた症例でも，初回の発作間欠期の外来脳波で脳波異常を示すのは29〜55％にすぎない(Goodin et al. 1990)。さらに，前頭葉の大部分は頭皮脳波では捉えられない。

　その問題行動が前頭葉てんかんの発作によるものかどうか精神科医が見極めるポイントがいくつかある。すなわち，発作が常同的であること，典型例の発作時間は短いこと(60秒未満)，反復性の動きであること，指で叩く，足蹴りする，こするような動作，腰を突き出す，のたうちまわる，ほじくる，性器をいじくる，引っ掻く，衣服をなおす，言語停止や言語障害，うめく，発声を繰り返す，などの症状を示すことである。ただ，こうした奇妙で複雑な動作を認めたとしても，心因性非てんかん発作(psychogenic nonepileptic seizure；偽発作pseudoseizureともいう)との鑑別は困難なことがあるし，両側性の運動症状にもかかわらず意識が保たれていたり，発作の始まりと終わりが唐突だったりする場合も診断は難しい。

　診断が不確定なときにはビデオ脳波モニタリングの適応となる。また全例で高解像度のガドリニウム造影頭部MRIを施行すべきである。しかしながら，前頭葉てんかんの患者の病変は微細でMRIでは描出されにくい。そのようなときにはPETやSPECTといった機能画像が役立つだろう(Kotagal and Arunkumar 1998)。

## ● 臨床のキーポイント ●

- 前頭葉てんかんの患者は奇妙な行動を呈することがあるため，精神科医が神経内科医よりも先に診察する可能性がある．
- てんかんによって精神病症状が引き起こされることはよく知られているが，前頭葉てんかんによるものは稀である．
- 初回精神病エピソードでは，頭部外傷の既往，てんかんの家族歴，抗精神病薬の反応不良などの特徴がなければ，全例に脳波検査をする必要はない．

(谷口　豪)

## 推奨文献

Beleza P, Pinho J: Frontal lobe epilepsy. J Clin Neurosci 18:593-600, 2011

Haut S: Frontal lobe epilepsy, 1994-2002. Available at: http://emedicine.medscape.com/article/1184076. Accessed August 11, 2012.

Kim HF, Yudofsky SC, Hales RE, et al: Neuropsychiatric aspects of seizure disorders, in The American Psychiatric Publishing Textbook of Neuropsychiatry and Behavioral Neurosciences, 5th Edition. Edited by Yudofsky SC, Hales RE. Washington, DC, American Psychiatric Publishing, 2008, pp 649-675

## 引用文献

Adachi N, Onuma T, Nishiwaki S, et al: Inter-ictal and post-ictal psychoses in frontal lobe epilepsy: a retrospective comparison with psychoses in temporal lobe epilepsy. Seizure 9:328-335, 2000

American Psychiatric Association: Practice Guideline for the Treatment of Patients With Schizophrenia, 2nd Edition. Arlington, VA, American Psychiatric Association, 2004

Enatsu R, Hantus S, Gonzalez-Martinez J, et al: Ictal singing due to left frontal lobe epilepsy: a case report and review of the literature. Epilepsy Behav 22:404-406, 2011

García-Morales I, de la Peña Mayor P, Kanner AM: Psychiatric comorbidities in epilepsy: identification and treatment. Neurologist 14:S15-S25, 2008

Goodin DS, Aminoff MJ, Laxer KD: Detection of epileptiform activity by different noninvasive EEG methods in complex partial epilepsy. Ann Neurol 27(3):330-334, 1990

Kellinghaus C, Luders HO: Frontal lobe epilepsy. Epileptic Disord 6:223-239, 2004

Kotagal P, Arunkumar GS: Lateral frontal lobe seizures. Epilepsia 39:S62-S68, 1998
Kurahashi H, Hirose S: Autosomal dominant nocturnal frontal lobe epilepsy. Gene Reviews Available at: http://www.ncbi.nlm.nih.gov/books/NBK1169/.Accessed August 11, 2012.
La Vega-Talbot M, Duchowny M, Jayakar P: Orbitofrontal seizures presenting with ictal visual hallucinations and interictal psychosis. Pediatr Neurol 35:78-81, 2006
O'Brien TJ, Mosewich RK, Britton JW, et al: History and seizure semiology in distinguishing frontal lobe seizures and temporal lobe seizures. Epilepsy Res 82:177-182, 2008
Sachdev P: Schizophrenia-like psychosis and epilepsy: the status of the association. Am J Psychiatry 155:325-336, 1998
Takaya S, Matsumoto R, Namiki C, et al: Frontal nonconvulsive status epilepticus manifesting somatic hallucinations. J Neurol Sci 234:25-29, 2005

# ミトコンドリア病に伴う非定型精神病

Magdalena Ilcewicz-Klimek, M.D., F.R.C.P.C.

　35歳，女性。思春期が始まる頃より悪心・嘔吐を伴う，おもに右側頭部の痛みを頻繁に訴え，視野に閃光や暗点を自覚する予兆を認めていた。同時期，背が低いことから学校でいじめを受けるようになり，たいへんなストレスに耐えなければならなかった。高校１年の時にいじめはひどくなり，それまでの成績は平均的であったが落第点を取ることになってしまった。この頃，最初のうつ病エピソードを認めている。高校２年で学校を辞めると，抑うつ気分は自然に改善した。店員として就職し，いく度かの恋愛も経験したが結婚には至らず，子どもを得ることはなかった。
　家族歴としては，彼女の２人のきょうだいの両方，母親，母方祖母に片頭痛があった。母親は引き込もりがちな時期があったが，具体的な診断はされていない。
　片頭痛は年々頻度が増し，重症となっていった。20代前半でバランス感覚の悪さと運動耐容性の低下に気づくようになった。28歳時，１週間にも渡るひどい片頭痛を経験し，救急外来でエルゴタミンの静脈内投与を受けることとなった。その治療のために安静にしている間，右後頭葉に脳梗塞を発症し，左同名半盲を呈するようになった。脳梗塞は，片頭痛とエルゴタミンによって起きた血管攣縮が原因であった。数カ月後，左半身のけいれんを認めるように

なったが，フェニトインの投与で抑えられていた．1年後，今度は左半身の不全片麻痺を呈し，頭部CTの結果，右側頭-頭頂領域に新たな梗塞が認められた．

脳梗塞の原因として考えられるものは稀なものを含め陰性であったが，診察では四肢の運動失調と動作時ミオクローヌスを認め，臨床症状に基づき暫定的にミトコンドリア病の診断が下された．さらに左後頭葉にも数回に及ぶ脳梗塞があり，皮質盲となった．けいれん発作の方も結局はてんかん重積を呈するまで悪化し，1週間にわたってICUで静脈内抗てんかん薬投与による治療を受け，やっと改善して退院となった．

35歳時，けいれんに対して処方されたバルプロ酸を自ら過量内服し，アパートで意識不明の状態で発見された．重度の代謝性アシドーシス，高アンモニア血症，脳症のため，ICUに入院となった．血液透析が行われたが，すぐには回復しなかった．

彼女は後日，この自殺企図の前の2，3カ月の間，ひどい抑うつ状態で苦しんでいたと報告した．母親と親友が短期間にどちらも癌で亡くなるという喪失体験が契機になっていた．病歴から長年にわたり反復性の抑うつを経験していたが，これまで治療されてこなかったことがわかった．

ICU管理が終了すると，精神病性うつ病の治療目的で精神科病棟に転棟になった．転棟時も依然として重症の抑うつ症状が持続しており，著明な精神運動制止，アンヘドニアとともに，生きることに価値がないという考えを常に抱いていた．看護師が彼女の悪口を言っている幻聴が聞こえ，そこから看護師が自分に悪だくみをしているという妄想に進展した．脳波では脳症の所見は認められなかった．venlafaxine XR 150 mg/日およびリスペリドン2 mg/日が処方された．しかし，移動能力は低下しはじめた．診察時にはわずかな固縮しかなかったはずであるのに，独歩が困難なまでになってしまった．精神症状は改善し，介助付きで自宅退院となった．退院して間もなく，彼女自身の判断でリスペリドンを中止したところ，移動能力は著明に改善した．

数カ月後，奇妙な妄想を伴う幻視と幻触の急性発症のため，ふたたび救急外来に連れてこられた．怪物と巨大な昆虫が見えて，自分の皮膚に噛みついているのを感じるということであった．ひどく興奮していて，自宅ではバスルームに立てこもり，自分を殺そうとする幻覚に大きな包丁を持って応戦していたという．アルコールや違法薬物の摂取はしていないと言った．さらに詳しく尋ねると，精神病症状が出現する2，3日前に少なくとも1回てんかん発作を経験していたことがわかった．

診察では，左同名半盲と右上四半盲を認め，視力は左0.1，右0.07であった．眼瞼下垂や外眼筋麻痺は認めなかったが，頭部は首の筋力低下のため前屈し，左の鼻唇溝に平坦化を認めた．聴力は両側で低下し，発話はゆっくりで，軽度

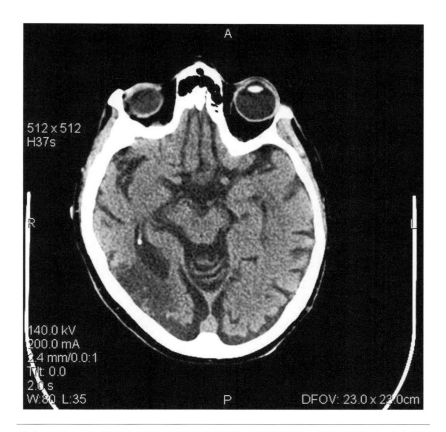

**図 5-3** ミトコンドリア病患者の頭部 CT 軸位断像。右側頭葉後方に血管支配領域と一致しない脳梗塞様所見を認める。

の構音障害も認められるようになった。近位筋と首の屈筋の筋力低下，錐体路障害による左上肢の筋力低下・深部腱反射亢進・筋トーヌス亢進が認められた。小脳性運動失調と企図振戦とミオクローヌスのため，介助なしで歩くことができなくなった。

診断確定のためさらに検査が行われた。脳波検査では，左側頭葉を焦点とする全般性てんかん発作波を示した。頭部 MRI では陳旧性梗塞巣の存在が確認されたが，これは血管支配領域とは一致しないものであった（図5-3）。MRIではびまん性の萎縮を認め，萎縮の程度は大脳と比較して小脳でより顕著であった。磁気共鳴スペクトロスコピー（MRS）では，側脳室の上部でNAA（N-acetylaspartate）のピークの低下と乳酸のピークの上昇を認めた。聴力検査では，両側性に感音性難聴を認めた。心エコーと心電図の所見は正常であった。

食後の乳酸値の上昇と高アンモニア血症を除いて，広範な血液検査と尿検査でも異常値は認めず，バルプロ酸の血中濃度も有効範囲内であった。筋電図からは確定的な結果は得られず，神経伝導検査の結果も正常であった。筋生検では，異常なミトコンドリアと赤色ぼろ繊維を認め，ミトコンドリアミオパチーであることが確認された。

　以上の検査と臨床像より，ミトコンドリア病の診断が確定した。その中でもMELAS（ミトコンドリア脳筋症・乳酸アシドーシス・脳卒中様発作）症候群の可能性が最も高かった。バルプロ酸からラモトリギンへの変薬時，彼女のミオクローヌスは著明に悪化した。クロナゼパムを試したところ，鎮静効果ばかりでミオクローヌスの改善はわずかだった。オランザピンは精神病症状に対し処方され，2，3日のうちに改善がみられたが，この抗精神病薬のせいでよくなったのではないかもしれない。他方，運動機能は悪化し，基本的日常生活動作にも車椅子と介助が必要であった。オランザピンを2.5 mg/日まで減量すると，わずかに改善がみられた。

　急性の精神症状が改善するにつれ，認知機能障害が明らかになった。短期記憶と遂行機能障害を認め，言動は子どもっぽくなって，反応は衝動的で，具体的思考，注意力低下のために自身の障害に対する洞察は制限されていた。視力と身体機能の制約から神経心理検査は一部しか施行できなかった。総括すると，全般性の認知機能障害が確認され，より具体的には言語と展望記憶の障害が特に目立った。再認記憶は比較的保たれており，記銘よりもむしろ想起に問題を抱えていることが示唆された。言語性IQは極度に低く，語流暢性課題で4パーセンタイル未満，カテゴリ流暢性課題で1パーセンタイル未満であった。処理速度は遅く，左右の間違い，失行，暗算機能の低さ，幼稚園児レベルの書字機能が見られた。数唱は，順唱3桁，逆唱2桁であった。

　日常生活の大部分で介助を必要としたため，退院して介護施設に入所した。その後，ミオクローヌスに対しバルプロ酸が低用量で数回試みられたが，ミオクローヌスが劇的に改善したのに対し，投与の度に顕著な幻視を呈したため中止せざるを得なかった。抑うつ症状も再発を繰り返したが，各種抗うつ薬の投与によって改善した。補酵素$Q_{10}$，アルギニン，各種ビタミンを含むミトコンドリア病のためのサプリメントの混合処方もなされたが，身体症状は徐々に悪化していった。

## C 考察

　MELAS症候群は，ミトコンドリア細胞変性によって起こり，孤発例もしくは母系遺伝を介して発生する。複数の異なるミトコンドリアDNA変異が，

MELASと関連するとされてきた。これらの変異で最も一般的なものは，tRNALeu（UUR）遺伝子の塩基番号3243におけるアデニンからグアニンへのトランジション変異（m.3243 A→G）である（訳注：3243変異）。一般的に診断は脳卒中様発作の存在，通常40歳以前の発症，脳症，ミトコンドリアミオパチーの所見（乳酸アシドーシス・赤色ぼろ線維の一方または両方）を認めることによる。その他の特徴としては，低身長，聴力低下，運動耐容性の低下，髄液中蛋白量の増加，片頭痛様の頭痛，けいれん発作，認知機能の低下，小脳性運動失調，ミオクローヌス，心筋症，心伝導障害，糖尿病，胃腸運動障害，腎症などがある。MELAS症候群の脳卒中様発作の特徴は，主要脳動脈の支配領域に一致しないことである。ミトコンドリアDNA変異がどのようにMELAS症候群の組織学的および臨床的特徴を引き起こすかについては解明されていない（Sproule and Kaufmann 2008）。

　ミトコンドリア病の一般的な神経精神症状は，抑うつ，精神病症状，せん妄，認知機能障害である（Fattal et al. 2006; Finsterer 2009, 2010; Koene et al. 2009; Mancuso et al. 2011）。これらの有病率の情報は現段階では限られているが，抑うつ症状については，MELAS症候群の42％にものぼると報告されている。抑うつ症状が疾患の初期段階に起こることもあり，時に他の身体症状に先行する（DiMauro and Schon 2008; Fattal et al. 2006）。例えば，本症例の場合，抑うつ症状は思春期が始まる頃にすでに存在していた。精神症状がミトコンドリア病の初期症状である可能性があるということは，精神科医が本疾患の患者を最初に診察する医師のうちの1人であるかもしれず，正確に診断するために必要な検査を施行しなければならない。

　本症例でもみられるように，全般性の認知機能障害，すなわちミトコンドリア認知症（mitochondrial dementia）はミトコンドリア病患者の60～70％にみられる。脳卒中様病変により直接引き起こされている場合は，認知機能障害は限局性となる可能性もある（Finsterer 2009）。

　本症例で精神病症状の発現に関係した因子については，いくつか考えられる。第一に，精神病症状はミトコンドリア病に直接関連している可能性がある。最新の文献によれば，非定型精神病は特にMELAS症候群に多くみられるとしている。本症例の場合は，精神病エピソードのうち抑うつ状態に伴うものとして説明可能なのは1回のみであった（Finsterer 2010）。

　急性発症の幻視は，脳機能不全としての脳症またはせん妄によるという指摘もあるが，意識の減衰または変容がなかった点で，説明がつかない。混乱はなく，脳波所見でも典型的な広範囲の徐波は認めなかった。脳波から部分発作の重積状態も否定された。ちなみに急激な精神病症状を呈したミトコンドリア病患者が部分発作重積状態を呈していた症例が報告されている。患者本人が精神

病症状出現の数日前に発作があったと報告していること，症状が急速に消退したことからは，発作後精神病が示唆される。

本症例の幻覚と精神病症状の一因として感覚遮断も考えられる。重度の視覚障害の存在から，シャルル・ボネ(Charles Bonnet)症候群である可能性も考えられるが，この症候群における幻視は，典型的には妄想や他の感覚様式の幻覚を伴わず，病識も保たれる点から，この患者の場合には考えにくい。

本症例の精神病症状に重要な役割を果たした最終的な要因は，薬物である。精神病症状は一貫してバルプロ酸投与下で引き起こされ，中止に伴い消退している。特定の薬物がミトコンドリア病に悪影響を及ぼすリスクがあることはよく知られている。実際，この疾患の管理上で最も重要なことの1つに，ミトコンドリア毒性をもつ薬剤を回避することがある。具体的には，バルプロ酸やバルビツール系薬剤(Finsterer 2010)のような抗てんかん薬が挙げられる。抗精神病薬(特に，定型抗精神病薬とリスペリドン)は，ミトコンドリアにおける酸化的リン酸化を妨げることが示されており，精神症状・身体症状ともに誘発するおそれがある。したがって，これらの薬剤をミトコンドリア病の患者に投与する際には細心の注意が必要である(Ahn et al. 2005; Finsterer 2010; Modica-Napolitano et al. 2003)。この症例では，リスペリドン投与時に運動機能が著明に障害された。程度は軽いが，オランザピンの副作用にも敏感であった。

ミトコンドリア病における精神症状の管理のためのガイドラインはない。抑うつが生じた場合は選択的セロトニン再取り込み阻害薬(SSRI)が効果的で忍容性もある。ミトコンドリア病患者の認知機能の障害に対する治療は，まだ実験段階である。サプリメントや各種ビタミンの混合処方は，身体症状や神経精神症状に対して多少の効果があるかもしれない。例えば，精神病症状および認知機能に対して補酵素$Q_{10}$が有効であるという複数の報告がある(Ahn et al. 2005; Fattal et al. 2006; Finsterer 2009, 2010)。

単極性うつ病，双極性障害，統合失調症，自閉症など，多くの原発性の精神疾患，および神経変性疾患において，ミトコンドリア病の機能不全が関心領域となっている。しかし，今のところ，明確な結論は得られておらず，さらなる研究が必要である(Clay et al. 2011; Finsterer 2010; Kato 2001)。

### ● 臨床のキーポイント ●

- 多臓器にわたる症状（運動耐容性の低下，片頭痛，けいれん発作，脳卒中様発作，聴力低下，糖尿病，低身長など）が認められたときには，ミトコンドリア病も鑑別として考慮しなければならない。
- 精神病症状，認知機能障害，せん妄，抑うつ症状は，ミトコンドリア病でよくみられる精神神経症状として認められる。
- バルプロ酸など，ミトコンドリア毒性をもつ薬物は，原疾患を悪化させるリスクがあるため，避けなければならない。
- 多くの抗精神病薬はミトコンドリア機能を妨げることが明らかになっており，この疾患の患者に使用するときは細心の注意が必要である。
- ミトコンドリア病の確立した治療法はない。補酵素 $Q_{10}$ や各種ビタミンなどのサプリメントが有益な場合がある。

（門脇亜理紗）

## 推奨文献

Finsterer J: Central nervous system manifestations of mitochondrial disorders. Acta Neurol Scand 114:217-238, 2006

Finsterer J: Treatment of central nervous manifestations in mitochondrial disorders. Eur J Neurol 18:28-38, 2011

## 引用文献

Ahn MS, Sims KB, Frazier JA: Risperidone-induced psychosis and depression in a child with a mitochondrial disorder. J Child Adolesc Psychopharmacol 15:520-525, 2005

Clay HB, Sillivan S, Konradi C: Mitochondrial dysfunction and pathology in bipolar disorder and schizophrenia. Int J Dev Neurosci 29:311-324, 2011

DiMauro S, Schon EA: Mitochondrial disorders in the nervous system. Annu Rev Neurosci 31:91-123, 2008

Fattal O, Budur K, Vaughan AJ, et al: Review of the literature on major mental disorders in adult patients with mitochondrial diseases. Psychosomatics 47:1-7, 2006

Finsterer J: Mitochondrial disorders, cognitive impairment and dementia. J Neurol Sci 283:143-148, 2009

Finsterer J: Psychosis as a manifestation of cerebral involvement in mitochondrial disorders, in Recent Advances in Clinical Medicine: Proceedings of the International Conference on Medical Pharmacology. WSEAS Press, 2010, pp 90-96

Kato T: The other, forgotten genome: mitochondrial DNA and mental disorders. Mol Psychiatry 6:625-633, 2001

Koene S, Kozicz TL, Rodenburg RJ, et al: Major depression in adolescent children consecutively diagnosed with mitochondrial disorder. J Affect Disord 114:327-332, 2009

Mancuso M, Orsucci D, Ienco EC, et al: Psychiatric involvement in adult patients with mitochondrial disease. Neurol Sci December 23, 2011 [Epub ahead of print]

Modica-Napolitano JS, Lagace CJ, Brennan WA, et al: Differential effects of typical and atypical neuroleptics on mitochondrial function in vitro. Arch Pharm Res 26:951-959, 2003

Sproule DM, Kaufmann P: Mitochondrial encephalopathy, lactic acidosis, and strokelike episodes: basic concepts, clinical phenotype, and therapeutic management of MELAS syndrome. Ann N Y Acad Sci 1142:133-158, 2008

# CHAPTER 6

# 過運動状態

成人のトゥレット症候群 ………………………………… 129

ハンチントン病に伴う精神病症状 ……………………… 135

遅発性ジスキネジア ……………………………………… 141

## 過運動状態

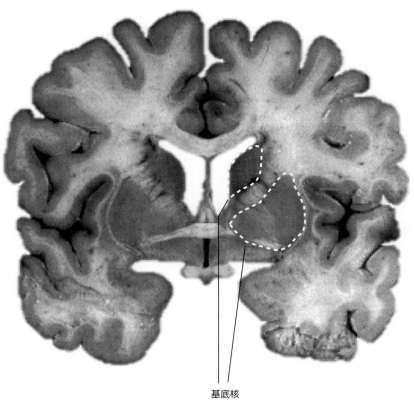

基底核

## はじめに

　精神症状と運動異常は併存することがよく知られている。運動異常に伴う精神症状としては，不安，抑うつ，強迫観念・強迫行為，精神病症状がある。運動異常は基底核の機能異常が原因で起こるが，精神症状はおそらく基底核から辺縁系への神経接続が破綻することで起こると考えられる。しかしながら，神経回路や神経伝達物質系について決定的なことはまだ解明されていない。

# 成人のトゥレット症候群

Anton Scamvougeras, M.B.Ch.B., F.R.C.P.C.

　29歳，男性。薬剤師。子どもの頃から悩まされてきたチックの評価と治療のために紹介されてきた。

　一卵性双生児の第2子で，妊娠中に特記すべき異常はなく経腟分娩で出生した。周産期に一過性の低酸素状態にはあったが，NICUに入るほどではなかった。発達は正常であり，双子の兄よりも常に小さめだった。

　6歳時，授業中まばたきが多く，ときどき「顔をしかめる」ことに教員が気づいた。アレルギー専門医に紹介されて，花粉とハウスダストのアレルギーが見つかり点眼薬を処方されたが，効果はなく数カ月後に中止された。両親は彼がテレビをみているときに肩を「回し」始めたり，兄と遊んでいるときに何回も鼻すすり，鼻ならし，しかめ面をしたりすることに気づいた。兄にはそのような行いはみられず，母親は週刊誌の記事を読んでトゥレット障害かもしれないと思った。そして，7歳のときにかかりつけ医から地域の小児病院の神経精神科に紹介され，トゥレット障害の診断が確定した。少量のドパミン遮断薬がすすめられたが，両親は断った。

　チックの重症度は幼少期から10代にかけて変動したが，成績も友人関係も良好であった。15歳のとき，チックが重症化してハロペリドールを試したが，薬を飲むと「ゾンビ」みたいになるという理由で数日後には服用をやめてしまった。大学生だった19歳のとき最もチックがひどく，20代の間は増悪を繰り返した。

　29歳時，新しい仕事についてチックがふたたび目立つようになり，家庭医から成人の神経精神科外来へ紹介された。

　診察上，身体的には健康で他の精神症状も初めはないと否定したが，まばたき，しかめ面，首回し，肩の動きなどの運動性のチックが認められた。一部の

チックはジストニア様であり，チックの終わりに短い間，体の動きが止まった。こういったチックは強烈で，首が過伸展して，腕や肩の筋肉が硬くなった。このチックが最も問題となる症状であり，4年間も首の痛みが続いていた。

その他に，神経学的な異常所見はなく，血液検査でも特に変わった二次性チックの原因となるような異常はみられなかった。トゥレット障害の診断が改めて確定した。頭部MRIでは，左側頭極にある小さなくも膜下嚢胞を除いて異常は認められなかった。

彼のチックは客観的には侵入的で痛々しかったが，今までの人生を通した重症度は，大学生のときを10とした場合，今は6/10だということであった。そうは言っても，現在の状態と可能な治療について一通りの説明を受けると，薬物療法を試してみることを望んだ。低用量のリスペリドン（就寝前0.25 mg）から開始して，漸増する予定であった。就寝前0.5 mgに増量したときに，精神の働きも身体の動きも日中に緩慢になって不快感を覚えたため，1 mgまで増量することはできなかった。チックに変化はなく，薬物療法をやめることを自ら選んだ。

1年経って彼は再受診した。チックは侵入性になるまでに増悪し，重症度スケールは7となっていた。1年間一緒に過ごしたパートナーが子どもを希望し，彼は喜んだが父親になることに不安も抱いていた。彼は別の薬物を試したいと申し出たが，さまざまな薬の選択肢について質問や話し合いをするのに十分な時間を確保するため，改めて診察予約をとった。

つぎの予約外来は1カ月後であったが，その間チックが自然にそれほどひどくないレベルにおさまったのは特筆すべきことであった。もし前回新しい薬を開始していたらそのおかげでよくなったと考えたであろうという事に患者も担当医もぞっとした。チックの重症度は4/10で，薬物療法の必要がないのは明らかであった。

2カ月後の診察では，チックはよくコントロールされているが，自我違和的で侵入的な考えが強く浮かんでくると訴えた。それは暴力的な内容であることが多く，口に出すのも恥ずかしいという。これらは強迫観念に該当し，侵入的で生活全般に及んでいたため強迫性障害（OCD）の診断基準を満たすと考えられた。実は10代の頃からこのような症状はあったのだが，それまでの診察ではあまり話していなかったことを認めた。これらの暴力的な考えに基づいて行動したことは一度もなく，そうするリスクもないと判断された。強迫観念は選択的セロトニン再取り込み阻害薬（SSRI）の処方により改善し，3カ月後には侵入性の程度は50％に減少した。

首にむりやり力が入って過伸展するチック症状は，頻度と強度が増し，顕著な頸部痛を起こして，さらに両手のしびれまで呈するようになっていた。頸部

の画像検査では年齢に比して関節の変形があることが指摘されたが，脊髄の損傷はみられなかった。電気生理学的な検査では有意な神経根症状はみられなかった。このチック症状が心配の種であることは明らかで，再度薬物療法を希望するに至った。今回はハロペリドール毎晩0.5 mgという低用量から開始とし，毎晩1.5 mgまで増量して，本人も忍容することができた。チックの強度は7/10から4/10に減少し，当初みられた緩慢さと体が重い副作用は投与開始6週間で大幅に減少した。

　これが，両価的ではあるが有益な薬物との関係の始まりであった。その後8年間，ハロペリドールを完全に中止しようと何度も試みたが，自分のQOLを考えて最終的には内服した。人生の楽しみが「削がれた」感じがするのを嘆き悲しむことはあったが，薬をなくそうとすると重篤な症状が出てきて，侵入的になることも同時に認めていた。また，ハロペリドールとSSRIを併用することで強迫観念がよくコントロールされることがわかって喜んでいた。概して，これらを内服しているときの方がQOLはよかった。チックも強迫観念も時間とともに軽快することに本人は気づいており，今後の治療計画には，年単位で慎重に減薬していくことが盛り込まれるだろう。

## C 考察

　トゥレット障害は遺伝的・環境的な原因によって生じる神経発達障害で，中核症状は運動および音声のチックである(Jankovic 2001)。遺伝的病態生理学的レベルの面では，トゥレット障害をもつ人は併存障害を有することが多く，とりわけ注意欠如・多動性障害(ADHD)，気分障害，OCD，病的身繕い(pathological grooming)，広汎性発達障害などである。分娩外傷は，遺伝的感受性のある人においてこの症候群の出現を増やす。

　トゥレット障害の発症は通常10歳前であり，10代後半が最も一般的な症状のピークである。トゥレット障害の大半は成人期には症状の重症度が顕著に改善する。しかし，一部の人はチックが持続してQOLが明らかに障害される。さらにトゥレット障害類似の遅発性の症候群に苦しむ人々もいる(Chouinard and Ford 2000)。

　小児期から典型的な経過を辿ってきた患者においても，成人期に詳細な評価(または再評価)を慎重に行う。精神科的評価には，チック自体よりもQOLに影響を与える併存障害の現状を注意深く見直すことが含まれる。神経学的評価により，チックの性質を確定し，非典型的な神経発達の徴候や他の神経学的症状のスクリーニングを行う。稀ではあるが「二次性」チックの原因となるウィルソン病，有棘赤血球症，ハンチントン病，基底核損傷は，除外すべきである。

頭部MRIにより，チックの原因となる稀な構造異常や，たまたま併存する病気を除外することができる。これらの画像検査で原因となる病変が明らかとなることはほとんどないが，くも膜下嚢胞や異所形成のような非典型的な神経発達が通常よりも高い頻度でみつかる。

　いったん診断が確定されたら，チックについての教育を改めて行う。つまり，成人は小児期に比べてチックの原因や病態についてより詳細な理解ができるので，チックは遺伝的素因の影響を強く受けており，進化上有利な運動プログラム回路の過剰反応のせいで起きていると説明するとよい。

　チックは，典型的には時間の経過とともに強度が「漸増・漸減(waxing and waning)」すると言われてきた。このベースラインの変動は，ドパミンを介した神経回路の活動における正常な生理的変動の結果として現れ，他の変動がなくとも起こりうる。チックの強さは，心理社会的ストレスによる不安，注意集中を要する課題，疲労のようなさまざまな要素に影響を受ける。チックの強度のベースラインの変動は，特に難しい症例で新たな治療法を試したときに結果を判断するのに役に立つ。臨床家と患者は，チック症状の自然な変動を治療の結果による変化だと誤解する偽陽性や偽陰性の判断をするリスクがある。この落とし穴を避ける唯一の方法は，短期間に拙速な頻回の判断をするのではなく，長期的な視点で治療効果を判定することである。チックの重症度を測定する尺度としては，正式なものではないが，今までに経験したチックの強さを0〜10の間で表す方法やYale全般的チック重症度尺度などが推奨されている(Storch et al. 2005)。

　チックによって，どれほど困っているかは人によってかなり異なっており，介入の必要性を注意深く判断する必要がある。重症なチックがあってもよく適応して幸せに有意義な毎日を送っている人もいれば，客観的にほんのわずかなチックしかないのに悩んだり，挫折したりしている人もいる。必要とあれば患者とともに家族にも適切な教育を行うことが，唯一の必要な介入であることがある。

　チックがQOLにより深刻な影響を与えている場合には，もっと積極的な治療が必要となる。行動療法はいくぶん効果があり，投薬を考える前に習慣反転訓練〔habit reversal training（訳注：チックと競合する，あるいは同じ運動をゆっくり行うトレーニング）〕のような技法を試行することを推奨する臨床家もいる(Franklin et al. 2010)。一方，すぐに薬物療法の道を選ぶ患者もいる。

　チックの治療で用いられる薬剤はドパミン作動ニューロンの活性を減らすことを目的としており，次の3グループがある。(1)ドパミン遮断薬(ハロペリドールやリスペリドン)，(2) $\alpha_2$作動薬(クロニジン)，(3)アミン枯渇薬(テトラベナジン)。

薬物選択に関して世界的に認められたアルゴリズムはなく，神経内科医はテトラベナジンから開始することを好むことが多い。おそらく状況は異なるが，ドパミン遮断薬の使用によって重篤な遅発性ジスキネジアが引き起こされるのをよく知っているからであろう。一方で精神科医はテトラベナジンの副作用として破局的な不快気分や重度の抑うつが起こりうることを認識しているため，リスペリドンなどの薬剤から開始することを好む。

　本症例のような患者のチック治療に抗精神病薬を使用する場合は，実のところ運動回路を緩慢にしようとしているのであり，それは同じ薬剤を精神病の治療に使ったときには副作用だとみなされることに留意すべきだろう。したがって，新しい非定型抗精神病薬よりもハロペリドールのように古くて「いろいろな作用点をもつ(dirtier)」薬剤の方が効果のある患者がいることも驚くにはあたらない。

　こういった患者にテトラベナジンを使用することは，抑うつ気分を引き起こすという明らかなリスクがある(Kenney et al. 2006)が，ドパミン遮断薬の使用もまた抑うつや不機嫌のリスクを伴うことはあまり知られていない(Margolese et al. 2002)。同様にトゥレット障害の人に遅発性ジスキネジアのリスクがあるという事実も重要であるが，気分障害や精神病に対して抗精神病薬を処方されている人たちと比較すると害は少ないかもしれない(Silva et al. 1993)。

　薬物療法に対する反応は個人差が大きい。誰にどの薬が効くかを前もって同定する信頼できる方法は確立していない。それゆえ，中等度の運動チックおよび音声チックがある2人の患者がいたとして，ほとんどの点で同じように見えたとしても，1人は低用量のハロペリドールに極めてよく反応し，もう1人は完全に治療抵抗性で，多剤併用大量療法でもチックが残ることがある。したがって，最も慎重な方法は，経験的に治療を進めることであり，薬剤を系統的に使用して，治療反応性について時間をかけて注意深く記録することである。

　併存症はしばしばチックそのものよりも生活障害が大きく，侵入的な強迫観念や抑うつ気分，睡眠障害などの症状の方が治療上の焦点となるのは珍しいことではない(Eddy et al. 2011)。興味深いことに，トゥレット障害に関連する強迫性障害はトゥレット障害と無関係に起こる強迫性障害とは異なる(Nestadt et al. 2009)。前者はより暴力的で性的な内容の強迫観念が多く，触らないと気が済まないという強迫行為が多く，対称性へのこだわりも目立つ。また後者に比べて汚染や清潔に関する不安が少ない。

　信頼性の乏しい成功談が広く世間に流布していることから，トゥレット障害の脳深部刺激療法に関して患者から質問を受けることは珍しくない。この方法は重症の治療抵抗性トゥレット障害に将来有望な治療法ではあるが，現時点で

はまだ実験段階であり，世界中の専門機関で学際的にプロトコル開発や最適な神経解剖学的標的を探求しているところである。

すべてのトゥレット障害の治療の目的は，特定のチックをなくすことよりもQOLを改善することである。この視点が持てるような教育を行うことで，患者の努力と期待を非常に生産的な方向に向けることができる。

大多数の患者では，ドパミン作動システムの成熟につれて関連する回路の過活動が減衰し，年齢とともにチックの強度が弱まっていくことを経験する。このことから，おそらく時が解決してくれるのだろうとほとんどの患者が安心感を得られる。

● **臨床のキーポイント** ●

- チックのベースラインは変動するため，治療効果を評価する際には，この変動を考慮に入れるべきである。
- 強迫性障害や気分障害のような併存障害の症状はチック自体よりもQOLに影響を与え，しばしば治療の主な焦点となる。
- 患者と家族に対してトゥレット障害の性質について教育することが，唯一の必要な介入であるケースもある。
- 直接的にチックを減らす薬物はすべて，受容体の遮断（ハロペリドール，リスペリドン），$α_2$受容体刺激（クロニジン），アミン枯渇（テトラベナジン）などの機序を通して，ドパミンの活性を減らすことで作用する。
- テトラベナジンやドパミン遮断薬が治療に用いられる際は，抑うつ気分が発生する重大なリスクがある。

（市橋香代）

## 推奨文献

Jankovic J: Tourette's syndrome. N Engl J Med 345:1184-1192, 2001

Scahill L, Erenberg G, Berlin CM Jr, et al: Contemporary assessment and pharmacotherapy of Tourette syndrome. NeuroRx 3:192-206, 2006

Swain JE, Scahill L, Lombroso P, et al: Tourette syndrome and tic disorders: a decade of progress. J Am Acad Child Adolesc Psychiatry 46:947-968, 2007

## 引用文献

Chouinard S, Ford B: Adult onset tic disorder. J Neurol Neurosurg Psychiatry 68:738-743, 2000

Eddy CM, Cavanna AE, Gulisano M, et al: Clinical correlates of quality of life in Tourette syndrome. Mov Disord 26:735-738, 2011

Franklin SA, Walther MR, Woods DW: Behavioral interventions for tic disorders. Psychiatr Clin North Am 33:641-655, 2010

Jankovic J: Tourette's syndrome. N Engl J Med 345:1184-1192, 2001

Kenney C, Hunter C, Mejia N, et al: Is history of depression a contraindication to treatment with tetrabenazine? Clin Neuropharmacol 29:259-264, 2006

Margolese HC, Annable L, Dion Y: Depression and dysphoria in adult and adolescent patients with Tourette's disorder treated with risperidone. J Clin Psychiatry 63:1040-1044, 2002

Nestadt G, Riddle MA, Grados MA, et al: Obsessive-compulsive disorder: subclassification based on co-morbidity. Psychol Med 39:1491-1501, 2009

Silva RR, Magee HJ, Friedhoff AJ: Persistent tardive dyskinesia and other neuroleptic-related dyskinesias in Tourette's disorder. J Child Adolesc Psychopharmacol 3:137-144, 1993

Storch EA, Murphy TK, Geffken GR, et al: Reliability and validity of the Yale Global Tic Severity Scale. Psychol Assess 17:486-491, 2005

# ハンチントン病に伴う精神病症状

Anthony Feinstein, M.B.B.Ch., M.Phil., Ph.D., F.R.C.P.C.

　38歳女性。既婚。3児の母。夫に連れられて救急外来を受診した。6カ月ほど前より声が聞こえると言い始め，声を遮断するために息子のアメフトのヘルメットをかぶるようになり，ついに夫が受診させた。この厄介な症状について家族は病院でみてもらうように懇願したが，患者はひとたび受診したらきっと強制入院になってしまうと当初は拒否していた。ハンチントン病を患っていた亡き父が，受診をきっかけに強制入院という末路を迎えたと夫には何度も訴えていた。「声」に関して精神科的な介入を嫌がっていたのみならず，ハンチントン病の遺伝子検査もかかりつけ医の再三の勧めにもかかわらず拒否していた。

　患者の精神科診察を進めると，肯定的な内容と否定的な内容が混ざった声が聞こえていることがすぐに認められた。声の主は複数で，それが患者の外見や行動に批評を加えるという。直接命令し，新しいヘアケア用品を買えとか，離婚のために教区牧師に連絡をとれなどといった行動を要求するようなこともあった。患者がこういった命令に時折従うようになり，夫はいっそう困惑した。誰ともつかぬその声は初め，患者にお世辞を言い，その美貌を称賛し，農業に従事する夫との現在の結婚生活より，よき人生が待っていると予言した。患者

がヘルメットをかぶるようになったのは，後にその声が称賛の言葉の間に，汚言にまみれた侮蔑の言葉をはさみ中傷してくるようになったためである．

患者は新しい人生設計についてつつみ隠さず話した．地元で名の知れた脳外科医と恋愛関係にあり，近々夫と離婚してその脳外科医と結婚するのだという．結婚で巨万の富を得られるとも確信していた．気分，睡眠，記憶の障害は認めず，不安を示唆する所見にも乏しかった．性衝動が低下していたが，いわく夫に対して「冷めた」ためという．

この救急外来受診時まで，精神科を受診したり精神科関連のサービスを使ったことはなく，既往歴に特記事項は認めなかった．

夫から得た家族歴では，少なくとも2世代前まで遡るハンチントン病の記録が特筆に値した．患者の父と父方祖父，その他父系の親族も発病していたと考えられた．父と父方祖父が精神科を受診し，精神科病院に長期入院していたことも特筆に値した．2名とも精神病症状の発症後，長らく異常不随意運動は認めず，発症時には誇大妄想と被害妄想の混在が特徴的な重度の精神状態の変調をきたしていた．父は40代後半で，祖父は50代半ばで自殺しており，認知症は認めなかった．

本患者は，この暗い家族史を背負いながら生育した．同胞2名中第1子であり，妹は健康である．父とその兄弟に面会するために地元の精神科施設をたびたび訪問していたが，出生，発達，学校教育では特記事項を認めなかった．自身の家系に受け継がれている遺伝に気づいたときのことを記憶しており，当時18歳であったが，この事実を知って遺伝的リスクがあっても人生を満喫しようと決心したという．その決心のために，遺伝子検査は一貫して拒否した．21歳時に結婚し，夫にはハンチントン病発症の可能性を伝えていた．夫はこれを認めたが，相手の家系の精神障害が実際どの程度かは知らされなかったという．

入院時の精神科診察では，だらしのない恰好であった．説得に応じてようやくヘルメットを脱ぎ，その後は診察に協力的であった．上肢に軽度の舞踏アテトーゼ様運動を認め，会話では軽度の構音障害を認めた．気分は本人曰く「好調」とのことであったが，情動は気分と一致せず平板化していた．思考様式は脱線思考を特徴とし，思考内容は誇大妄想と被害妄想が著しかった．自傷や他害の企図は認めなかった．命令性幻聴を含む著明な幻聴が診察中を通して優勢であり，声に向かってお世辞を言ったり注意をしたりするなど，幻聴に応答することもあった．幻視，幻味，幻嗅は否定した．認知機能が障害されており，ミニメンタルステート検査（MMSE）の得点は25/30点であった．見当識障害で1点，短期記憶で2点，逆唱で1点，構成障害で1点減点された．精神病症状に対する洞察は欠如していたが，認知機能障害はある程度自覚していた．夫

と3人の子に対する共感は驚くべきほどに欠如していた。

　脳MRI検査では全般的な軽度の萎縮を認め，また側脳室前角外側縁の膨隆が消失していることから，両側尾状核が選択的に萎縮していることが示唆された。単一光子放出コンピュータ断層撮影(SPECT)による画像検査では，両側尾状核の血流低下を呈していた。脳波検査ではα波の減少を認めた。

　洞察に乏しいこと，および結婚を画策している脳外科医への接近・接触を企図していることから強制入院となった。不随意運動に関して比較的無害な副作用プロフィールをもつことを根拠に，第1選択の抗精神病薬であるクエチアピンを開始，投与量を1,200 mg/日まで漸増したが，効果に乏しかった。リスペリドン6 mg/日を用いたが同様に効果に乏しく，オランザピンに切り替え，用量を40 mg/日まで増量した。唯一認めた変化としては，著明な食欲増進のみであった。クロザピンに切り替えたが，用量を600 mg/日にしたところで流涎過多と過鎮静のため中止を余儀なくされた。一方で，息子のヘルメットをかぶるのを止めたところ，わずかに幻聴が改善した。

　治療開始後6カ月時点で異常運動の増悪は認めなかったが，認知機能は悪化した。MMSEが22点となり，原因として高用量のクロザピンが疑われた。このためクロザピンを中止したところMMSEは25点に回復したが，幻聴は再び活発になった。そこでハロペリドールを開始，4 mg/日で幻聴はある程度改善し，認知機能の増悪はなく，また精神運動遅延をきたしたためかえって舞踏病アテトーゼ様運動は改善した。この期間を通じてハンチントン病の診断確定に必要な遺伝子検査を繰り返し勧めたものの，患者が一貫して拒否したことは注目に値する。患者には判断能力がないと考えられたため，夫に医学的な決定責任が付与されたが，夫も本人の意向を尊重し，診断確定のための検査を拒否した。電気けいれん療法に関しても，安全性を説明するも夫の同意は得られなかった。この時点で長期療養型の精神保健施設に転院となった。

## C 考察

　ハンチントン病は4番染色体短腕の3塩基(CAG)繰り返し配列の伸長を原因とする常染色体優性遺伝の神経変性疾患である。本症例の病歴は，ハンチントン病患者における種々の興味深い特徴を呈している。その特徴を述べる前に，本症例では遺伝子確定診断はなされず，臨床的に診断されたことに留意しなければならない。まず注目すべきは，発症年齢に関することである。本症例の発症年齢は父親より低く，また父親の発症年齢は父方祖父より低かった。これは**表現促進現象**(anticipation)と呼ばれ，ハンチントン病患者の子孫では3塩基(CAG)繰り返し配列がさらに伸びることによる。繰り返し配列の長さと

発症年齢が関連しているために，子は親より若くして発症することがある．また，3塩基配列の不安定性は，男性配偶子でより顕著であることが示されており，男性患者の子孫で表現促進現象がより顕著に起こることを示唆する（Nance 1997）．さらに，3塩基繰り返し配列の長さと，臨床上，あるいは脳画像検査での計測上の重症度が関連することも示されている（Roth et al. 2005）．本症例では，尾状核頭部の萎縮を示唆するMRI上の側脳室前角の突出の消失（Malekpour and Esfandbod 2010），SPECT上の両側尾状核の血流低下（Gemmell et al. 1989）が発症時に認められた．同様に，特徴的な脳波異常も病初期よりすでに認められた．

　本症例の病像の最大の特徴は，異常な不随意運動がわずかであるのに，活発な精神病症状を呈している点である．これは本家系で2世代前から共通する臨床像であった．精神状態の変調を主症状とするハンチントン病の記述は多く，無関心・好訴などの人格変化はその後の神経学的異常の前兆となりうる．不安と抑うつは一般人口よりはるかに多く，被害的な妄想状態を典型とする精神病症状も多く認める．幻聴や種々の妄想性の思考を特徴とする統合失調症様のより強烈な臨床像も呈しうる．

　ハンチントン病家系のうち，数世代にわたって罹患者の全員ないし大多数の表現型が精神病症状であることを特徴とし，精神病症状の発症が舞踏アテトーゼ様運動や認知症の発症より大幅に先行するものが何家系か報告されており（Corrêa et al. 2006），この症例報告と一致する臨床像である．ハンチントン病患者で，精神病症状を有する患者と有さない患者（それぞれ$n=22$）の比較研究では，精神病症状を有する患者において，第1度親族（訳注：親・子・同胞）で精神病症状を有するものの比率が高かった（Tsuang et al. 2000）．3塩基繰り返し配列数の多い患者では，精神病症状発症年齢が低いことは重要な意義をもつ．さらに，第1度親族で精神病症状を有するものが存在するハンチントン病患者の9家系のうち8家系では，当該親族の精神病症状はハンチントン病と関連していた．この結果に基づき，一部の家系では，3塩基繰り返し配列の増幅により未知の遺伝因子が活性化され，ハンチントン病の臨床症状を規定する可能性が考えられる．

　最後に，本症例の家族歴において絶対に忘れてはならない点が1つある．父と祖父の自殺である．ハンチントン病は，多発性硬化症，外傷性脳損傷，脳卒中，てんかんと並んで，一般人口と比較して自殺率の高い神経疾患の1つである（Arciniegas and Anderson 2002）．

　本症例で示されるように，ハンチントン病患者の精神病症状の治療はしばしば難渋する．クエチアピン，リスペリドン，オランザピン，クロザピンを試したが，いずれも有効性は認められなかった．治療ガイドラインは存在せず，治

療方針は試行錯誤の域を脱しない。錐体外路症状が増悪する可能性が低いことを根拠にまずクエチアピンを用いたが，無効であったためリスペリドンを用いた。リスペリドンの有効性について一定のエビデンスを示す総説が存在するが（Cankurtaran et al. 2006），本症例は期待に反して治療に反応しなかった。クロザピンは，副作用のために中止した。5番目に選択したハロペリドールは，他の薬剤と比較して若干の効果を有したが，副作用として寡動があることから予想されるように，軽度の不随意運動の徴候を抑制した。アリピプラゾールは，オランザピン不応性の精神病症状を伴うハンチントン病患者に対する有効性を示す症例報告が1例存在するが，費用面の理由から用いなかった。

　本症例で抗精神病薬が無効であった理由は不明である。1症例のみの報告が大部分ではあるが，ほとんどの抗精神病薬で治療有効性を示唆する論文発表が少ないながらも確かに存在する。本症例では抗精神病薬5剤が無効であったため，電気けいれん療法が考慮された。電気けいれん療法の施行は稀ではあるが安全かつ有効であり，主に重症うつ病を合併したハンチントン病患者に対して施行されてきた。気分障害によるものではない，ハンチントン病に関連した精神病症状に対する有効性を示した症例報告も1例のみだが存在する。

　ハンチントン病患者の生命予後は診断後10～15年である。本症例では活発な精神病症状を病初期より認めること，および精神科治療に対する反応性が乏しいことから，予後はさらに悪い。病状・家庭環境ともに困難な状況にあり，夫と子どもたちに対する適切な支援も含め社会資源を利用したり，作業療法などの他分野の治療も試してみることを積極的に促した。

### ● 臨床のキーポイント ●

- ハンチントン病は，4番染色体短腕の3塩基（CAG）繰り返し配列の伸長を原因とする常染色体優性の神経変性疾患である。
- 精神病症状が，ハンチントン病の臨床的な主症状となることがある。
- 一部のハンチントン病家系では，特徴的な舞踏アテトーゼ様運動よりずっと前から精神病症状が出現するような表現型となる場合がある。
- 男性患者の子孫では，3塩基繰り返し配列の伸長に伴った発症年齢が早まることがあり，これを**表現促進現象**（anticipation）という。
- 特徴的な脳画像検査所見には，MRI検査での両側の側脳室前角の拡大，SPECTまたはPET検査での両側尾状核の血流低下がある。ただし，必ずしもこれらの所見が存在するとは限らない。
- ハンチントン病に伴う精神病症状に対して，新規抗精神病薬が治療選択肢となることを示唆する文献は少数存在するが，本症例で示された通り，反応性が不十分な患者も存在する。抗精神病薬投与に不応性の精神病症状を呈する患者では電気けいれん療法が有効な例もある。

（森田　進）

## 推奨文献

David AS, Fleminger S, Kopelman MD, et al: Lishman's Organic Psychiatry, 4th Edition. Chichester, UK, Wiley-Blackwell, 2009

Guttman M, Alpay M, Chouinard S, et al: Clinical management of psychosis and mood disorders in Huntington's disease, in Mental Dysfunction in Movement Disorders. Edited by Bedard MA, Agid Y, Chouinard S, et al. Totowa, NJ, Humana Press, 2002, pp 409-426

## 引用文献

Arciniegas DB, Anderson CA: Suicide in neurologic disease. Curr Treat Options Neurol 4:457-468, 2002

Cankurtaran ES, Ozalp E, Soygur H, et al: Clinical experience with risperidone and memantine in the treatment of Huntington's disease. J Natl Med Assoc 98:1353-1355, 2006

Corrêa BB, Xavier M, Guimarães J: Association of Huntington's disease and schizophrenia-like psychosis in a Huntington's disease pedigree. Clin Pract Epidemiol Ment Health 2:1, 2006

Gemmell HG, Sharp PF, Smith FW, et al: Cerebral blood flow measured by SPECT as a diagnostic tool in the study of dementia. Psychiatry Res

29:327-329, 1989
Malekpour M, Esfandbod M: Images in clinical medicine: Huntington's chorea. N Engl J Med 363:e24, 2010
Nance MA: Clinical aspects of CAG repeats. Brain Pathol 7:881-900, 1997
Roth J, Klempìi J, Jech R, et al: Caudate nucleus atrophy in Huntington's disease and its relationship with clinical and genetic parameters. Funct Neurol 20:127-130, 2005
Tsuang D, Almqvist EW, Lipe H, et al: Familial aggregation of psychotic symptoms in Huntington's disease. Am J Psychiatry 157:1955-1959, 2000

# 遅発性ジスキネジア

Silke Appel-Cresswell, M.D.
David Sherman, M.Sc., M.D.

　37歳，男性。動物園飼育員。不随意運動（involuntary movement）の精査のために来院した。29歳のときに双極I型障害と診断され，躁状態のために7回の強制入院を余儀なくされていた。躁病エピソードはいずれも重度であった。そのうち1回は，主要空港の滑走路に立ってジャンボ旅客機を止めようとしたのが原因だった。うつ病相では，自殺念慮をきたしたものの，企図したことはなかった。長年にわたり，flupenthixol, loxapine, アリピプラゾール，リスペリドン，オランザピンを含む数々の定型・非定型抗精神病薬で治療されていた。加えて，気分安定効果のために長期間リチウムを，抗うつ薬として間欠的にSSRIを，けいれん発作のためにフェニトインとレベチラセタムも処方されていた。クロザピンも重篤な躁状態のときに短期間試されたが，彼いわく「悲惨な結果」で，「邪悪な気持ち」になり，「窓の外に椅子を放り投げてしまった」のだという。
　35歳頃に不随意運動を発症し，リチウム，フェニトイン，レベチラセタムに加えてloxapine 25～50 mg/日（経口）で治療された。37歳時，ジスキネジア様の不随意運動が増悪して止まらなくなったことで，非常に苦しむようになった。口周囲，顎，舌の筋が不随意に動くようになったため，歯をくいしばり，歯ぎしりをしたり，頬をふくらませたり，舌を突出させたり，しかめ面などをするようになり，頬の内側を頻繁に噛んでしまうようになった。ジスキネジアは呼吸筋も侵し，呼吸に支障をきたし，時に食事中に息を止めてしまうほどになってしまった。さらに，ジスキネジアは肩にも起きるようになった。チックとは違って，衝動や解放感は伴っていなかった。ジスキネジアは睡眠中には起きなかったが，夜中に目覚めるとジスキネジアが出てしまうため，再び

眠りにつくのは難しい状態だった。

　激しい運動でジスキネジアは寛解するので，毎日最低2時間の運動をして長距離走大会のためのトレーニングをした。飼育員の仕事自体も，彼にはちょうどいい肉体労働だった。しかし，紹介前の3カ月は，ジスキネジアがほぼ四六時中起きるようになり，その運動異常のために動物たちを怒らせて2回噛まれてしまい，飼育員を続けることができなくなった。仕事もランニングもできなくなり，気分とジスキネジアはさらに増悪した。彼は，「自分の体の動きが辛くて恥ずかしい」と言い，重症の抑うつ状態を呈して社会的にひきこもるようになっていた。

　既往歴は，右後頭側頭葉の海綿状血管腫による焦点発作があり，この血管腫は切除されていた。発作予防のため，フェニトイン300 mg/日を続けていた。レベチラセタムは，数カ月前に中止された。精神症状は発作や内服薬とは無関係だった。コカイン，エクスタシー，LSDを10年前に使用したことがあり，マリファナは今も定期的に吸っていた。過去に物質使用と関係のある不随意運動を起こしたことはなく，幼少期にチックなどの不随意運動もなかった。祖父母の代，おそらくそれより前の代に精神疾患の家族歴があるようだが，少なくとも運動障害はなかった。

　運動異常の専門外来初診時の彼は，カジュアルな服装をしたアスリート体型の若者で，礼容は整っていた。アイコンタクトは乏しく，視線はたえず動き回っていた。気分は沈んでいるようであり，強い悲哀が感じられた。絶望感，罪業感を認めたが，精神病といえる症状は認めなかった。自殺念慮は否定した。彼と両親は，気分が沈むのは絶え間ない不随意運動のせいだと話した。ベック抑うつ質問票（Beck Depression Inventory）は35点で，重症うつ病が示唆された。

　身体診察では，ジスキネジアによる常同運動およびジストニア運動が顕著で持続性に認められた。これらは呼吸筋も侵し，時折フンフンと鼻を鳴らす音や，協調性の悪い呼吸がみられた。舌を突出させ，顎は閉じ，歯ぎしりをして肩をすくめ，肘を屈曲させていた。舞踏病様の常同運動もあれば，ジストニア姿勢が続く場合もあった。求めに応じて数秒間であればほとんどの運動を止めることはできたし，随意運動を行えばわずかに改善もみられた。神経有棘赤血球症によくみられる，唇や舌を噛んだような痕跡はなかった。脳神経所見は不随意運動以外に特筆すべきものはなかった。随意的に挺舌を保持することはでき，サッケードや緩徐サーケードの開始に遅延はなかった（これらはハンチントン病でみられる）。寡動，強剛，振戦，著明な運動失調はなかった。他の神経学的所見も正常だった。

　頭部CT検査では，脳外科手術の既往から予想される以上の所見はなかった。

特に，尾状核頭部に異常はなく，ハンチントン病は否定的であった。ウィルソン病，神経有棘赤血球症，全身性エリテマトーデス，ハンチントン病などの精神症状をきたす疾患についても，検査所見から否定的だった。眼科診察でもウィルソン病を示唆するひまわり状白内障やカイザー・フレッシャー角膜輪は認められなかった。

　専門外来受診の直前，loxapine 50 mg/日がオランザピン5 mg眠前に置換された。過去にfluoxetine 20 mg/日（経口）で抑うつのコントロールを図ろうとしたときに運動障害が増悪したことから，fluoxetineは中止されていた。benztropine（抗コリン薬）も過去に不随意運動を改善しなかったため，初診の時点ではオランザピン5 mg眠前，フェニトイン300 mg/日，リチウム1,200 mg/日を内服投与していた

　症状の重篤性を考慮し，テトラベナジンを慎重に使用することとなり，ドパミン枯渇による薬剤性の抑うつ，アカシジア，パーキンソニズムのリスクがあると説明した。オランザピンとテトラベナジンによるQTc延長を除外するため，心電図がオーダーされた。しかし，テトラベナジンは12.5 mgを2回内服しただけで抑うつ症状が悪化したので中止した。

　特に過去の薬物乱用歴を考えると中毒性があるかもしれないとあらかじめ断ってから，クロナゼパム1.5 mg/日（分3）を開始した。オランザピンは2.5 mg眠前に減量され，その後数カ月，ジスキネジアは改善したようにみえた。不幸なことに，自己判断でロキサピンを数日飲んでから不随意運動が増悪した。クロナゼパムが4.5 mg/日（分3）に増量されたが，その後数カ月に明らかな改善はみられなかった。

　最も重篤な顎や口周囲の筋に対して，ボツリヌス毒素注射が1度試みられたが，本人は効いているようには思えなかった。ビタミンEも補助的に用いられたが，明らかな効果はなかった。

　彼の重篤な生活障害に鑑みて，テトラベナジンが再度投与された。このときは75 mg/日（分3）まで増量することができたが，彼自身はジスキネジアに効き目がないように感じて，また著明なアカシジアと軽度パーキンソニズムが現れたため，再度漸減中止となった。彼は「遅発性ジスキネジアが私の人生を完全にめちゃくちゃにした」と訴えた。この時期，運動異常はほとんどジストニア症状であったため，benztropineが再度投与され，遅発性ジスキネジア治療のための深部脳刺激療法の適応評価のために脳外科に紹介となった。

　しかし，その後数カ月，気分が穏やかになると遅発性ジスキネジアは改善しコントロール可能な程度になった。遅発性ジスキネジアは情緒的興奮によって増悪する。残念なことに，本患者は抗精神病薬の服薬を守らなかったために，誇大的・霊的・被害的な妄想を伴う躁病エピソードを何度も繰り返した。その

後，2回の強制入院をし，そのたびに数か月の治療を受けた。入院中は，定型抗精神病薬が再び投与されないように配慮された。

今後の治療計画としては，抗てんかん薬をバルプロ酸に変更することが挙げられる。これにより気分安定効果が期待され，リチウムとも置換できるかもしれない。フェニトインもリチウムも舞踏様運動を引き起こす可能性があり，リチウムについては遅発性ジスキネジア発症のリスクを高めるからである。

クロザピンも検討されたが，過去の経験から本人が希望しなかった。またクロザピンはけいれん閾値を下げるので，既往歴からはリスクがあると考えられた。

## C 考察

**遅発性ジスキネジア**(TD：tardive dyskinesia)は，ドパミン受容体遮断薬(dopamine receptor blocking agent)によって誘発される異常な不随意運動である。投与期間は最低1カ月以上で，原因薬剤の投与終了後少なくとも1カ月は続くものとされている。しかし，他の定義もあり，数回の投与でTDが出現する稀な例もある。"**遅発性**"という用語は，通常は可逆性である投与初期の急性薬剤誘発性運動障害と区別するために使われる。

従来，TDは，口唇の運動，舌なめずり，咀嚼運動，舌の突出などを伴う口唇・顔面-舌-下顎の常同運動症を指していた。しかし，現在では，ドパミン受容体遮断薬によって誘発されるあらゆる異常不随意運動と同義に用いられる。これらの運動には，常同運動症，ジストニア，アカシジア，ミオクローヌス，チック，振戦などが含まれる。ハンチントン病や他の運動障害によるランダムで予測不能な舞踏様運動とは対照的に，TDの多動症状はより常同的で予測可能な動作で，反復性の性質をもつとされる(Soares-Weiser and Fernandez 2007)。TDは本症例のように呼吸筋も侵すことがあり，呼吸が不規則になる。遅発性ジストニアの場合は典型的には体軸筋を侵し，後弓反張や頸後屈として表出される。上下肢は反復性に屈曲伸展を繰り返すことがある。TDの重症度はさまざまであり，本症例の患者は最重症に属する。多くの患者には，特に口舌ジスキネジアに限局している場合，不随意運動の自覚はない。

本患者は，TD発症のリスク因子を複数もっていた。高い薬物曝露総量，精神病性障害ではなく気分障害であること，リチウムの使用，脳損傷の既往である。他にもTDのリスクには，高齢，老年期認知症，過去の薬剤性パーキンソニズム，アルコール依存症，糖尿病，HIV陽性，喫煙などが挙げられる。高齢女性は，典型的なTD，特に口舌ジスキネジアの発症がハイリスクである一方，若い患者はむしろ遅発性ジストニアをきたしやすい。本症例でみられたよ

うに，いろいろな運動が複合してみられる患者も多い。

　TDは臨床診断であり，追加精査は他の疾患を除外する目的でのみ行われる。鑑別診断は多動性障害と精神症状を同時に引き起こす疾患であり，例えば，ハンチントン病，ウィルソン病，神経有棘赤血球症などである。神経学的所見，一般身体所見，画像所見や検査所見に異常があった場合は危険サインと考えるべきである。薬剤未投与の統合失調症患者でも，不随意運動が増えることはよく報告されている。もし運動が頭蓋顔面優位であれば，眼瞼けいれん，メージュ（Meige）症候群，頸部ジストニアのような原発性ジストニアも考慮すべきである。高齢者では，歯がないことによる口周囲ジスキネジアも考慮すべきである。

　有病率は文献によってさまざまであるが，最近のデータによると，非定型抗精神病薬の長期使用者のうち約10〜20％が，定型抗精神病薬の使用者では約30％がTDを発症するとされる。5〜10％の例では，TDが顕著に機能を低下させる（Aia et al. 2011; Bakker et al. 2011; Correll and Schenk 2008）。統合失調症患者におけるTD発症は高い死亡率と相関している可能性がある（Chong et al. 2009; Dean and Thuras 2009）。

　非定型抗精神病薬の中で，TD発症率が最も低い薬剤はクロザピンである（それでもTDが起きることはある）。続いて，クエチアピン，低用量リスペリドン，オランザピン，ジプラシドン，高用量リスペリドンである（Tarsy et al. 2002）。アリピプラゾールでもTDを引き起こしたという報告はある。ドパミン受容体遮断薬はやめられないことが多いとはいえ，ドパミン受容体遮断薬を続けたままで自然に寛解する可能性は低い。原因薬剤をやめることが有意に寛解率を向上させる。寛解はほとんどの場合，最初の1年間に起こるが，稀に薬剤終了後5年以内までに起きることもある。

　TDの原因薬剤としてもう1つ非常に重要なものは，メトクロプラミドである。悪心やその他の消化器症状の治療のために使われるドパミン阻害薬である。処方記録などの情報にもあたって，すべての薬歴を取得することが最も重要である。抗うつ薬やリチウムなど他の薬剤でも，稀に遅発性運動障害が起きることがある。

　ドパミン受容体過感受性仮説によれば，抗精神病薬による慢性的なドパミン受容体遮断によって黒質線条体系のドパミン受容体のドパミン感受性が亢進することでTDが起こるとされる。病理生理は依然として驚くほどわかっていないが，いくつかの仮説が提唱されている。TDは定型抗精神病薬，つまり強力な$D_2$ドパミン受容体遮断薬と最も関連が深い。画像研究や動物実験により，$D_2$遮断は$D_2$アップレギュレーションと受容体感受性の亢進をもたらし，これがTDの重要な発症要因になるというものである。ドパミン遮断に比してセロ

トニン阻害が強い非定型抗精神病薬は，定型抗精神病薬よりもTDに関して保護的に作用すると考えられている．個人の脆弱性，酸化ストレス，基底核のGABA作動性およびコリン作動性介在ニューロンの変性なども関与している可能性が示唆されている．テトラベナジンのようなアミン枯渇薬は，TDは引き起こさないが，急性ジストニア反応は起こしうる．

TDはいったん発症すると治療抵抗性であり，本症例でもみられたように，精神症状そのものも動揺させてしまうため，予防が鍵である．ドパミン受容体遮断薬は，必要時のみ使うべきである．統合失調症や他の精神病性障害ではドパミン受容体遮断薬が必要なことが多いが，不眠，抑うつ，不安は他の薬剤で治療できることもある．非定型抗精神病薬は定型薬よりも望ましい．

ひとたびTDが発症してしまい，特にそれが臨床的に重要である場合，治療の第1選択は，可能なら原因薬剤を除去または置換することであり，TDのリスクがより低い薬剤，例えばクロザピンやクエチアピンに変更することが検討されるべきである．クロザピンは，1〜2％に無顆粒球症を発症する可能性があるため，モニタリングが必要である．テトラベナジンやレセルピンといったドパミン枯渇薬は非常に効果的だが，パーキンソニズム，抑うつ，アカシジアなどがしばしば引き起こされるために，本症例のように使用は制限される．

抗酸化作用のあるビタミンE（1,200〜1,600 IU/日）は，TDを改善させたり増悪を防ぐ効果があるかもしれないが，研究結果はさまざまである（Soares-Weiser and Fernandez 2007）．小規模研究では，分枝鎖アミノ酸（イソロイシン，ロイシン，バリン），プロプラノロール，ベンゾジアゼピン（クロナゼパム），アマンタジン，レベチラセタムの使用で有益性があったと報告されている．レベチラセタムには，米国食品医薬品局（FDA）による警告文書が添付されており，稀ではあるが精神病症状，自殺傾向，その他の行動異常の副作用があるとされる．ボツリヌス毒素注射は，限局性TD，特に口周囲，舌，顎の運動には非常に有効で，一般的に忍容性も高い．

Benztropineやトリヘキシフェニジルなどの抗コリン薬は，急性ジストニア反応には有益で，ひょっとすると遅発性ジストニアにも有用かもしれないが，典型的な常同運動性のTDには逆効果である．原因薬剤であるドパミン受容体遮断薬の増量は一時的にTDを改善するが，長期的には，TDを持続させたり増悪させたりするリスクを高めるので可能なら避けるべきである．脳深部刺激療法は，最重症のケースでは考慮されてもよい（Welter et al. 2010）

## ● 臨床のキーポイント ●

- 遅発性ジスキネジアは，ドパミン受容体遮断薬への長期的曝露により発症し，原因薬剤が減量あるいは中止されても起きることがある．
- 遅発性ジスキネジアは医原性であり，予防が鍵である．非定型抗精神病薬の方が，定型精神病薬よりも望ましく，他の薬剤に変えられないときにのみ，必要最小用量で使用すべきである．可能なら，遅発性ジスキネジアの初期徴候がみられた時点で，ゆっくりと漸減中止すべきである．
- メトクロプラミドは遅発性ジスキネジアを引き起こす重要な原因薬剤である．すべての薬歴を薬局の記録や診療録から収集することが，最重要である．
- 遅発性ジスキネジアのリスク因子としては，脳損傷の既往，薬剤性パーキンソニズムの既往，女性，高齢，高用量の薬剤，長期投与が挙げられる．
- 多くの患者で遅発性ジスキネジアは難治性である．治療法は多岐にわたるが，確立されたゴールドスタンダードはない．

(田宗秀隆)

## 推奨文献

Aia PG, Revuelta GJ, Cloud LJ, et al: Tardive dyskinesia. Curr Treat Options Neurol 13:231-241, 2011

Soares-Weiser K, Fernandez HH: Tardive dyskinesia. Semin Neurol 27:159-169, 2007

## 引用文献

Aia PG, Revuelta GJ, Cloud LJ, et al: Tardive dyskinesia. Curr Treat Options Neurol 13:231-241, 2011

Bakker PR, de Groot IW, van Os J, et al: Long-stay psychiatric patients: a prospective study revealing persistent antipsychotic-induced movement disorder. PLoS One 6:e25588, 2011

Chong SA, Tay JA, Subramaniam M, et al: Mortality rates among patients with schizophrenia and tardive dyskinesia. J Clin Psychopharmacol 29:5-8, 2009

Correll CU, Schenk EM: Tardive dyskinesia and new antipsychotics. Curr Opin Psychiatry 21:151-156, 2008

Dean CE, Thuras PD: Mortality and tardive dyskinesia: long-term study using the US National Death Index. Br J Psychiatry 194:360-364, 2009

Soares-Weiser K, Fernandez HH: Tardive dyskinesia. Semin Neurol 27:159-169, 2007

Tarsy D, Baldessarini RJ, Tarazi FI: Effects of newer antipsychotics on extrapyramidal function. CNS Drugs 16:23-45, 2002

Welter ML, Grabli D, Vidailhet M: Deep brain stimulation for hyperkinetics disorders: dystonia, tardive dyskinesia, and tics. Curr Opin Neurol 23:420-425, 2010

# CHAPTER 7

# 身体表現性障害と
# その類縁病態

診断がつかない多様な身体症状 ………………………… 151

階段転落後に発症した複雑な病態 ……………………… 157

ライム病 ……………………………………………………… 165

持続性部分てんかんと偽発作 …………………………… 171

認知表現性障害 …………………………………………… 178

# 身体表現性障害とその類縁病態

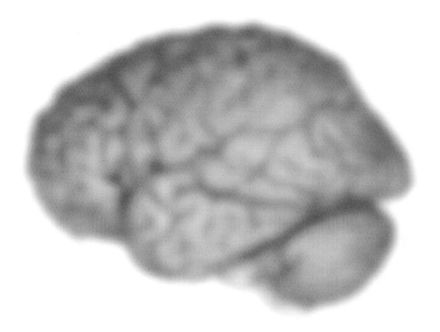

## はじめに

　患者の訴える身体症状を説明できる器質的な病理がみつからない場合，診断・治療は難航する。最も多いのは，患者が心理的苦悩を無意識に身体症状に転換している場合である。表面に現れている運動感覚症状は，随意的にコントロールできる神経機能にしか影響しない。認知機能障害が神経学的に説明がつかないときは，**認知表現性障害**（cogniform disorder）という新語がある。それほど多くはないが，よくある病気でも非定型な病像を呈して発症すると，正確な診断が遅れることがあり，そうした過ちは，身体表現性の症状だと決めつけたことによって起こる。これは患者にとっても医師にとっても失うものが大きい。

## 診断がつかない多様な身体症状

Marius Dimov, M.D., F.R.C.P.C.

　52歳，女性。介護付き住宅に住んでいる。進行性に低下する移動能力とセルフケアの評価・治療のために紹介入院となった。移乗には機械が必要だった。元来は健康な看護師で，症状が出現した入院の5年前までは介護施設の責任者として働いていた。当時の健康上の問題は軽度の喘息のみで，それは仕事場の建設工事から出るほこりに曝露されてから悪くなりはじめた。「不浄な」通常の環境に曝されると，2枚のマスクを重ねた上に塗装用の特殊マスクが必要なほど，症状が急激に悪化した。マスクがないとすぐにでも窒息して，喉が「締めつけられ」「焼かれる」ような感覚を経験した。防護マスクなしで少しでも空気を吸うと，意識を失って卒倒するエピソードを起こすようになり，随意筋のコントロールもできなくなった。発作後数日間は，眠気と倦怠感が強く放心したようになって，認知機能や身体機能も低下した。さらに筋肉のぴくつきが出現して，異常な舞踏様運動を上下肢に呈するようになり，このため完全にバランスを失って倒れてしまうほどであった。この症状は単純な動作，ストレス，臭い・排気ガス・ほこりへの曝露で誘発された。他にも，手足のチクチクする痛み，飲み込みにくさ，複視，数日間の便秘，漠然とした関節痛などの身体症状を認めた。

　時とともに，移動能力は次第に衰えていった。はじめは杖歩行だったが，歩行器を使うようになり，最終的に電動車椅子になった。マンションを売らざるを得なくなり，介護付き居住施設に転居して身辺のケアをすべてしてもらうようになった。マスクをしていたとしても，わずかの体動でも窒息感をきたすよ

うになっていた。卒倒して数分から数時間無反応になり，数日間続くような発作後の疲労も伴っていた。誘因のない急な卒倒もきたし，自分でも「いつもの眠ってしまうあれ」と呼んでいた。それが起きると，周囲への意識を保ったまま，2〜6時間，前かがみのままでいることもあった。この発作は意識混濁を残すことなく消退した。重症度はその時々で変動したが，全体としては進行しており，入院前1年間は殊にひどかったため，神経精神科病棟に紹介入院した。

診察の間，電動車椅子に座っていて，両側に大きなフィルターがついた塗装用特殊マスクを着用していた。痛くて苦悩しているというよりむしろ穏やかで陽気だった。精神運動興奮も精神運動制止もなく，情動は明朗であった。話し方はスピードも韻律も自然だった。思考形式は目標指向性を保っていたが，このような状況であるにもかかわらず，思考内容は人生への高い満足を示していた。

入院には気乗りがしないようだった。特にはっきりした病気がないと言われてもなお，非常に重篤で進行性の神経疾患にかかっていて，それが過去1年で増悪したのだと堅く信じていた。食欲不振や睡眠異常はなかった。エネルギー水準は，発作の頻度や重症度にだけ影響され，発作後には倦怠感が遷延した。自殺念慮やその素振り，また知覚異常は認めなかった。言語障害もなかった。本人は注意力と記憶力の低下を訴えたが，正式な検査では異常はなかった。

バイタルサインは問題なく，心血管・呼吸器・腹部診察は特記事項がなかった。マスクをはずすように指示されるとすぐ息がつまり無反応になって，震えながら車椅子の中で崩れ落ちた。パルスオキシメーターで計測した酸素飽和度（$SpO_2$）は99％で低下を認めなかった。

神経学的所見では，意識清明で見当識も完全に保たれていた。近時記憶・遠隔記憶ともに問題なく，視空間機能・実行機能も適切だった。脳神経系は正常で，筋に痙性（spasticity）も強剛（rigidity）もなかった。随意運動を評価しようとすると，全身が制御できないほど震え出し，椅子に崩れ落ちて，数秒間頭を垂れて無反応になった。協調運動，歩行，姿勢保持は震えがひどすぎて評価できなかった。神経内科医の診察の結果，彼女の病像は既知の神経疾患のいずれにもあてはまらなかった。多発性硬化症とミオクローヌスも考慮されたが，いずれも除外された。

血算，分画，電解質，空腹時血糖，腎機能，甲状腺機能，肝機能，カルシウム，マグネシウム，リン，アルブミン，赤血球沈降速度，CRP，補体（C3，C4），血管炎スクリーニングを含む検査所見はいずれも陰性であった。脊椎CT・頭部MRIも異常がなかった。脳波は正常で，てんかん波も徐波もなかった。心電図・心エコー・胸部単純写真の所見も正常だった。

運動異常やハンチントン病の家族歴はなく，既往歴にも喘息以外に特記すべ

きものはなかった．喘息は馬に曝露したときに発症し，長年軽快していたが，入院5年前が最もひどい状態だった．プレドニゾロン頓用と複数の吸入薬を使用していた．本人は多数のアレルギー歴を報告したが，アレルギー検査で決定的なものはなかった．薬物に対するアレルギーはなかった．

　彼女は3姉妹の長女として生まれ，3人とも父親から性的虐待を受けていたと語った．それでも正常な発達里程を経て，学業も良好であった．卒業して看護師となり，さまざまなところに勤務した．交際関係は満足のいくものになることはなかった．何度か婚約したものの結局結婚せず挙児もなかった．男性と親密になることが怖く，性交の体験はあるものの，行為の後クローゼットに隠れてしまってパートナーを幻滅させた．一度だけ，性的虐待について父親に詰めよったことがあるが，父親は彼女の訴えをはねつけ，性的虐待は家族内の秘密のままになった．健康状態が悪化したのは，ちょうど看護師として障害のある成人をケアする仕事を始めたときと一致しており，更年期の真っ只中でもあった．体調を崩し，身体的に介護が必要になるとともに，父親がケアに参画するようになっていった．彼女はマンションを売らざるを得なくなり，売却で得た金は父親との共同名義口座に渡った．

　暫定診断は，身体表現性障害（訳注：DSM-5では身体症状症）で，おそらく背景には心気的な精神病症状を伴う大うつ病性障害があると考えられた．失感情症（alexithymia：感情や気分に気づいて表現するのが難しいこと）も認められ，「よい子は泣かない」といった信念が根深くあると考えられた．根底にある神経化学的なうつ病が病気の原因だが，実際には重度の身体症状が表面化しているのだという病状説明がなされた．

　彼女は初め表面的に理解し，権威ある人物（医師）によって与えられた精神医学的概念を受け入れた．fluoxetineとリスペリドンの併用内服に合意した．作業療法士と理学療法士のアセスメントも受けて，段階的なリハビリテーション・プログラムが導入された．心理療法が入院中毎日実施された．父親に対する姿勢や気持ちを含めた，葛藤的でつらい感情を扱うことに重点がおかれた．

　治療によって彼女は根底にある抑うつに前より気づけるようになり，悲しみ，不安，怒りなどの感情表現が適切にできるようになった．強い感情を扱うと左側頭部に特有の不快感を自覚した．以前より率直に自己主張できる（assertive）ようになり，心理的な境界線を確立していった．それと同時に身体症状は改善を見せた．運動を再び自分で制御できるようになり，椅子から崩れ落ちる頻度も減った．椅子から自分で立ちあがれるようになり，移乗の際の震えも減って，バランスを保てるようになった．部屋の空気への過敏性は残り，マスクをはずしたときの喉頭けいれんが依然としてあったためマスクの着用は続けたが，以前のような重装備ではなく，軽いもので済むようになった．

介護設備の整った元の施設に歩行器で退院し，理学療法士と精神科医から継続加療されることになった。歩行器を用いれば歩行は自立していた。歩行器を人差し指だけで押しても歩けたので，なくても歩けそうだったが，歩行器からの離脱は困難で，杖歩行への移行はうまくいかなかった。さらに杖2本で歩いたり，何にもつかまらずに立とうとしたりするだけで，すぐにガタガタ震えだし，両足に非常に複雑な舞踏様運動が出現したが，ひとたび安定した物体に触るだけで異常運動は消失した。

　強い感情に対しても心配することはなくなったが，感情的に重荷になることへの忌避は続いた。調子が悪いという役割に安住しているようだったし，依然として彼女のケアに過度にかかわり続ける父親のもとに留まっていた。また，同年代の人との関係を拒み続け，同じ施設に住む年配者とかかわっている方がより安心した。これらの問題はあったが，一定の水準まで改善し，退院後2年経過しても増悪はなく，fluoxetine 50 mg/日とリスペリドン2 mg/日の内服を続けた。

## C 考察

　診断がつかない多様な身体症状をもつ患者は，診断・治療上の大きな挑戦である。さまざまな専門家が器質的疾患を見つけだそうとするため，初期の精密検査は長期にわたることも多い。患者が完治を求めて世界中の医師や専門病院を訪ね歩くこともあり，効果が証明されていなかったり，時には重大なリスクが伴ったりする治療が提供されてしまうことがある。こういった大変さはあるものの，器質因精査を完全に包括的に行わずに身体表現性障害と診断してはならない。担当した精神科医は，これまでの精査の結果を再評価して説明し，器質的疾患の除外が十分に尽くされているかどうか確認する必要がある。

　身体化(somatization)は，心理的な悩みが身体症状として表出されるプロセスのことである。身体化の顕著な特徴は，既知の器質的疾患像では説明できないほどの身体症状が出現し，また，症状を説明できるような隠れた疾患の存在を否定できるような陰性所見が得られることである(Hurwitz 2003; Thomas and Jancovic 2004)。本症例もこれらの基準を満たしている。彼女は以前喘息と診断されているが，呼吸苦は典型的な喘息の経過には合致しなかった。喉頭けいれんの鮮烈な症状も，解剖学的異常やジストニアとの関連はなく，「不浄な」空気に曝露したことに反応して新鮮な空気を渇望するという，重度の不安反応である。におい・排気ガス・ほこりにさらされたり，簡単な作業を頼まれただけで，（マスクをしていても）崩れ落ちて無反応になる極度に劇的な反応は，既知のアレルギー反応の範疇を超えている。

身体化は背後に隠れた心理学的な苦悩によって発動する．慢性的に身体化している患者の苦悩の源ははっきりしない．慢性化した身体化で最も多い原疾患は大うつ病である（Hurwitz 2003）．しかし，その他の疾患の可能性も必ず考えなくてはならない．精神病，PTSD，不安障害などである．症状が作り出される機序もわかっていない．身体的な機能不全についての固定観念〔身体性妄想（somatic delusion）〕があって，それが神経経路を制御して既知の器質的疾患のパターンにそぐわないような機能消失や機能獲得を作り出しているのかもしれない（Hurwitz and Prichard 2006）．

　身体化した患者は，しばしば失感情症（アレキシサイミア）も呈する．表現できない感情が器質的に説明できない身体症状として表面化するのである．症状は，どういう病気なのかという患者側の知識や信念によって形成される．このプロセスは，「**症候モデリング**（symptom modeling）」として知られている（Hurwitz 2003）．実際，この症例でも，患者は重度の身体障害者とともに働いていた看護師であり，症候モデリングが存在していた可能性が高い．

　薬物治療は背景に想定される心理的変調に応じて選択される．ほとんどの例では身体化した精神病症状を伴う大うつ病が想定されるので，抗うつ薬および非定型抗精神病薬が使用される．重篤な機能障害があり，薬物抵抗性の場合は，電気けいれん療法（ECT）が考慮されるべきである（Hurwitz 2003）．身体的なリハビリテーションも効果があり，行動活性化としても廃用予防としても必要である．本質的な治療は精神療法であり，支持−表出的療法（expressive-supportive therapy）や認知行動療法などの精神療法によって，葛藤やストレッサーを探索し，感情を明らかにして患者自身が心理的に不調であることを受け入れられるように支援する（Beutel et al. 2008；Rosebush and Mazurek 2011）．また，時に麻酔面接（narcoanalysis）が用いられる場合があるが，これは脱落した神経機能を取り戻し，洞察を獲得し，症状が心因性であることを受け入れる助けとなる（Beutel et al. 2008；Poole et al. 2010）．

　身体表現性障害をもつ患者をケアするにあたっては，治療者は新たな症状が出現していないか注意深く観察し，いずれ身体表現性障害とは関連のない器質的疾患が別途出現してくる可能性も忘れてはいけない（Aybek et al. 2008；Stone et al. 2009）．最近の診断ツールはますます洗練されているため，かえって行わなくなってしまったが，検査を改めて行ったり，適切な専門医に相談したりすることが誤診を避けることにつながる．

## 臨床のキーポイント

- 身体表現性障害と診断する前に,包括的な検査を行って,可能性のある器質的疾患を除外することが必須である。
- 背景にある精神疾患としては,大うつ病性障害が最も多い。また失感情症(アレキシサイミア)を伴っていて,情緒的コミュニケーションは乏しいことが多い。鑑別すべき疾患は広範であるため,新たな精神症状が出現してないか定期的に再評価が必要である。
- 治療戦略としては,抗うつ薬を主として,非定型抗精神病薬および精神療法による増強を行う。
- 多職種によるアプローチが効果的であることが多い。
- 身体症状が変化したり,新たな症状が出現したときは,すぐに追加検査や適切な専門家へのコンサルテーションを行い,器質的疾患が新規発症した可能性を除外する必要がある。

(田宗秀隆)

## 推奨文献

BC Neuropsychiatry Program: Somatoform disorders brochure, February 2008. Available at: http://psychiatry.vch.ca/docs/pdf/somatoform_disorders.pdf. Accessed August 12, 2012.

Hurwitz T: Somatization and conversion disorder. Can J Psychiatry 49:172-178, 2003

Rosebush P, Mazurek M: Treatment of conversion disorder in the 21st century: have we moved beyond the couch? Curr Treat Options Neurol 13:255-266, 2011

Stone J, Carson A, Duncan R: Symptoms "unexplained by organic disease" in 1144 new neurology out-patients: how often does the diagnosis change at follow-up? Brain 132:2878-2888, 2009

## 引用文献

Aybek S, Kanaan RA, David AS: The neuropsychiatry of conversion disorder. Curr Opin Psychiatry 21:275-280, 2008

Beutel ME, Michal M, Subic-Wrana C: Psychoanalytically oriented inpatient psychotherapy of somatoform disorders. J Am Acad Psychoanal Dyn Psychiatry 36:125-142, 2008

Hurwitz T: Somatization and conversion disorder. Can J Psychiatry 49:172-178, 2003

Hurwitz TA, Prichard JW: Conversion disorder and fMRI. Neurology

12:1914-1915, 2006
Poole N, Wuerz A, Agrawal N: Abreaction for conversion disorder: systematic review with meta-analysis. Br J Psychiatry 197:91-95, 2010
Rosebush P, Mazurek M: Treatment of conversion disorder in the 21st century: have we moved beyond the couch? Curr Treat Options Neurol 13:255-266, 2011
Stone J, Carson A, Duncan R: Symptoms "unexplained by organic disease" in 1144 new neurology out-patients: how often does the diagnosis change at follow-up? Brain 132:2878-2888, 2009
Thomas M, Jancovic J: Psychogenic movement disorders: diagnosis and management. CNS Drugs 18:437-452, 2004

## 階段転落後に発症した複雑な病態

Anton Scamvougeras, M.B.Ch.B., F.R.C.P.C.

　46歳，女性。カナダ中西部の大草原地帯にある病院で看護助手として働いていたが，仕事中に階段から滑って転落し，腰と殿部を打った。転落直後から，腰部・尾骨・殿部に痛みを訴え，右足までしびれが放散していた。家庭医は腰椎と骨盤のX線撮影をオーダーしたが，骨折は認めなかった。

　痛みは改善せず，さらに増悪し彼女は働くことができなかった。受傷から6週間後，再度評価を受けたところ神経学的に特記すべき異常所見はなく，診断は坐骨神経痛であった。障害保険事務所が間に入りリハビリテーションプログラムに登録された。

　その後も痛みの症状は持続した。受傷から5カ月後，カルテによれば，動作が緩慢になったようにみえ，面談で初めて涙を流したとある。さらに3カ月後，筋力低下に一貫性がない，との記載があり，下肢の筋力評価で症状に心因性の増悪が認められた。脊髄造影検査では，L4-L5に椎間板の後部への軽度の逸脱および軽度の腰椎変性が認められた。

　それから10年間，いく人ものリハビリ専門家と3人の精神科医に次々とかかり，アセスメントと治療を受けた。罹患から2年経った時点で，彼女が患っているのは大うつ病であると関係者は皆合意するに至った。同時に，さまざまな治療者が「奇妙」と表現する歩行障害を呈するようになった。それは心因性と判断され，転換性障害と診断された。担当医と障害保険事務所との間で，本人が意識的に身体症状を起こしているかどうかについて，議論がなされた。胸椎および腰椎のCT検査・MRI検査では特記すべき所見を認めなかった。理学療法を受けた。薬物療法としては，鎮痛薬，選択的セロトニン再取り込み阻害

薬(SSRI)，三環系抗うつ薬などが試されたが，いずれも効果がないか，もしくは副作用によって中断された。彼女の生活機能に変化はなく，病苦による重度の障害を持ち続けていた。

　受傷から12年。58歳時，評価のために神経精神科病棟に入院となった。首・背・両下肢・両足・両上肢・胸部・腹壁に，常にしめつけられ，焼かれるような，ひどい痛みを感じると彼女は表現した。またときどき，体のあちこちで痛みを伴うけいれんも起きると話した。痛みは，熱や動作のほか，何かちょっとしようとしただけで増悪し，改善する術はなかった。彼女の話では，痛みが始まったのは転落のときで，そこから着実に悪化して今では過去最悪になっていると説明した。

　両下肢の筋力がそれに伴って低下し，杖か歩行器がなければ歩くことができないと訴えた。神経精神科病棟入院前の8年間，外出するときには必ず車椅子が必要となっていた。

　気分は抑うつ的で，不満そうな様子であった。完全なアンヘドニアを認め，孫と過ごすときでさえも全く楽しみを感じなかった。睡眠障害があり，入眠困難と持続困難を認めた。倦怠感も常時あり，食欲は低下していた。にもかかわらず，体重は発症から13.6 kg増加していた。性欲は欠如し，性的活動はすべて停止していた。かつてはコンピュータのような頭脳をもっていたのに，今では記憶力も悪くなってしまったと訴えた。希死念慮はなく，明らかな精神病症状も認めなかった。

　全体として，障害は重度になっていた。セルフケア，料理，掃除のいずれにも介護が必要であった。1週間のうち平均4日間はほぼベッドに横になって過ごしていた。自宅に医療用ベッドをもっていて，他にも障害に合うように自宅を改修していた。

　診察時，58歳という実年齢より老けてみえた。視線はあまり合わせず，伏し目がちで床をみつめていた。発話は単調でめりはりなく話し続けた。情動は平板化して，自発性がなく抑うつ的であった。診察中，時折涙を流し，鼻水がたれても自分では拭わず，夫が彼女の顔をあげて拭っていた。思考形式は非常に迂遠で，自分の身体症状に強く執着していた。

　認知機能検査では，処理速度低下，注意力低下，呼名は正常，言語性短期記憶低下，非言語性記憶は正常，計算力の奇妙な低下（彼女は2×2ができないと主張した），具体的思考，止むことのない悲観的な自己評価などを認めた。

　身体所見では，体じゅうほんのわずかな触診にも痛がった。背中および肩の筋肉は緊張が強かった。その他さまざまな検査課題に対して独特の多様な反応を示した。目標を目で追うようにしてもらうと，正常にできるときと，目を閉じたりあるいはよそ見をしたりするときがあった。脳神経系に客観的な異常は

認めなかった。筋力の検査では検査態度が変動していた。こちらの依頼した動作ができないことがある一方，別の場合には，その同じ筋肉に十分な筋力を認めることがあった。萎縮はなく腱反射は正常であった。右手に杖をもてば歩けたが，歩行は不安定でその様子に一貫性はなかった。

　このように表面上は，心因性と思われる非常に明らかな証拠がそろっていた。症状を意識的に増悪させていることを示唆する所見は認めなかった。自分の病気はこのようなものだと心から信じているようだった。

　彼女は小さな町で生まれた。母親を子ども時代に亡くしたため，祖父母に育てられ，生活環境は質素であった。高校卒業後，看護助手として訓練を受け，近隣の中規模都市の病院で職を得た。それから20年以上この仕事を続け，受傷のときまで働いていた。18歳のとき，当時25歳で同じ病院の警備員をしていた夫と出会い，結婚した。結婚生活は幸せで，3人の子どもと1人の孫がいた。彼女は働き者で活力にあふれ，自立心の強い，家族思いの人として知られていた。転落の前，彼女には軽度の肥満があったが，それ以外は健康であった。

　精神科的既往歴からは病前軽度の強迫性格があったようだが，精神疾患の既往はなかった。また物質使用または乱用の既往もなかった。身体疾患に関しても過去に神経症状を呈したことはなかった。妊娠は3回で，すべて正常分娩であった。

　母親は40代で亡くなっていて，おそらく脳動脈瘤の破裂によるものであった。母方の祖母は60代で亡くなっていて，同じく頭蓋内出血の結果と考えられていた。おばの1人が42歳で心筋梗塞で亡くなっていた。精神疾患の家族歴はなかった。

　暫定診断のフォーミュレーションが作成された。

　　以下のものを伴う重症の身体表現性障害（somatoform disorder）：
　　　慢性の複雑な身体表現性疼痛
　　　転換性障害（下肢の筋力低下および歩行障害を呈する）
　　　認知表現性（cogniform）の特徴（心因性の認知機能低下）
　　　大うつ病

　身体症状および精神症状を呈する内科的原因をスクリーニングするため，精査が行われた。血液検査，心電図，胸部X線検査の結果は正常であった。

　頭部MRI検査の結果，左前頭葉の深部に大きな脳軟化病変を認めた。脳軟化症は，側脳室の前角に隣接していて，上部外側に位置していた。上部は左基底核まで広がっていた。病変の大きさは4 cm×2 cm×2 cmで，陳旧性脳梗塞として矛盾しなかった（図7-1）。

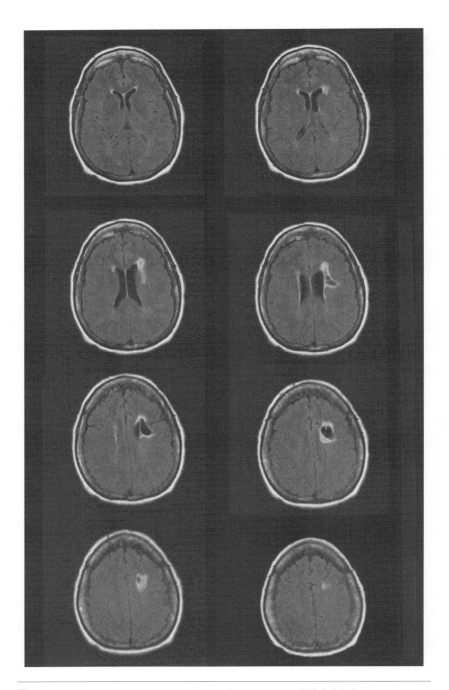

**図 7-1** 頭部 MRI 軸位断 FLAIR 画像。左前頭葉深部に大きな脳軟化病変を認める。

頭部MRA検査では頭蓋内の血管構造に異常はなかった。狭窄・閉塞・動脈瘤のいずれも認めなかった。内頸動脈の超音波検査では，プラーク形成や狭窄を認めなかった。心臓超音波検査の所見も正常であった。

　各種検査の結果，ここに来て初めて患者が脳卒中もしくは脳血管性のイベントを起こしていて，その結果，左前頭葉が障害されていたことが明らかになった。家族歴からは，イチゴ状動脈瘤(berry aneurysm)によって引き起こされた可能性があると考えられた。ただし，病変の部位は動脈瘤破裂から起きる頭蓋内出血として典型的ではなかった。脳卒中の起きた日を特定することはもはや不可能であったが，おそらく転落は脳卒中が原因で起きたのだろう。実際，症状は右下肢から始まっていて，これは左半球の脳卒中と一致する所見である。この病変はうつ病の原因もしくは要因になっている可能性が極めて高かった。さらに前頭葉損傷は，訴えが保続性で尽きることがない様子であることも説明できた。

　障害について，本人と夫に説明し理解を共有した。彼女は人体の仕組みを初歩的にしかわかっていなかったので，病状説明は単刀直入に行われた。すなわち，脳卒中がうつ病を起こした可能性が高いこと，身体症状はうつ病が痛みや筋力低下として間接的に現れたものである，というものである。これは本物の病気であって，決して気のせいではないということも強調された。

　治療の選択肢について話し合い，理学療法と薬物療法が推奨された。慢性・重度で，これまでにさまざまな薬物がすでに試されていることから，電気けいれん療法(ECT)の選択肢についても説明された。患者は薬物療法を試してみることを選択し，セルトラリン・ノルトリプチリン・リスペリドンが開始された。忍容性は高く，治療域まで増量できた。

　睡眠は過去何年かの中で初めて改善を見せたが，気分・痛み・その他の身体症状は変化しなかった。家族にすすめられる形で，彼女はECT治療を希望し，全11回，右片側性に治療を受けた。睡眠はさらに改善し，身体症状へのとらわれも軽減した。痛みを伴ったけいれんもずいぶん改善し，以前の半分以下と本人も表現するほどであった。気分も改善し始めた。

　理学療法は，歩行および移動能力を支援するものであった。作業療法は，本人が興味をもつ活動を促した。精神療法は，毎日もっぱら支持的に，病気の性質や回復への道筋について教育的・認知的な技法を用いて行われた。

　4カ月間の入院治療の後退院となり，その時点で痛みおよびけいれんは依然としてあったが，少なくとも30％は改善していた。睡眠は良好で，気分は入院時の10点中2点から，6点まで改善していた。歩行は杖を用いて可能だったが，外出にはやはり車椅子を使用していた。身体症状へのとらわれははるかに減り，訴えの保続性もずいぶん薄れていた。家族が気づいたところでは，以

前よりも落ち着き，感情的になることが減ったとのことであった。退院時処方は，セルトラリン 200 mg/日，ノルトリプチリン 20 mg/日，リスペリドン 2 mg/日であった。

入院以降の何年にもわたる病状経過は，基本的には左前頭領域の大きな脳卒中の経過と一致し，一部が治療抵抗性のうつ病性障害によるものであった。治療としては，複数の異なる抗うつ薬を試すと同時に，中枢神経刺激薬やパーキンソン病治療薬もあげられた。受傷から 20 年経ち，66 歳である現在，自宅近くの地域精神保健チームの精神科医から経過観察および治療を受けている。睡眠は変わらず良好であったが，抑うつ気分・疼痛症状・歩行障害などは依然として問題があった。以前より歩くようになり，車椅子を使うことはなくなった。しかし，自分の病気に対する洞察は依然として部分的にとどまり，生活機能全般は若干の改善を認めたものの，病前の生活機能に戻ることはなかった。

## 考察

本症例は，身体疾患のように見えた精神疾患が，実際はやはり身体疾患だったという例である。

おそらく左前頭葉の脳卒中が，彼女の転落の最初の原因だった可能性が高い。転落直後から生じた筋骨格系の症状のために，相対的に症状が目立たなかった脳卒中の神経症状の方が見落とされてしまった。脳損傷の神経精神医学的影響は，数カ月後の大うつ病の発生を引き起こし，気分と自律神経の変調も出現させたが，何よりも全身の痛みと心因性の歩行障害という身体化が最も顕著であった。

この症例から得られる最も重要な教訓は，精神疾患の診断がついたとき，担当医はいかなる場合でも，その精神症状を引き起こす可能性のある一般身体疾患を除外する手順を怠ってはならないということである。この患者は長年うつ病を患って，しかも治療抵抗性を示していた。にもかかわらず，過去に一度も頭部の画像検査がなされてこなかった。脳画像検査は，重度の大うつ病をもつ患者全例に対して行うべき検査の 1 つとして推奨される。発症が遅い，治療抵抗性がある，併存する身体症状が顕著，などの非定型の特徴もつ場合には，なおさらである。

なぜこの患者が画像検査を受けなかったかについて想像してみることは興味深い。腰の画像検査については，発症以降 12 年間で少なくとも 4 回実施されていた。明らかに担当医は，受傷部位と痛みの訴えに惑わされていた。さらに，痛みが顕著な状況でのうつ病診断に際して，担当医は意識的にせよ無意識的にせよ，痛みによる二次性の抑うつであると判断し，粗大な器質的要因の可能性

さえ追求しなかった。慢性化そのものも，改めてアセスメントし直す行為を控える方向に働かせるおそれがある。経過観察のアセスメントというのは，過去の見立てによる先入観が入り，患者を初めて診察した場合なら実施するはずの検査を十分に行わなくなる可能性がある。

　うつ病の原因もしくはリスク因子になっている一般身体疾患を同定することが，その後の治療にどの程度影響を与えるかは，場合によって異なる。本症例の場合，脳卒中を発見したことで，現在の愁訴と生活機能低下に関連していることが判明した。しかし，それがわかっても，その価値はあまり大きくなかった。この所見がなかったとしても，その後の管理は大して違わなかったからである。患者は大うつ病および身体表現性症候群に対して治療を継続したであろう。しかし，脳卒中を発見したことで，患者・家族・担当医に診断を明瞭に伝えることができた。患者・家族にとっては，その方が一連の機能障害が「本物の病気」によるものであることが理解しやすかった。もちろん脳卒中が実際に示されなくても，その点は強調すべきことではある。具体的な所見はほぼ間違いなく治療をより強固なものとし，プラスの結果をもたらすであろう。

　前頭葉の脳卒中は大うつ病を引き起こすことがある。初期の研究では，左半球の損傷はうつ症状を引き起こすことが右半球より多く，しかも病変が左前頭極に近いほどそのリスクが高くなると考えられていた（Robinson 1986）。エビデンスが蓄積された現在では，この相関は以前考えられていたほどはっきりとはしておらず，前頭葉の脳梗塞の側性と抑うつ気分の間の相関は発症からの時間によっても変わるし，入院患者か外来患者かによっても変わることがわかっている（Bhogal et al. 2004）。

　後から振り返ってみると，本症例の病気のさまざまな側面は，確かに前頭葉損傷の特徴を示していた。断綴言語を呈しており，自分の体調への不安を保続的に訴えていた。それは認知機能検査でも示されていて，右半球機能よりも左半球機能の方が制限されていた。言語性の短期記憶は，非言語性の短期記憶よりも障害が強く，また動物の呼名や物語の想起などの言語課題でより問題が大きかった。しかし，こうした意味づけは事後的な理解によって強められている。臨床所見からだけでは左半球の損傷の可能性を強く疑うようなものはなかった。

　転落後，数週間または数カ月での局所的な筋骨格系の痛みは想定内であったが，その後の痛みの重症度・慢性度および解剖学的な分布はすべて身体表現性疼痛症候群を強く示唆するものである。特定の部位の脳損傷が，その部位に特異的な疼痛症候群を引き起こす場合がある。視床痛（thalamic pain）はなかでも最も記述が多い（Hong et al. 2010; Kumar and Soni 2009）。しかし，本症例の病変はこの症候群に関連のある典型的な解剖学的部位ではなかった（Kalita et al. 2011)。

　四肢の筋力低下と歩行障害の非定型で一貫性のないパターンは，既知の一般身体疾患の症状と合致するものはなかった。脳卒中がうつ病の原因として最も可能性が高かったが，筋力低下や歩行障害を直接引き起こす内科疾患は認められなかったため，心因性の疾患をもつと結論された。一連の臨床評価から，患者は自分がこのような病気であると心から信じていると判断されたため，虚偽性障害や詐病ではなく，身体表現性障害であると診断された。

　治療にはいくつかのポイントがある。まず，脳卒中・うつ病・身体表現性症状が併存していることについての教育とサポートである。つぎに，心因性の歩行障害に対する理学療法，もう1つは根本にある大うつ病に対する生物学的な治療である。

　身体表現性障害の予後は，身体化症状がどういうものかよりも，情緒的な苦悩の根本的原因の予後と密接に関連している。本症例に関していえば，大まかな経過は，脳卒中後うつ病で部分的な治療反応性をもつ患者の経過をたどったことになる。

## ● 臨床のキーポイント ●

- 精神疾患の診断をつける際には，似通った精神症状を呈する可能性のある一般身体疾患のスクリーニングをまず行わなければならない。
- 重症大うつ病，特に治療抵抗性あるいは非定型の特徴がある場合には，脳画像検査が推奨される。
- 一般身体疾患が原因で生じる精神科的症候群（例えば，大うつ病）でも，必ずしも治療が変更になるとは限らないが，少なくとも主治医と患者の理解が深まることにはつながる。
- 脳卒中の解剖学的側性と大うつ病の発症の関係は，かつて考えられていたより複雑で，発症からの時間など複数の要因が関与している。
- 身体症状が一般身体疾患の既知の症状パターンに合致しない場合，その症状は心因性であると判断される。意識的に症状を作り出している場合を除けば，身体表現性の特徴をもつと判断される。

〔近藤伸介〕

## 推奨文献

Hurwitz TA: Somatization and conversion disorder. Can J Psychiatry 49:172-178, 2003

## 引用文献

Bhogal SK, Teasell R, Foley N, et al: Lesion location and poststroke depression: systematic review of the methodological limitations in the literature. Stroke 35:794-802, 2004

Hong JH, Bai DS, Jeong JY, et al: Injury of the spino-thalamo-cortical pathway is necessary for central post-stroke pain. Eur Neurol 64:163-168, 2010

Hurwitz TA: Somatization and conversion disorder. Can J Psychiatry 49:172-178, 2003

Kalita J, Kumar B, Misra UK: Central post stroke pain: clinical, MRI, and SPECT correlation. Pain Med 12:282-288, 2011

Kumar G, Soni CR: Central post-stroke pain: current evidence. J Neurol Sci 15:10-17, 2009

Robinson RG: Post-stroke mood disorder. Hosp Pract 21:83-89, 1986

# ライム病

Catherine Chiles, M.D., D.F.A.P.A., F.A.P.M.

65歳，女性，元訴訟弁護士(現在は退職)。倦怠感，集中力低下，記憶障害，抑うつ気分，慢性的な睡眠障害を主訴にかかりつけ医を受診した。前年に退職し，都会のマンションからコネチカット州の田舎に転居していた。自宅は野生生物保護区に隣接していて，鹿や小鳥たちの安住の地になっていた。もっぱら屋内で働く法律関係の仕事を離れ，屋外で余暇を過ごすのを楽しみ，熱心な園芸家になっていた。裏庭の草が伸びすぎると，春には何時間も庭掃除をしていた。庭で1日を過ごしたある日の終わり，ひどい倦怠感・筋肉痛・軽度の頭痛を自覚したが，太陽の下で園芸をやりすぎたからだと思った。その日は早めに床についたが，よく眠ることができなかった。

その後何週間かかけて，抑うつ症状が始まってきたので，かかりつけ医を受診することにした。彼女にとって都会から田舎への移住は長年の望みで，計画通りのことだったので，不調になることは不可解だった。家族歴には甲状腺機能異常があり，母親は自分の夫が亡くなった後，慢性的な大うつ病を患った。既往歴にも甲状腺機能低下があったが，50歳時からチロキシンを使うことで良好にコントロールされていた。すでに閉経していたが，更年期症状はなかった。ニューヨーク州ブルックリンで移民1世の1人っ子として生まれ育ち，両親は彼女の教育のために自分たちの夢を犠牲にしたという生活歴であった。法科大学院を卒業した後，夫が教職に就いた関係でコネチカット州に移り住み，

4年前に夫が膵癌で死去するまで，35年間夫婦として連れ添った。
　精神科的既往として，死別後1年間の抑うつがあったが，それは支持的集団療法とSSRIで寛解した。カリフォルニアで教師として働く息子とノースカロライナで科学系の研究者として働く娘とは，昔は懇意であったが最近はあまり会わなくなっていた。夫の死後はますます社会的に孤立し，コミュニティでの活動も少なくなっていた。診察の結果，かかりつけ医は受診の8～9週間前，春の終わりに皮疹があったということを突き止めた。足にできたその皮疹は紅斑で丸みを帯びていたという。この情報からかかりつけ医はライム病ではないかと考えた。皮疹はすでに消失していたので，彼女はまさか病院にかかろうとは思っていなかったのである。
　検査は，甲状腺機能，血算，電解質，ビタミン$B_{12}$，葉酸，肝機能，腎機能，尿定性，尿中薬物検査のほか，ライム病，梅毒，HIVに対する抗体検査も行われた。外来での心電図は正常だった。精神的現症では，前回の受診時にはなかった短期記憶障害と注意力障害を認めた。頭部CTと神経心理検査および精神科外来フォローが予定された。反復性うつ病が鑑別として残ったからである。同時に，ライム病の疑いで，10日間のドキシサイクリンの治療が始まり，この地区はシカダニ(deer tick)を媒介にライム病に感染することで知られていて，5月6月は特にライム病にかかる可能性が高い季節だという説明がなされた(Bacon et al. 2008)。
　抗生物質は予定通り飲みきった。検査結果からは症状に見合う身体疾患は明らかにならなかった。甲状腺機能は正常で，ライム病の抗体価は陰性だった。症状は変わらず続いていたので，うつ病と認知症初期の可能性が疑われ，精神科医にコンサルトとなった。精神科医は各種検査所見と神経心理検査をあわせて，若年性認知症と矛盾しないとした。患者は自身の症状に対していらつき，記憶力低下に不機嫌になった。認知症の家族歴はなく，発病前の認知機能は高かった。精神科医は，頭部MRI検査，腰椎穿刺，脳波を依頼したが，すべて陰性だった。診断確定のためにさらなる精査を行うことを患者が受け入れたため，感染症専門医に再びコンサルトされ，多くは当初の検査と同じものが再検された。
　その間，彼女はインターネット検索で，ライム病がニューイングランド地方や中部大西洋岸地方ではありふれた病気であること，標準的なスクリーニング検査では発見できないことを突き止め，ライム病によるリウマチ学的・免疫学的・神経学的・感染症学的所見について，複数の高名な専門家にアドバイスを求めた。その結果，SPECTを撮ってもらえるように精神科医に懇願した。SPECT検査は時に所見が曖昧な場合もあるが，ライム病の神経学的証拠を見つけ出すことができると学んだからである。SPECT検査については彼女が参

加していた慢性ライム病患者の会のオンラインチャットルームでよく議論になるものだった。

精神科医はかかりつけ医，神経内科医，患者とともにケア会議を招集し，いわゆる「ドクターショッピング」を防ぐために，患者の希望を尊重してライム病に特異的な検査を受けるように働きかけた。最終的に彼女は，SPECT検査と2段階の免疫学的検査(ELISAとウェスタンブロット)でライム病の診断に矛盾しないとわかり，地元のライム病専門家による長期間の抗生物質治療を受けることとなった。

## C 考察

ライム病(ボレリア症)はスピロヘータの一種ボレリア・ブルグドフェリ(*Borrelia burgdorferi*)によって引き起こされ，米国で最も多く報告されるベクター媒介感染症である。米国全体では年間1万5000～2万人が新規に診断されるがこれは実際の10%にすぎないとされている(Bacon et al. 2008)。ボレリア症は米国北東部で診断されることが多いが，米国全土およびヨーロッパでも起こり得る。

歴史的にはマダニ(*Ixodes*)に刺咬されて起こる臨床症状(皮疹，多臓器の異常)として，1909年にヨーロッパで発見された。その後，米国でマダニがボレリア(*Borrelia*)のベクター（媒介者）であることが発見された(Fallon and Nields 1994)。1975年，イェール大学の研究者のAllen C. Steere博士らが，コネチカット州ライム地区を中心に関節炎を呈する非定型症例のコホート研究を行い，そのかなりの部分がダニ咬傷によると関連づけた。これらの症例をもとに，衛生昆虫学者のWilly Burgdorfer博士らが1982年に病原体として媒介ダニからボレリアを単離した。その後，この病気はライム病として知られるようになり，病原体は*Borrelia burgdorferi*と名付けられた。ダニ咬傷によって起こる神経精神症状は1920年代には認識されており，今日ではライム病の初期症状になると考えられている(Burgdorfer et al. 1982; Fallon and Nields 1994)。

*Borrelia burgdorferi*はネズミやリスなどの保菌宿主内で自然に発生する。肉食のマダニ(*I. scapularis*や*I. pacificus*)が刺咬して吸血することにより，ヒトへの感染が成立する。マダニは，脱皮，幼ダニ(larva)から若ダニ(nymph)への変態，若ダニから成ダニへの変態と，2年のライフサイクルで合計3回，哺乳類の血液が必要になる。マダニが保菌宿主から吸血して成長した後，次の吸血のとき(若ダニあるいはメスの成ダニ)に，他の宿主やヒトに感染するわけである。感染は若ダニのときに成立することが最も多いが，2 mm

大でかろうじて見える程度なので気づかれることはほとんどなく，刺咬後はそこから離れていなくなることが多い。若ダニは5〜6月に活発となるため，ライム病の流行は夏に多く，米国でのライム病のベクターのほとんどを占めるのがシカダニ(*I. scapularis*)である。オジロジカは保菌宿主でもなく，ボレリアに感染しているわけでもないが，水鳥や小鳥と同じようにダニの運び屋として，その生存にも一役買っている。クロアシダニ(*I. pacificus*)は米国中西部や南部での媒介生物であり，*I. ricinus*はヨーロッパでの重要なベクターである。マダニ咬傷は他の感染症を伝染する可能性もあり，バベシア症(*Babesia microti*)，アナプラズマ症(*Anaplasma phagocytophilum*)，ヒト顆粒球性またはヒト単球性エーリキア症，頻度は多くないが野兎病(*Francisella tularensis*)などの共感染の原因になる。ボレリア症が固定組織に引き起こされることが多い一方，バベシア症は赤血球のみに起きることが多い(Bacon et al. 2008; Hildenbrand et al. 2009; Krause et al 1996; Wormser et al. 2006)。

ライム病は，梅毒などの他のスピロヘータ感染症と同じく，複数の病期から成る。マダニは24〜48時間肌に付着している必要がある(Hildenbrand et al. 2009)とされるが，12時間あればよいという報告も(Bacon et al. 2008)複数ある。ヨーロッパのボレリア症は*B. garinii*によって引き起こされ，米国例に比べ神経学的所見が強い(Hildenbrand et al. 2009)。

感染初期(第1期)は，ダニ咬傷後の数日から数週以内である。遊走性紅斑あるいは標的状病変と呼ばれる発赤と瘙痒感を伴って，紅斑性丘疹(直径5cm以上)が現れる。中心部には的のように白い部分がある時とない時がある。紅斑が出現した後に，インフルエンザ様症状(頭痛，発熱，筋肉痛，軽い項部硬直，軽い倦怠感)をきたすことがある。多くの患者は第1期の皮疹や標的状病変を後から思い出すのみであるが，遊走性紅斑が発症の早期に現れる特徴かつ診断根拠として重要である(Bacon et al. 2008; Fallon and Nields 1994; Hildenbrand et al. 2009)。

第1期が軽い場合，引き続いて現れる段階が初発症状であることもある。未治療であれば数日から数週以内に感染は血液に広がり，中枢神経系に入り込んで神経精神症状を呈することになる。軽度の困惑状態から，稀にではあるが数週から数カ月で脳炎をきたすこともある。播種性感染は多数の標的状病変を呈するほか，神経症状(髄膜炎，神経根症，顔面神経麻痺)，心疾患(心筋炎，心房心室ブロック)に及ぶこともある。初感染から数カ月から数年後に，末梢神経障害や，慢性の大関節(特に膝)の単関節・多関節炎をきたすこともある(Bacon et al. 2008; Fallon and Nields 1994; Hildenbrand et al. 2009)。

ライム病の症状の多くは中枢神経症状であることから，精神科医はライム病の診断がつく前にコンサルトを受ける可能性がある。ライム病に随伴して起こ

ることとして，うつ病，パラノイア，認知症，パニック発作，神経性食思不振症，強迫性障害など多様な精神症状が知られている。神経ボレリア症(neuroborreliosis)の症状は，倦怠感，気分の落ち込み，不眠，集中力低下などである。これらは今回のケースのように大うつ病と間違われることがある。また，顕著な認知機能低下が起こり，うつ病や認知症のように見えることもある(Fallon and Nields 1994)。この症例であげたように，反復性うつ病，新規発症の認知症，気分障害，一般身体疾患による認知機能障害(例えば，再発性甲状腺機能低下症)などが鑑別疾患である。曝露歴(ライム病がみられる州の農村部でそでをまくりあげて屋外で働いたか)や新規発症の認知機能障害あるいは気分障害がライム病の可能性をあげる。

　スピロヘータの特徴として，検出不能な形に変態できるため，ボレリア感染を検査で証明するのは難しい。感染が疑われた患者はたいてい抗体検査を受けるが，発症初期には偽陰性になる可能性が高い。発症後期では，2段階の免疫反応により検査が可能である。すなわち，ELISAまたは間接蛍光抗体法による検査(第1段階)で陽性あるいは非特異的である場合，免疫ブロットあるいはウェスタンブロット(第2段階)で確定することができる(Hildenbrand et al. 2009)。医療者が遊走性紅斑と診断したエビデンスに加え，米国疾病対策予防センター(CDC)が定めている基準を満たすことで，ライム病と確定診断される(Bacon et al. 2008)。SPECT検査は，抗菌薬で軽快する前頭葉の血流低下を検出できるので，神経ボレリア症の臨床診断を裏付ける。MRIでは，神経ボレリア症の患者の半数に，前頭葉白質の変化があるとされるが，この変化は抗菌薬治療が成功しても永続するとされている(Hildenbrand et al. 2009)。

　ダニ咬傷に対しては予防策が強く推奨される。薄い色の防護的な服を着たり，忌避薬を使ったり，ダニが肌についていないか毎日チェックしたり，もしついていたらすぐに払ったりするのがよい。ライム病や神経ボレリア症は診断が確定すれば，抗菌薬治療が依然として標準治療である。抗菌薬治療のベストエビデンスは，肌にくっついていてうっ血したダニが*I. scapularis*であり，若ダニかメスの成ダニだとわかったら，曝露72時間以内に抗菌薬を開始するというものである(Wormser et al. 2006)。感染したダニがいる地域(例えば，米国北東部の州のダニの25〜40%がライム病の病原体を保有している)で曝露された事実がある場合，抗菌薬投与のハードルは低くなる。中枢神経症状がある場合，慢性・治療抵抗性の場合は，抗菌薬の非経口投与が有効かもしれない。本症例では，ドキシサイクリンの経口投与は無効であった。診察所見や検査所見から神経ボレリア症が強く疑われるときは，非経口投与や長期投与が考慮される。多くのライム病患者では，適切な治療にもかかわらず，症状が続いたり，病変が移動したりすることがある(Wormser et al. 2006)。

### ● 臨床のキーポイント ●

- ライム病は，ダニ媒介性のスピロヘータ感染症で，米国のベクター媒介性感染症で最も多く，急速に広がる可能性のある疾患である。正しく診断されているものは10%にすぎない。
- B. burgdorferiは，感染初期に中枢神経に侵入するので，ライム病の患者は初診で精神科を訪れることがある。
- 初期のライム病の抗体価は偽陰性が多い。2段階検査（ELISAか間接蛍光抗体法を行った後，免疫ブロットあるいはウェスタンブロットを行う）により発症後期の感度をあげることができる。
- ライム病の流行対策には，ダニ咬傷を予防することが重要である。
- 重症の中枢神経感染症では，抗菌薬の非経口投与が必要なことがある。

（田宗秀隆）

## 推奨文献

Hajek T, Paskova B, Janovska D, et al: Higher prevalence of antibodies to Borrelia burgdorferi in psychiatric patients than in healthy subjects. Am J Psychiatry 159:297-301, 2002

Halperin JJ, Shapiro ED, Logigian E, et al: Practice parameter for the treatment of nervous system Lyme disease (an evidence-based review) : report of the Quality Standards Subcommittee of the American Academy of Neurology. Neurology 69:91-102, 2007

Hildenbrand P, Craven DE, Jones R, et al: Lyme neuroborreliosis: manifestations of a rapidly emerging zoonosis. AJNR Am J Neuroradiol 30:1079-1087, 2009

## 引用文献

Bacon RM, Kugeler KJ, Mead PS; Centers for Disease Control and Prevention: Surveillance for Lyme disease—United States, 1992-2006. MMWR Surveill Summ 57:1-9, 2008

Burgdorfer W, Barbour AG, Hayes SF, et al: Lyme disease—a tick-borne spirochetosis? Science 216:1317-1319, 1982

Fallon BA, Nields JA: Lyme disease: a neuropsychiatric illness. Am J Psychiatry 151:1571-1583, 1994

Hildenbrand P, Craven DE, Jones R, et al: Lyme neuroborreliosis: manifestations of a rapidly emerging zoonosis. AJNR Am J Neuroradiol 30:1079-1087, 2009

Krause PJ, Telford SR, Spielman A, et al: Concurrent Lyme disease and babesiosis: evidence for increased duration and severity of illness. JAMA 275:1657-1660, 1996

Wormser GP, Dattwyler RJ, Shapiro ED, et al: The clinical assessment, treatment, and prevention of Lyme disease, human granulocytic anaplasmosis, and babesiosis: clinical practice guidelines by the Infectious Diseases Society of America. Clin Infect Dis 43:1089-1134, 2006

## 持続性部分てんかんと偽発作

Warren T. Lee, M.D., Ph.D.

　27歳，女性。既婚で右利きの白人。秘書として働いている。4週間前から突然始まったという，左手と左前腕のぴくつきのために，夫の強い勧めで救急外来を受診。一連の症状には常同的なパターンがあって，まず右手のしびれとちくちくする感覚から始まり，腕に広がり，左手に移って，ぴくつきはじめた。エピソードの前に，不調やだるさを感じる前兆が1時間以上続くこともあった。このエピソードは数分から最長で4時間続き，週に1回から3回起きた。本人は，これらのエピソードが，感情の高ぶりや睡眠不足によって誘発されることはないと言った。発作中も覚醒しており，周囲を認識していた。発作後は疲労感だけで，四肢の脱力や意識混濁はなかった。本人は特にこの新しい問題を心配しておらず，発作記録をつけるほどのこともないと感じていた。

　熱性けいれん，脳炎，髄膜炎，ミオクローヌス発作の既往はなかった。本人は，過去および現在の内科疾患・精神科疾患，あるいは物質使用を否定した。身体診察ときめ細かい神経学的診察を行ったが，すべて正常範囲内だった。2度の発作間欠期脳波では，明らかなてんかん原性変化を認めなかった。初回の通常の血液検査やMRI検査，脊髄穿刺による髄液検査の結果はいずれも正常範囲内だった。

　発作の症候学からは，持続性部分てんかん（EPC：epilepsia partialis continua）の疑いという診断が考えられ，EPCの主だった精密検査が行われた。中毒，内分泌，代謝，自己免疫，腫瘍随伴に関する追加検査および全身の画像検査などである。

　ベッドが空いた時点で，長時間ビデオ脳波ユニットに移され，72時間観察された。検査の目的を本人も知っており協力的だった。測定期間中に2つのエピソードが記録された。これらのエピソードは主観的な右手と顔面のしびれからはじまり，左手・左腕の屈曲−伸展動作が続いた。これらは，ほとんど手全

体に及び，中手指節関節の非律動的な屈曲-伸展動作を伴っており，いずれのエピソードも15〜20分間続いた。頭を使う課題または反対の手を動かす課題を行うよう言葉で指示され注意が逸れると，発作はすぐに止まった。ビデオからは，本人は発作を気にしていないようにみえた。脳波は筋電図様のアーチファクトを示したが，てんかん性の活動や他の異常は示さなかった。そのうえ，発作時SPECT検査では灌流異常は明らかにならなかった。

患者には，目撃されたエピソードはてんかん性のものではない可能性が高いと伝えられ，より詳細な評価と今後の併診のためにコンサルテーション・リエゾン精神科医が紹介された。

精神科の初回面接では，精神科医の診察を受けるのは気が進まないと話していたが，夫に説得されて面接を受けた。おおむね明るく，視線も合わせることができたが，時に心ここにあらずで，興味がないようにみえ，「**不適切な無関心**(la belle indifférence)」（訳注：満ち足りた無関心とも訳されるが，原語にはその意味はない）の態度であった。過去から現在まで不安・抑うつ症状はないと明言した。ベック不安質問票とベック抑うつ質問票の点数がいずれも軽度であることからもそれは確認された。モントリオール認知評価検査（MoCA）は30点満点だった。精神病・躁病，その他の精神症状の証拠もなかった。過去から現在まで，外傷体験，小児期の問題，物質使用についても否定された。精神疾患・神経疾患の家族歴はなかった。患者は自分の「発作」が心因性であるという説明を受け入れず，最終的にはてんかんと確定されることになると信じていた。彼女はおずおずと，発症の前年に途轍もないストレスがあったと語りだした。ストレスは，仕事をしながら新婚生活に適応していく中で生じていたが，夫婦の不和についてそれ以上語ろうとはせず，それ以上の精神医学的な評価・治療と心理的介入も拒んだ。退院4カ月後の神経内科外来で，もう発作はなくなったと報告した。夫と離婚し，新たな職についたところだった。

## C 考察

持続性部分てんかん（EPC）は，稀な焦点性運動てんかんで，皮質由来の突発的な間代性活動（通常0.1〜6 Hz）と定義される。この活動は身体の一部に影響を与え（通常は片側），長時間にわたって続く（通常は1時間以上と定義される）。もし脳波検査中に発作が捕捉できて，筋収縮と時間的に一致した波形があれば診断は確定する（Bien and Elger 2008）。しかし，通常の脳波がいつもてんかん性の関連を示すとは限らない。なぜなら，頭皮上脳波に反映される脳波活動のためには，広範囲にわたる皮質ニューロンの同時発火が必要だからである。成人のEPCで最も多い原因は，腫瘍性，腫瘍随伴性，感染性，炎症性，

血管性である。小児の場合，最も多い原因はラスムッセン脳症（Rasmussen encephalitis）である。頻度は低いが，皮質異形成や神経毒が原因のものもある。

　本症例で考えられる他の神経学的診断としては，運動性チック，ミオクローヌス，その他の運動異常も考えられたが，いずれも臨床所見と合致しなかった。追加の精密検査はすべて陰性で，特に長時間ビデオ脳波モニタリング中に常同的な発作が2回捕捉されたにもかかわらず，脳波との関連がみられなかったことから，心因性非てんかん性発作の診断がくだされた。さらに，意識を失わずに左右が入れ替わる発作の進展，すなわち，片側から始まり対側に移動することは，既知のてんかん性のパターンにはなかった。心因性神経障害は，これまで知られている器質的損傷の症状パターンに従わない点が特徴である。

　**心因性非てんかん性発作**（PNES：psychogenic nonepileptic seizure）は，この問題を記述する現在最も一般的な用語であり，**偽発作**（pseudoseizure）という用語は侮蔑的であるとして用いられなくなっている。PNESなどの転換性障害は往々にして医師の怒りを招く。というのも，これらの障害は「本物」の神経疾患ではないとみなされるからである。虚偽性障害や詐病の患者と類似した非器質性の病像を呈するために，こういった陰性逆転移がいっそう起こってしまうのである。

　転換性障害の病態解明に関しては，ジャン＝マルタン・シャルコー（Jean-Martin Charcot）の時代から苦闘が続いている（図7-2）。シャルコーは転換性障害を記述するために「機能的（functional）」という用語を用いた。なぜなら，神経病理学的には異常がないにもかかわらず，神経機能は明らかに障害されているからである（Sackellares and Kalogjera-Sackellares 2002）。シャルコーの教え子の1人であるピエール・ジャネ（Pierre Janet）は，特に外傷的な経験の文脈において「解離（dissociation）」が，この症状を説明できると提案した。一方，フロイト（Freud）は，そのような困難な経験は無意識の中に「抑圧（repressed）」され，身体症状に「転換（converted）」されると反論した。しかし，心身二元論が急速に崩壊しつつある現代では，PNESをすべて心理的だとみなす考え方は支持できない。

　神経画像技術の発展は，転換性障害の神経基盤を研究する手段をもたらした。Werringら（2004）は，医学的には説明できない視野欠損をもち，転換性障害の診断基準にあてはまる5人の患者を，健常対照群と比較したところ，患者群は視覚刺激の間，視覚野の活動は低下していたが，左側の下前頭皮質・島・後部帯状皮質・辺縁系構造，両側の視床・線条体の活動は増加していた。Vuilleumierら（2001）は，片側の感覚運動障害を呈した7人の転換性障害患者のSPECT検査から，対側の視床と基底核で血流が低下し，感覚運動症状が

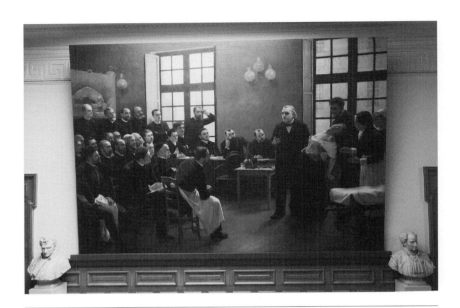

**図 7-2** サルペトリエール病院での臨床講義の様子を示す絵画（Une leçon clinique à la Salpêtrière）。Pierre-André Brouillet 作，パリ・デカルト大学所蔵。

ヒステリーの臨床講義の最中に失神した女性患者の様子が描かれている。シャルコーはヒステリー発作研究の先駆者だった。教え子のババンスキー（患者を支えている）やジル・ド・ラ・トゥレットらの姿もみえる。Photo credit：W. Lee, 2012。

改善すると血流低下も改善することを見出した。

こうした研究によって，心因性の欠損症状をもつ患者の脳内には解剖学的な変化があること，これらの変化は症状のある身体部位を本来支配している神経構造に及ぶことが示されている。しかし，その際に現れる神経徴候はその構造が元から損傷されているときに生じる既知のパターンとは合致しない。以上から，転換性障害やその予備群においては精神機能が重要な役割を担っており，それは身体についての個人特有の信念が，実際に症状を出す神経構造の制御を担っていることから，その信念が神経-行動系に混乱を起こすと奇妙な身体症状を生じさせる可能性が高い（Hurwitz and Prichard 2006）。

PNESは，主要なてんかんセンターでみられる非てんかん性の病態の中で最多で，紹介患者の20〜30％にのぼる。一方で，PNES患者の5〜15％は同時にてんかん発作も有すると推定されている（Benbadis and Allen Hauser 2000；Martin et al. 2003）。神経内科医は臨床症状に基づいて，てんかん発作からPNESを鑑別する陽性所見を特定している。非てんかん性発作の主な特徴を表7-1に挙げた。これらの特徴はPNESを示唆するにとどまり，確定診断にはならない。

### 表 7-1　非てんかん性発作の主な特徴

**状況**
利得になる環境(例えば，観衆がいる)
睡眠との関連がほとんどない，あるいは，入眠中起こらない
きっかけがあることが多い(例えば，ストレス)

**発作**
動きが非定型，しばしば奇妙か意図的
めったにけがをしない
徐々に始まり，徐々に終わる
非同調的な四肢の動き
左右に揺れるような動き

**診察**
拘束で増悪する
足底反応が正常(訳注：バビンスキー正常)
各種反射が正常(角膜反射，対光反射，瞬目反射)
意識は保持
自律神経系は不変

**発作後**
発作後症状がない(眠気，疲労感，異常脳波所見)
プロラクチン値は正常(30 分後)
健忘がない，またはほとんどない

出典：Kim et al. 2008, p.657 より改変して転載。

　通常の脳波検査は感度が低いため PNES の診断には有用ではない。真性てんかんでさえ，通常の脳波検査では脳の電気活動の 15 分ほどのサンプルにすぎないので，発作間欠期にてんかん性活動を明らかにできるとは限らない。しかし，発作が頻回で，抗てんかん薬に反応しない場合，通常の脳波検査を繰り返しても正常なのであれば，PNES が示唆される。

　PNES の診断において支持されているゴールドスタンダードはビデオ脳波である(Ghougassian et al. 2004)。モニタリング期間中に発作エピソードが記録された際，発作症状があるにもかかわらず対応する脳波変化がなければ，確定診断が見込まれる。過換気・光刺激・暗示はビデオ脳波モニタリング期間中，発作を増やすために用いられることがある。

　ビデオ脳波には限界もある。脳波は，過剰な運動のアーチファクトのため解釈が難しいことがある，また，発作時の皮質領域が小さい場合，頭皮上脳波ではてんかん性発作活動を特定できないことがある(Tao et al. 2007)。そのう

え，内側部や脳底部の皮質など発作時の活動が電極の位置から離れている場合，頭皮上脳波ではとらえられないことがある．ビデオ脳波中にエピソードがPNESとして正しく同定された場合であっても，PNESの背後にてんかん性障害が併存していることもあることを忘れてはならない．

非てんかん性発作の鑑別診断には，以下のものがある．

1) 虚偽性障害：これは患者が意識的かつ故意に発作のふりをするが，ごまかす理由として病人役割(sick role)を必要とする病理が存在する．
2) 詐病：意識的かつ故意であるが，ごまかす理由が明白かつ合理的であり，しかも，対人上の利益を得るか，あるいは社会的な害を回避するかのいずれかである．

病気を装っていることの証明，あるいは装っていないことの証明は難しい．証明しようとすれば，その医師は患者との関わりの中で，敵対的で不快な立ち位置に置かれることになる．PNESは，症状が生じるのは意識や意図の外部であるという仮定に基づいている．このことは理論的には単純で明白だが，医師が実際に判定するのはとても難しい．

加えて，てんかん発作ではないが，挿間性にてんかん発作様の症状をもたらす病態はある．例えば，一過性脳虚血発作，けいれん性失神，自律神経障害，複雑型片頭痛，物質中毒または離脱などである．**偽-偽発作**(pseudopseudoseizure)という用語(Caplan et al. 2011)は，一見PNESのように見えて最終的には器質的要因が隠れていたことが判明するケースを記述するのに使われてきた．例えば，腫瘍随伴性脳炎などである．したがって，PNESの診断を下す前に，詳細な医学的・神経学的な評価を常に行うべきである．

いったん診断がついたら，共感性をもって，中立的に，しかし曖昧さを排して患者に伝えるべきである．患者や家族によっては，否認したり，信じなかったり，怒ったり，時に敵意を露わにして反応することもあるだろう．口頭説明に加え，文書で情報を示すことが有益な場合もある．心理的・情緒的な問題は繊細かつ慎重に扱うべきである．治療には精神療法を行うが，必要に応じて，併存する不安や抑うつに対して薬物療法を用いることがある．特に認知行動療法が有用だとする報告もある(Goldstein et al. 2010)．

## ● 臨床のキーポイント ●

- 持続性部分てんかんは，稀な運動性てんかんで，数時間にわたり持続し，心因性非てんかん発作のようにみえることもある。
- 心因性非てんかん性発作は症候学的にてんかん発作と区別できることが多いが，診断のゴールドスタンダードはビデオ脳波モニタリングである。
- 非てんかん性の発作様イベントの原因には，一過性脳虚血発作，けいれん性失神，不整脈，自律神経障害，複雑型片頭痛，物質中毒および離脱など，身体疾患による病態もありうる。
- 心因性非てんかん性発作が疑われるすべての症例に対して幅広い医学的精査が望まれる。
- 心因性非てんかん性発作の治療は隠れた精神的苦痛に対して行われ，その精神的苦痛は特定される必要がある。治療には精神療法や，抑うつや不安に対する薬物療法などがある。

(藤岡真生)

## 推奨文献

Benbadis SR: Psychogenic nonepileptic seizures, October 6, 2011. Available at: http://emedicine.medscape.com/article/1184694. Accessed August 12, 2012.

Bien C, Elger C: Epilepsia partialis continua: semiology and differential diagnoses. Epileptic Disord 10:3-7, 2008

Syed T, LaFrance W: Nonepileptic seizures, in The Neuropsychiatry of Epilepsy, 2nd Edition. Edited by Trimble M, Schmitz B. Cambridge, UK, Cambridge University Press, 2011, pp 124-132

## 引用文献

Benbadis SR, Allen Hauser W: An estimate of the prevalence of psychogenic non-epileptic seizures. Seizure 9:280-281, 2000

Bien C, Elger C: Epilepsia partialis continua: semiology and differential diagnoses. Epileptic Disord 10:3-7, 2008

Caplan JP, Binius T, Lennon VA: Pseudopseudoseizures: conditions that may mimic psychogenic non-epileptic seizures. Psychosomatics 52:501-506, 2011

Ghougassian DF, d'Souza W, Cook MJ: Evaluating the utility of inpatient video-EEG monitoring. Epilepsia 45:928-932, 2004

Goldstein LH, Chalder T, Chigwedere C: Cognitive-behavioral therapy for psychogenic nonepileptic seizures: a pilot RCT. Neurology 74:1986-1994,

2010

Hurwitz TA, Prichard JW: Conversion disorder and fMRI. Neurology 12:1914-1915, 2006

Kim HF, Yudofsky SC, Hales RE, et al: Neuropsychiatric aspects of seizure disorders, in The American Psychiatric Publishing Textbook of Neuropsychiatry and Behavioral Neurosciences, 5th Edition. Edited by Yudofsky SC, Hales RE. Washington, DC, American Psychiatric Publishing, 2008, pp 649-675

Martin P, Burneo JG, Prasad A: Frequency of epilepsy in patients with psychogenic seizures monitored by video-EEG. Neurology 61:1791-1792, 2003

Sackellares JC, Kalogjera-Sackellares D: Psychobiology of psychogenic pseudoseizures, in The Neuropsychiatry of Epilepsy. Edited by Trimble M, Schmitz B. Cambridge, UK, Cambridge University Press, 2002, pp 210-225

Tao JX, Baldwin M, Hawes-Ebersole S: Cortical substrates of scalp EEG epileptiform discharges. J Clin Neurophysiol 24:96-100, 2007

Vuilleumier P, Chicherio C, Assal F: Functional neuroanatomical correlates of hysterical sensorimotor loss. Brain 124:1077-1090, 2001

Werring DJ, Weston L, Bullmore ET: Functional magnetic resonance imaging of the cerebral response to visual stimulation in medically unexplained visual loss. Psychol Med 34:583-589, 2004

# 認知表現性障害

Brenda Kosaka, Ph.D., R.Psych.

　43歳，男性。記憶力低下など認知機能障害の神経心理検査のために紹介受診となった。他にも非典型的な外傷後の頭痛と抑うつ症状が問題とのことだった。受診の15カ月前に自動車事故に遭っており，赤信号を無視して2台の車に衝突していて，(はっきりとは確認できなかったものの)意識消失した可能性があった。評価の時点では，交通事故の細かいことを全く思い出すことができなかったが，事故に関する法的問題は解決済みだったので，思い出せないことに法医学的な問題はなかった。その事故以来，ソフトウェア業界の仕事に戻れないでいた。

　彼は自分の認知機能障害をひどく気にしていた。自尊感情が傷つけられた様子で，どこがおかしいかについて詳しく語った。もともとは自分の能力に自信があり，20代の頃にメンサ(高IQの人が交流する団体)の試験を受けてメンバーになったことを誇りにしていた。病前の綴りの能力は「驚異的」だったと

語った．上下逆でも，後ろからでも読めるほどで，頭の悪い人間には我慢できなかった．しかし，今は事故前のような冴えがなくなったと感じていた．脳が「ざる」のように穴だらけになってしまって情報がこぼれ落ちるので，上司や妻が言ったことも思い出せないのだと語った．そのためにノートを持ち歩いても使うことを忘れてしまうし，頭の中の「語彙集」には異変が起きたし，チェスはできても体が痛くなるというのだった．読書はたくさんしていて，トム・クランシー（訳注：米国の軍事スリラー作家）やSFものであれば3〜4時間続けて読むことができた．

　言語記憶，空間記憶，展望記憶に問題があると彼は主張した．また計算にも支障があると訴えた．一方で，昔の記憶や技術として身についたものは影響を受けていなかった．本人いわく，カフェイン入りのダイエットコーラを飲むと記憶力が回復するのだという．妻も彼の言う「進行性の記憶障害」が確かにあると認めていた．

　記憶障害が始まったのは，22年前，油圧ジャッキが棚から落ちて頭に当たったときではないかと考えていた．その時，意識を短時間失ったかもしれなかった．事故後に病院を受診した際，ひどく情動不安定で強い頭痛を訴えた．頭部X線撮影では異常なく，脳震盪の診断だった．その晩，頭を抱えて歯を食いしばりながら，5〜10分ほど震えている様子がみられた．けいれんの精査が当時行われたが異常はなかった．この出来事以降，20代・30代と記憶力が低下して複雑な計算ができないという自覚症状が始まっていた．それにもかかわらず，メンサの試験には合格することができていた．

　頭痛は「核兵器」が頭の中で爆発したかのように激しいといい，光や音にも過敏に反応したが，嘔吐や視覚障害はなかった．痛みの尺度では10のうち7から8くらいであった．頭痛は回転性めまいを伴うこともあり，睡眠や性交により軽快した．片頭痛の既往はなかった．イブプロフェンとアセトアミノフェンを頓服で使用していた．

　本人は，気分は10点満点で3から4点くらいで，自尊感情の低下，エネルギーの低下，興味の喪失があり，抗うつ薬のbupropionを飲み忘れた日には落ち込みとともに断続的に自殺について考えることを認めた．結婚生活の緊張もうつに付け加わった．妻は彼の障害の「ストレス」で仕事を辞めてしまった．

　患者は，キリスト教メノー派の家に生まれた．3人同胞の第1子で，自身によれば人付き合いは内向的・回避的で，「SF小説の本の虫」だったという．身体的虐待の既往はなかったが，父親はとても厳格だった．大学を2年まで修了したものの学位は取得しなかった．人生の目標を持ってキャリアを積み上げることなく，20年間，グラフィックアーティストとしてソフト業界で働いていた．仕事は気に入っていたが，業界全体が低迷したために失職した．パートで

ソフトウェアの通信販売の仕事をしていたが，価値ある仕事とは思っていなかった．SFの宇宙船をデザインしたり，図面を描いたりする才能があり，20年以上もの間，1,000作品以上を商業的に販売していた．宇宙船には，甲板，客室，各種サブシステムなど，船内や外観が細かく描かれていた．

異性愛者で，結婚は2回目だった．最初の結婚は9年目に元妻と彼の親友が浮気をして破綻した．最初の結婚で子どもが1人いたが，カナダの別の州に母親と住んでいた．

もともと自分には衝動を抑えられない性質があり，仕事でも私生活でもリスクをとる方だと語った．過去に3〜4回やめようとしたこともあったが，20年以上ポルノ画像にはまっていた．パソコンに保存した画像を同居している妻の連れ子に見つかったこともあり，最近，この問題で性医学専門クリニックを受診していた．性欲は交通事故以来減弱していたが，自分がこちらの分野では「悪名高い」ことを自慢気に語った．

既往歴で特記すべきは，耐糖能異常と過敏性腸症候群で，前者は食事療法で管理されていた．今回の受診の5年前に，熱い浴槽に手をかけた途端に急に涙を流して泣き出すという不可解な出来事があった．けいれん性の疾患が再度疑われたが，検査をしても異常は見つからなかった．

精神科既往としては，30歳時の結婚カウンセリングがあった．離婚後，過量服薬による自殺企図歴があり，短期入院と外来経過観察を経て，ストレスを癒すため2年間仕事を休んだ．3年前には車の後部ドアに頭をぶつけて「頭部損傷」を経験した．このときは地面に倒れているところを妻が数秒後に発見したが，しばらくの間，健忘が残った．この「頭部損傷」の後から日々の頭痛が悪化し，抑うつもひどくなった．当時の抑うつは約1年間のパロキセチンによる治療で軽快し，今回の自動車事故までは頭痛や抑うつはなかった．

家族歴としては祖母に糖尿病，母に全身性エリテマトーデス，父と弟にアルコール問題があった．

内服はbupropion 150 mg/日（分2）で，他には定時内服薬はなかった．神経学的所見に異常はなかった．脳波上てんかん性活動はなく，頭部CT検査，頭部MRI検査上も頭蓋内に異常はなかった．

担当精神科医は，大うつ病，外傷性頭痛，うつ病に関連した認知機能低下と診断した．ノルトリプチリンとdextroamphetamineを試すように勧められたが，薬物に対する恐怖心と，新しい薬物によって性欲低下をきたすのではと考え拒否した．

これまでみられた障害に関連した神経心理検査は過去に一度も行われていなかった．今回，検査初日は非常に精力的だったが，2日目には落ち着いた様子で，全体として検査態度は許容範囲であった．応答は遅いことが多かったが，

厳密で正確であろうとする彼のやり方を考えると自然であった。

　全検査IQは93パーセンタイル（ウェクスラー成人知能検査第3版）と「優れている」であった。動作性IQは93パーセンタイルで「優れている」，言語性IQは88％で「平均の上」で，有意ではないが4ポイントの差があった。作動記憶と処理速度の得点は平均的であった。迷路課題が遅く減点されたが，間違いはなかった。同じく時間計測され，もっと難易度の高い言語的抽象化課題は88パーセンタイルであった。

　包括的な検査結果（図7-3）ではほとんど認知機能低下がみられなかった。同じ認知領域内でも課題ごとに変動がみられた。例えば，難易度の高い対連合記憶課題の方がよくできていて，語彙学習はあまり努力せず，最初の試行で15の単語すべてが思い出せないとすぐ諦めてしまうようだった。言語性・非言語性記憶の再認課題はよくできており，記銘力障害はないことを示唆していた。

　情動面では，特性不安が93パーセンタイル，状態不安が67パーセンタイルであった。トロント・アレキシサイミア尺度（TAS-20: Toronto Alexithymia Scale）で失感情症を認めた。MDI（Multiscore Depression Inventory）抑うつ質問票では中程度のうつ症状があり，中程度の活力低下，低い自尊心，社会的ひきこもり，悲観主義，悲哀，絶望感がみられた。

　精神病理と性格の包括的で詳細な尺度であるPersonality Assessment Inventory（PAI）では，短所に対して防衛的であることが示された。問題によって誇張する傾向があったが，それは自分を感じよく見せようとするプラスの印象操作と結びついていた。こうした誇張傾向は，助けを求める叫びや極度に低い自己評価と解釈できた。PAI性格検査では，頻回の身体愁訴，自殺念慮，長続きしない対人関係パターン，見捨てられ拒否されるのではないかという不安，社会的孤立，不安を鎮めるための不適応行動，マイナスの自己評価，激しい自己批判などもみられた。また過去の失敗や逃した機会にいつまでもこだわる傾向があった。

　PAI検査のコンピュータ解析による診断は次の通りである。

　　Ⅰ軸：大うつ病エピソード，身体化，気分変調性障害
　　　Ⅰ軸で除外すべき疾患：双極2型障害
　　Ⅱ軸：保留
　　　Ⅱ軸で除外すべき疾患：境界性パーソナリティ障害
　　　受診の様子からは自己愛（narcissism）の病理もあると思われる。

　振り返りのセッションでは，ノートを取り出してIQの値を知りたがった。メンサが知りたがるだろうからという理由だった。点数が落ちているだろうと

| | | 基本属性 |
|---|---|---|
| 男 | 性別 | |
| 46 | 年齢 | |
| 14 | 教育年数 | |
| S | 全検査 IQ | 知能 |
| HA | 言語性 IQ | WAIS Ⅲ |
| S | 動作性 IQ | |
| AV | 処理速度指標 | |
| AV | 作業記憶指標 | |
| | WCST*1 カテゴリー達成数 | 実行機能 |
| | WCST*1 保続性エラー | |
| | TMT*2 part B | |
| | 非言語性流暢性 | |
| | 言語流暢性 | |
| | 迷路 | |
| | 概念 | |
| | 精神統制 | 注意 |
| | 抹消 | |
| | 数唱 | |
| | 論理記憶　即時再生 | 言語性記憶 |
| | 論理記憶　遅延再生 | |
| | 論理記憶　再認 | |
| | RAVLT*3 | |
| | 視覚性記憶 即時再生 | 非言語性記憶 |
| | 視覚性記憶 遅延再生 | |
| | 視覚性記憶 再認 | |
| | レイ複雑図形 遅延再生 | |
| | レイ複雑図形 再認 | |
| | ボストン呼称検査 | 言語 |
| | スペリング（綴り） | |
| | スペリング（綴り） | 視覚 |
| | ベントン顔認知検査 | |
| | 状態不安 | 感情 |
| | 特性不安 | |
| | うつ病尺度 | |

**凡例**

| | |
|---|---|
| AV | 平均 |
| HA | 平均の上 |
| S | 優れている |
| WAIS Ⅲ | ウェクスラー成人知能検査 |

*1 訳注　WCST：ウィスコンシンカード分類課題
*2 訳注　TMT：トレイルメーキング検査
*3 訳注　RAVLT：レイ 15 語聴覚性言語学習検査

**障害の程度**

| | |
|---|---|
| | 障害なし，明らかな障害なし |
| | 軽度 |
| | 中等度 |
| | 重度 |

**図 7-3**　3 年前から認知表現性障害を呈する 46 歳男性の神経心理検査所見。

は考えていたが，予想通りの結果を聞いてがっかりした様子だった。同席した妻は，自分の親戚に見せるために神経心理検査の報告書の写しを欲しがった。自宅の壁に貼るつもりだという。この夫婦に対して，気分やストレスや人間関係の力動によって，認知機能が影響を受けることを説明するには時間がかかった。

## 考察

　この患者は自動車事故の後，15カ月にわたって持続する認知障害を呈していた。認知障害そのものが主たるストレス源となって心配も強くなり，仕事ができなくなるほどの体調となった。こうした不調は，うつ病の既往や現在の中程度のうつ病がある状況で起こっていた。神経心理検査の結果，能力は十分保たれており，知的機能は総じて優秀な域(93パーセンタイル)であった。実行機能や注意は障害されておらず，作動記憶と処理速度は総合的な高能力に比較して低めではあるものの，有意な異常とはいえなかった。症状は自動車事故の結果として出現したが，法的問題はすべて解決済だったので，保険金目当てなどの外的動機は混じっていなかった。症状の規模，症状に関連した苦痛のレベル，失われた機能などについても，どんなに悪いとしても軽症の閉鎖性頭部損傷では説明がつかなかった。さらに各種検査では異常はなかった。症状は進行しているようにみえたが，水頭症など頭蓋内に進行性の合併症がないことから，15カ月前の外傷性脳損傷としては説明がつかなかった。したがって，鑑別診断は，「うつ病に伴う認知障害(**うつ病性仮性認知症 depressive pseudodementia**)」および近頃いわれる「**認知表現性障害(cogniform disorder)**」であろう。

　うつ病に伴う認知障害は，注意，処理速度，記憶，遂行機能などである(Gotlib and Joormann 2010; McClintock et al. 2010)が，この患者では保たれていた。処理速度は相対的には遅いとはいえ平均的であり，本人の訴える認知機能障害の程度に合致するものではなかった。

　認知表現性障害は，認知機能の異常を過度に訴えたり，あるいは，認知機能検査の成績が低く，それが身体疾患・精神疾患・発達障害では説明がつかないような症候群を指す。本人の症状報告は信憑性が低く，認知能力について信頼性をもって評価できない。けがをしたしばらく後になって(あるいは徐々に)症状が出てきたとか，検査の得点と日常生活動作や行動観察が整合しないとか，検査の得点や症状の経過に整合性がない等の場合である。認知表現性障害の患者は本当に病気であるように振る舞う。つまり認知機能障害があるせいで主観的苦痛や生活機能の破綻が起きていて，認知能力に関係する脳領域が不随意に障害されるために，能力が下がったように感じると訴える(Delis and Wetter 2007)。本症例は，認知表現性障害の診断が最適であり，うつ病の影響や自分の認知能力に高い価値をおく本人のパーソナリティが関与している。

　認知表現性障害は，認知機能低下の原因が心理的メカニズムであるという点で，身体表現性障害の新しい亜型である(Delis and Wetter 2007)。古典的な運動感覚系の転換症状と同じく無意識的な転換反応で，中枢神経系のうち随意

的コントロールが及ぶ部分が関与する身体化と定義される（Hurwitz 2003）。また，運動感覚系の心因性欠損やその他の転換反応と同様に，認知機能低下が脳そのものの構造的損傷（例えば，脳梗塞），一般身体疾患（例えば，尿毒症），原発性の機能性精神疾患（例えば，統合失調症）などの既知の脳機能障害では説明がつかないときに診断される。

認知表現性障害は，他に説明しようがない認知症状をもつ患者に必須の診断カテゴリーであるが，重要なのは，詐病や虚偽性障害にみられるような意識的な騙しや対人操作を非難する意味合いを含むものではなく，社会的に中立なものであることである。他でも指摘されているが（Binder 2007; Boone 2007; Larrabee 2007），神経心理学的な診断基準をより厳密に定義して，DelisとWetterの記述を改良する必要がある。

認知表現性障害は精神療法によって治療できる。中程度から重度の不安や抑うつが，身体化や認知表現性症状の原因と考えられる場合には，精神療法に薬物療法も併用される。

神経心理検査は，診断のためだけでなく治療的でもある。検査をすると，被検者は自分の出来栄えがよいことに驚くことがある。検査後の振り返りのセッションは，抑うつや不安の重症度を把握したり，自分の心理的状態と認知症状の関係について内省したりできるため，非常に重要である。

---

● **臨床のキーポイント** ●

- 認知表現性障害は，認知機能の変化や低下を主訴とし，過去または現在において慢性的なうつや不安症の症状を伴う場合に検討されるべき重要な診断である。認知表現性障害とそれ以外の認知機能低下をきたす疾患を区別するためには，神経心理検査が有用である。

- 脳の器質的疾患が実際にあるからといって，臨床家は認知表現性障害の可能性を見落としてはならない。外傷性脳損傷による症状として，認知表現性障害を呈することもありうる。

- 余暇活動，趣味，仕事の能力が保たれている場合は，認知機能が無傷であることを示すよい指標である。これらは訴えられる認知機能低下と実際には保たれている機能の不釣合いを示すヒントになる。

- 認知表現性障害においては，経済的あるいは心理社会的ストレスの評価や，以前の診断などを含めた包括的な問診をする。患者は心理学的要因が症状を起こしたり関係したりしていると助言されていても，精神科診断を認めなかったり，受け入れられないことがある。

（岡村　毅）

## 推奨文献

Heilbronner R, Sweet J, Morgan J, et al: American Academy of Clinical Neuropsychology Consensus Conference statement on the neuropsychological assessment of effort, response bias, and malingering. Clin Neuropsychol 23:1093-1129, 2009

Lamberty GJ: Understanding Somatization in the Practice of Clinical Neuropsychology. New York, Oxford University Press, 2008

Sachdev P, Smith JS, Angus-Lepan H, et al: Pseudodementia twelve years on. J Neurol Neurosurg Psychiatry 53:254-259, 1990

## 引用文献

Binder LM: Comment on cogniform disorder and cogniform condition: proposed diagnoses for excessive cognitive symptoms. Arch Clin Neuropsychol 22:681-682, 2007

Boone KB: Commentary on "Cogniform disorder and cogniform condition: proposed diagnoses for excessive cognitive symptoms" by Dean C. Delis and Spencer R. Wetter. Arch Clin Neuropsychol 22:675-679, 2007

Delis DC, Wetter SR: Cogniform disorder and cogniform condition: proposed diagnoses for excessive cognitive symptoms. Arch Clin Neuropsychol 22:589-604, 2007

Gotlib IH, Joormann J: Cognition and depression: current status and future directions. Annu Rev Clin Psychol 6:285-312, 2010

Hurwitz T: Somatization and conversion disorder. Can J Psychiatry 49:172-178, 2003

Larrabee GJ: Commentary on Delis and Wetter, "Cogniform disorder and cogniform condition: proposed diagnoses for excessive cognitive symptoms." Arch Clin Neuropsychol 22:683-687, 2007

McClintock S, Husain M, Greer T, et al: Association between depression severity and neurocognitive function in major depressive disorder: a review and synthesis. Neuropsychology 24:9-34, 2010

# CHAPTER 8

## 意識変容

橋本脳症 ………………………………………… 189

解離性障害 ……………………………………… 196

抗NMDA受容体脳炎 …………………………… 203

悪性症候群 ……………………………………… 210

神経精神ループス（NPSLE）………………… 216

## 意識変容

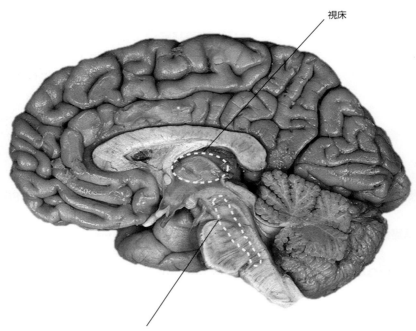

## はじめに

　意識の異常は，重症度と原因疾患に応じて，昏迷からせん妄，注意散漫に至るまで，さまざまな病像を呈する。集中できない，同時並行作業ができない，感覚刺激に圧倒されて環境に耐えられない，などと患者自ら報告することもある。患者はさまざまな程度の認知機能障害や知覚異常を体験している。時には混乱や無反応から昏迷や昏睡に至る場合もある。背景にある神経解剖は複雑で，上行性網様体賦活系と視床（覚醒度に関与），および，非優位半球の前頭前野と後部頭頂葉皮質（注意を向けることに関与）が関わっている。多くの神経伝達物質が関与しているが，特にアセチルコリンの関与が深い。

## 橋本脳症

Trevor A. Hurwitz, M.B.Ch.B., M.R.C.P.（U.K.），F.R.C.P.C.

　31歳，女性。右利き。4カ月間続く間欠的な神経症状に悩まされていた。症状は数時間持続する片足の一過性のしびれやうずきで始まり，その後しびれは顔，指，腕などに移動した。また，間欠的な複視のせいで，対象物との距離をつかめずに歩行時に壁にぶつかることもあった。時折，ふらつきもみられた。

　診察の日も起床時から疲労感があり，運転してくる途中，マグカップをもった男性が行く手の路上に立っているのが見える幻視を数秒間体験した。同様のエピソードはその後も3回あった。幻覚が生じた際に視野がぼやけるなどの視覚障害や頭痛を伴うことはなかった。

　問診では，数カ月かけて意図的に約20 kgの減量を果たした以外，特記すべきことはなかった。

　既往歴は8歳時に僧帽弁逸脱（1週間入院），10歳時に甲状腺機能低下症，15，16歳時に橋本病があった。来院2年前には慢性疲労症候群と診断されていた。

　彼女は自己免疫疾患の濃厚な家族歴を有していた。母はインスリン依存型糖尿病と，リウマチ関節炎ないしは全身性エリテマトーデスに罹患していた。若年性糖尿病をもつおじもいた。精神疾患の家族歴はなかった。

　彼女自身は，受診4カ月前に1度精神科を受診した他は精神科の既往はなかった。この時も慢性疲労症候群が仮面うつ病によるものではないことの確認を保険会社から求められて受診しただけであった。

　内縁の夫と同居しており，子どもはいなかった。料理の専門学校を修了し，2年半前に慢性疲労によって長期障害を呈するまでは営業職として働いてい

た。喫煙は1日半箱，飲酒歴・薬物使用歴はなかった。アレルギーはサルファ剤に対して認められた。内服薬はチロキシン125 μg/日のみであった。

診察時，意識清明で話しぶりはおおむね自然であった。100回/分の洞性頻脈を認めた他はバイタルサインは安定しており，一般的な検査も正常であった。甲状腺腫大は認めなかった。モントリオール認知評価検査（MoCA：Montreal Cognitive Assessment）の得点は26/30点，減点は，100-7テストで2点，トレイルメイキング課題（文字と数字を交互に結ぶ）で1点，日時で1点であった。神経学的所見では膝踵試験でごく軽い測定障害と，同じく軽度の歩行失調を認めたが，その他は正常であった。以上から考えられる診断は，軽症の脳症であった。

血算，電解質，随時血糖，腎機能，肝機能の検査結果はすべて正常であった。抗カルジオリピンIgG，IgM抗体，c-ANCA，C3，C4，抗dsDNA抗体，CRP，TSH，ACTH，起床時コルチゾールもすべて正常であった。抗核抗体は80倍の弱陽性であった。赤血球沈降速度は9 mm/時で正常であった。抗甲状腺ペルオキシダーゼ抗体（抗TPO抗体）は3,546 U/mL（正常値：1〜60 U/mL）まで著明に上昇していた。脳脊髄液検査では糖，蛋白ともに正常であった。白血球は1個，赤血球は0個であった。オリゴクローナルバンドは陰性であった。尿検査では膿尿を認めたが，培養は陰性だった。

頭部CT，MRI，SPECT検査はいずれも正常所見であった。神経伝導速度・筋電図も正常であった。2回施行された脳波はいずれも正常で，徐波や焦点性突発活動を認めなかった。

患者は橋本脳症と診断され，メチルプレドニゾロン1 g/日静注3日間，その後経口プレドニン60 mg/日を投与された。その他にレボチロキシン150 μg/日，アレンドロン酸70 mg/週，炭酸カルシウム1,500 mg/日，ビタミンD 3000 IU/日，また不安に対しクロナゼパム3 mg/日（分3），知覚症状抑制のためクエチアピンXR 50 mg眠前が処方された。

ステロイド反応性は良好であり，症状がほぼ改善したため退院となった。退院後は免疫抑制薬使用下で，慎重にプレドニンを減量していく計画となった。

しかし，退院6週間後，抗TPO抗体は2,204 U/mLまで低下していたにもかかわらず，離人感，易刺激性，人格変化など症状の急激な増悪をきたした。そのため再度メチルプレドニゾロン1 g/日のパルス療法を施行された。経口プレドニンはこのときまでに30 mg/日まで減量されていたが，ふたたび50 mg/日まで増量された。リウマチ科併診の下，ステロイド補助療法としてアザチオプリンが投与開始された。それにより2.5 mg/週のペースで再びステロイド減量が可能となった。悪心や眩暈，肝酵素上昇のためアザチオプリンは150 mg/日から100 mg/日に減量された。

その後の病像は，複雑な知覚異常と認知機能障害，それに伴う情動症状が中心になった。視覚のゆがみにはさまざまなものがあり，まるで熱波で揺らいでいるように見えるものや，視野を横切る黒点，物の輪郭ごと場所が移動してしまうシルエット移動や，物の色が別の物体に移る色移りなどがあった。これらの持続時間は数秒から最大でも10～15秒程度であった。本人はこれらは実際に起こっていることではなく，橋本脳症に起因するものであろうことを理解していた。認知機能障害としては，話の脱線や喚語困難，言語性・非言語性近時記憶のまだらな障害，計算力の障害，手続き記憶の障害，問題解決能力の障害を認めた。また知覚過敏のため，感覚刺激の多い環境は耐えられなかった。

　続く6カ月では気分症状がさらに進んで主病像となり，そこに重度の疲労感も伴っていた。この時点で正式な神経心理検査を施行したところ，重度の不安・抑うつに伴って，注意分割機能，非言語性知能，非言語性記憶に障害を認めた。認知機能の低下についての本人の主観的な訴えは客観的検査結果よりも相当悪く，疲労や苦悩，特に抑うつによって自己評価が低下しているためと考えられた。

　抑うつがどんどん悪化していく背景には，易刺激性に加えて，自分の精神や行動が制御不能になることへの恐怖心も関係していた。カタトニアを呈したことが一度あり，まばたきに続いて一点を凝視し，その後全く動けなくなってしまった。ぐったりと倒れて，流涎しているところを夫に発見された。カタトニアは30分ほど持続した後改善した。

　抑うつ症状はさらに強まっていき，彼女は希死念慮を抱くようになった。初めは「生きていなくても構わない」という消極的な希死念慮だったが，その後，大腿を何回も切る自傷行為に及ぶようになった。過去に自傷行為を行ったことはなかったため，増悪する抑うつの治療目的で神経精神科病棟に入院することとなった。

　免疫抑制薬により抗TPO抗体価は3,546 U/mLから2,172 U/mLまで低下したものの，依然として高値であった（図8-1）。中等度から重度の抑うつ症状が加わることで，症状は悪化していた。免疫抑制療法の目的は，既知・未知を問わず中枢神経系に対する自己抗体の産生を抑制することである。これらの自己抗体は免疫関連の炎症カスケードに中心的な役割を担い，血管炎や脳炎を介して組織障害をきたすと考えられている。進行性の脳組織障害を止め，改善させるためであれば，免疫抑制薬のリスクや副作用は正当化されうる。しかし，広範な精査を繰り返しても，本症例ではそのような病理は認められず，彼女の脳には構造的変化や炎症性変化は認められなかった。臨床的にも神経学的巣症状や，けいれん，進行性の認知機能低下は認められなかった。変動する知覚異常や認知機能障害，今や中心症状となった情動症状からは，器質的障害という

よりは機能的な障害が示唆され，典型的な精神疾患を思わせた．自己抗体は，破壊的な炎症カスケードを発動するのではなく，神経信号伝達への干渉を介して神経細胞機能を低下させることで，抗神経伝達物質/シナプス脳症を引き起こしている可能性がある（Moscato et al. 2010）．そのため治療は，細胞間伝達を増強したり阻害したりする標準的な向精神薬による薬物療法が適用される．

治療戦略はこうして免疫抑制薬から標準的な向精神薬を積極的に投与する方向に転換された．長期的な複合的治療計画が入院中から始まり，外来においても継続された．この計画はあらゆる精神科的薬物療法を動員するものであった．アザチオプリンと低容量プレドニンは継続され，citalopramが追加された．その後，初めはデシプラミン併用，続いてアトモキセチンおよびdextro-amphetamineが併用された．クエチアピンは知覚異常を抑えるだけでなく，気分にも有効であるため継続された．抗TPO抗体価は減少していき，症状は数カ月で安定したものの，寛解にまでは至らなかった（図8-1）．

## C 考察

橋本脳症は自己免疫性脳症に含まれる．自己免疫性脳症は大きく腫瘍随伴性

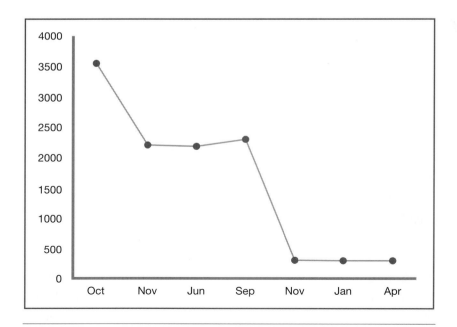

**図 8-1** 抗TPO抗体力価（U/mL）．

と非腫瘍随伴性に分類され(Caselli et al. 2010)，その中で橋本脳症は非腫瘍随伴性自己免疫性脳症である。抗甲状腺抗体の存在下で発症し，甲状腺ホルモンの変動は必ずしも伴わない。これはステロイド反応性自己免疫性甲状腺炎関連脳症(SREAT)や非血管性自己免疫性炎症性髄膜脳炎(NAIM)としても知られる(Schiess and Pardo 2008)。

橋本脳症の臨床所見は非常に幅広い。発症は急性であることも慢性であることもある。急性型(I型)では脳卒中に似た症状を呈し，神経学的巣症状や意識の変動，部分/全般性けいれん発作を伴う。潜行型(II型)では精神状態が顕著に変化し，精神病症状や進行性の認知機能低下をきたし，昏睡にまで至ることもある。II型ではけいれんや振戦，ミオクローヌス，失調がみられる(Kothbauer-Margreiter et al. 1996)。

発症の平均年齢は44歳であり，多くは女性である。通常，甲状腺機能は正常もしくは低下しており，橋本病を基礎疾患として有している。橋本病は抗甲状腺抗体が甲状腺を攻撃してしまう自己免疫疾患であり，通常は甲状腺機能低下をきたす。橋本脳症と最も関連している抗体は抗TPO抗体であり，以前は抗マイクロゾーム抗体として知られていた。甲状腺小胞体におけるサイロイドペルオキシダーゼが主な抗原である。重要な点は，重症度と抗TPO抗体力価の間に相関がないことである(Kothbauer-Margreiter et al. 1996)。橋本脳症においては他にも抗サイログロブリン抗体や抗αエノラーゼ抗体などが上昇する。なおαエノラーゼは血管内皮において発現している(Schiess and Pardo 2008)。

脳脊髄液検査では，通常，血球増加はなく，蛋白質のみ上昇している。オリゴクローナルバンドは時折，陽性となる(中枢神経内でIgGが生成されていることを示唆)が，IgGインデックスは通常正常である。特徴的な脳画像所見はなくMRIは通常正常であるが，脳梗塞，多発腫瘍，肉芽腫，変性疾患などと似た変化を示すこともある。脳室周囲や深部白質領域にさまざまな大きさや形状の病変を多数びまん性に認め，これが皮質領域に及ぶこともある。SPECT画像では部分的に脳血流の低下を認めることもあり，特に前頭葉が選択的に低下しやすい。橋本甲状腺炎では甲状腺機能は正常であり，神経学的所見や精神症状がなくても前頭葉の血流低下を認めることがある。脳波では全般性に徐波を認めるが，これは脳症の重症度を反映している。

自己抗体の標的となるニューロンのエピトープ(抗原決定基)はまだわかっていない。しかも，病理変化を引き起こしているのは抗甲状腺抗体それ自体ではなく，同時に生成される抗NMDA受容体抗体や抗VGKC抗体(電位依存型Kチャネルに対する抗体)などの抗ニューロン抗体が原因となっていると考えられている(Tüzün et al. 2011)。

神経病理研究は限られており，背景の病理所見は不確かなままである。症例研究では炎症性血管炎や炎症性脳炎，脱髄所見や，病理学的変化のないものまで報告されている。なお，病理学的に血管炎を示す症例ではMRI変化も認めるのが一般的である。これらの所見から橋本脳症をⅠ型，Ⅱ型の2つの型に分類することができる。Ⅰ型は脳卒中に似た経過を呈するタイプで，自己免疫性血管炎によるものと考えられている。脳波では全般的な徐波化に加えて局所的な異常やてんかん性放電も認める。脳脊髄液検査ではほとんどの症例で異常所見を認めるが，非特異的である。MRI検査では白質に多巣性の高信号域を認めることもある。Ⅱ型は非炎症性，びまん性，進行性の脳症である。脳波は全般的な徐波化を認めるが，てんかん性放電を伴うことは稀である。MRIやCTは通常，正常である。Ⅱ型は甲状腺と脳に共通する抗原に対する抗ニューロン自己抗体によって引き起こされると考えられている。

炎症がみられないにもかかわらず，抗ニューロン抗体がどのように症状を引き起こすかについては，抗NMDA受容体脳炎のような抗神経伝達物質受容体自己免疫性脳炎から洞察が得られる(Moscato et al. 2010)。典型的な腫瘍随伴性自己免疫性脳炎において標的抗原は細胞内にあり，症状は細胞傷害性T細胞が神経細胞を破壊することで生じる。一方，自己免疫性抗神経伝達物質受容体脳症においては，細胞やシナプス表面に存在する自己抗原に抗体が結合することで症状が引き起こされる。症状出現のメカニズムはいくつか考えられる。例えば，抗体が受容体に対し作動薬や拮抗薬として働いたり，受容体に架橋結合して細胞内移行を引き起こし受容体が消退するなどである。自己抗体が補体系を刺激して神経細胞を傷害する可能性もある。いずれにしても結果的に受容体機能が低下し，シナプスの機能や信号伝達が阻害される(Hughes et al. 2010)。

橋本脳症の臨床症状は，単純ヘルペス脳炎などの中枢神経感染症，脳卒中，脱髄疾患，その他の自己免疫疾患など多くの神経疾患と似通っているため，これらが適切に除外されなければならない。

橋本脳症の治療は，甲状腺機能を正常に保つためにレボチロキシンを，けいれんの際には抗けいれん薬を使用し，免疫抑制薬を使用する。診断後はすべての患者に対してメチルプレドニン静注(1 g/日) 3～7日間，その後経口プレドニン60 mg/日を投与し，数カ月かけてゆっくり漸減していく必要がある。

ステロイド反応性は必ずしも良好ではない。反応しない場合，もしくは最初は反応してもその後症状が再燃した場合，免疫グロブリン静注，血漿交換，hydroxychloroquine sulfate (商品名Plaquenil®)，アザチオプリン，メトトレキサート，シクロホスファミド，ミコフェノール酸モフェチルといった免疫抑制治療が追加される(Marshall and Doyle 2006)。

本症例のような患者(橋本脳症Ⅱ型の亜型)の治療は難しく，文献を調べても明確な指針は見当たらない。精神状態の変化を主症状とするものの，意識レベルの変容はなく，情動障害・精神病症状・知覚異常・認知機能障害(変動するが進行はしない)が混在したびまん性脳症を呈する。重要なポイントは，中枢神経系の炎症反応や進行性の臓器障害を示す臨床所見も検査所見もなく，神経機能は安定しており，髄液・脳波・MRI検査を何回行っても異常がない点である。病態生理としては，シナプス伝達が障害された抗神経伝達物質受容体脳症の一種と考えられており，この仮説は機能的精神疾患への治療と同じ治療，つまりシナプスでの神経伝達を増強したり阻害したりするような治療を行うための理論的根拠となる。具体的には，抑うつに対する抗うつ薬，気分障害(特に，躁状態)に対する気分安定薬，不安に対する抗不安薬，精神病症状に対する抗精神病薬，注意障害(認知障害・知覚異常の背景によくみられる)に対する中枢神経刺激薬などである。

### ● 臨床のキーポイント ●

- 複雑な神経精神症状を呈する患者では，自己免疫性脳症を考慮しなければならない。
- 自己免疫疾患のスクリーニングには，抗TPO抗体力価を含めるべきである。
- 抗TPO抗体力価は症状の重症度とは相関しない。
- 橋本脳症と考えられる患者には初期大量ステロイド投与がなされるべきである。
- 橋本脳症のすべての患者がステロイドに反応するわけではなく，他の免疫抑制薬による強化療法も必要な場合がある。
- 橋本脳症Ⅱ型の患者には，シナプス神経伝達の増強・阻害を目指した標準的な精神科的治療が奏効する。

(水谷俊介)

### 推奨文献

Ferracci F, Carnevale A: The neurological disorder associated with thyroid autoimmunity. J Neurol 253:975-984, 2006

Mahad DJ, Staugaitis S, Ruggieri P, et al: Steroid-responsive encephalopathy associated with autoimmune thyroiditis and primary CNS demyelination. J Neurol Sci 228:3-5, 2005

## 引用文献

Caselli RJ, Drazkowski JF, Wingerchuk DM: Autoimmune encephalopathy. Mayo Clin Proc 85:878-880, 2010

Hughes EG, Peng X, Gleichman AJ, et al: Cellular and synaptic mechanisms of anti-NMDA receptor encephalitis. J Neurosci 30:5866-5875, 2010

Kothbauer-Margreiter I, Sturzenegger M, Komor J, et al: Encephalopathy associated with Hashimoto thyroiditis: diagnosis and treatment. J Neurol 243:585-593, 1996

Marshall GA, Doyle JJ: Long-term treatment of Hashimoto's encephalopathy. J Neuropsychiatry Clin Neurosci 18:14-20, 2006

Moscato EH, Jain A, Peng X, et al: Mechanisms underlying autoimmune synaptic encephalitis leading to disorders of memory, behavior and cognition: insights from molecular, cellular and synaptic studies. Eur J Neurosci 32:298-309, 2010

Schiess N, Pardo CA: Hashimoto's encephalopathy. Ann N Y Acad Sci 1142:254-265, 2008

Tüzün E, Erdag E, Durmus H, et al: Autoantibodies to neuronal surface antigens in thyroid antibody-positive and -negative limbic encephalitis. Neurol India 59:47-50, 2011

## 解離性障害

Joseph Tham, M.D., F.R.C.P.C.

　42歳，既婚女性．右利き．アジア系の作業療法士．ある8月の午後，彼女は公園の芝生で呼びかけに反応しない状態で発見された．事件等の目撃者はおらず，救急車が到着する頃には意識レベルはGCS（Glasgow Coma Scale）14点まで回復した．バイタルサインに異常はなく，血糖値は90 mg/dLと正常であった．救急外来に運ばれたことに戸惑っている様子だったが，「記憶の空白」の前に普段と違う出来事が起きた心当たりは全くなかった．最後に覚えているのは公園でジョギングしていたところまでで，つぎに気がつくと救急隊員に囲まれていてびっくりしたというのである．

　救急外来では，コンサルトを受けた神経内科医がてんかん発作を疑って脳波検査を施行したが，突発活動は認めず正常所見であった．血算・分画・電解質・肝機能・腎機能を含む血液検査および心電図に異常は認めなかった．違法薬物および危険ドラッグの尿スクリーニング検査は陰性であった．頭部MRI検査も正常所見を示した．3か月後に神経内科医の外来フォローを受ける予定

が組まれて、夫同伴で帰宅となった。

　最初の受診から2カ月後、彼女は再び救急外来に搬送された。夫の話では、夜中1時頃に目を覚ますと、妻がベッドにいないことに気がついた。上着も靴も家においたままであったのに、家じゅうを探しても見つからなかった。驚いた夫は警察に連絡し、車で近所を探しに出かけた。最終的には、自宅から通りを下った場所にある公園(最初とは別の所)で、パジャマに素足の彼女がベンチに座っているところを発見した。寒さに震え、彼が自分の夫であると認識できない様子であった。救急車が到着するまでの10分間、彼女は目を閉じて黙っていた。近くの病院の救急外来に搬送されたが、スタッフと目も合わせず、会話を拒否した。病院から出ていこうとするのを制止されると、興奮して攻撃的になった。鎮静のためハロペリドール1 mgとロラゼパム2 mgが筋肉注射された。血液検査では、血糖・血算・電解質を含めて異常はなかった。

　注射で一晩眠った後、翌朝には穏やかな状態で意識もはっきりしているようにみえた。前夜の記憶は全くないと話し、できるだけ早く退院したいと希望した。脳波の再検でも正常所見であった。神経内科の外来予約が手配され、(普段は作業療法の仕事でいつもかなり忙しい状態であったため)少しの間仕事を休むように言われた。

　それから約3週間後、今度は娘との口論のすぐ後に、何も言わずに家を飛びだしてしまった。前回同様、夫は公園のベンチに座っている妻を発見したが、彼女は夫との会話を拒否した。救急外来に搬送され、再度各種検査が行われたが器質的異常を示す所見は見あたらなかった。一連の不可解な行動の原因精査と治療のため、精神科に紹介された。精神科入院になることを告げられると、彼女は興奮し退院を要求した。背景に神経疾患がある可能性も残っていたため、神経精神科急性期病棟に転棟となった。

　入院時の評価では、年齢相応の外見であり身体的には健康な女性であった。入院手続きや病歴聴取にもおおむね協力的で、身体的診察の結果はすべて正常であった。認知機能のスクリーニング検査として実施したミニメンタルステート検査(MMSE)の得点は30点満点であった。追加で施行した認知機能検査では、数唱(順唱7桁、逆唱5桁)、時計描画、遅延再生(5分後に5単語を再生)、語流暢性(fで始まる単語を1分間で15個)といずれも困難はなかった。

　繰り返す一過性健忘の鑑別診断としては、神経疾患の可能性(てんかん、一過性全健忘、健忘を呈する稀な片頭痛の一型)もあったが、各種検査が繰り返し正常であることを踏まえれば、心因性障害の可能性が考えられた。

　安全のため、院内てんかん発作プロトコル(酸素とベッド柵の配備、浴槽なし)が適用された。巡視は30分ごとに行われた。神経精神科チームによる診察が毎日行われ、そのうちの1人が主に面接を担当した。継続的な外来治療が必

要になることを見越して，入院中からラポールをしっかり構築しておくことを目指した。

　入院中，健忘症状は特に観察されなかったが，最初の72時間で，彼女が感情的な話題を意図的に避けていることが明らかになった。例えば，今回の健忘の直前に娘とした"けんか"について尋ねても一切のコメントを拒否し，「もう平気よ」「大丈夫，ピアノの練習に集中すれば記憶力はよくなるわ」と言うばかりで，夫に頼んで病院に電子ピアノをもって来させた。また，記憶が抜けるのを防ぐ効果があるといって，持参した何冊かの古い本を読み直すことも始めた。一貫して失感情症を呈していて，気持ちを表現することができない様子だった。しぐさや表情の中には悲しみや失望が現れていたが，彼女が話すのはもっぱら「不快感」だった。夫との関係が悪化していることを認めた。しかし，夫は仕事で忙しく自分はないがしろにされているという話のときですら，傍目には怒っているように見えるにもかかわらず「不満」と表現するにとどまった。

　それから2週間，面接を担当した精神科医は何時間もかけて生活史を探っていった。焦点は，彼女が最初に公園で見つかったとき何があったのかということだった。それ以降も同じような公園で発見されたことから，この場所に重要な意味があると考えられた。ある面接で夢の話題になったとき，眠るのが怖いことを認めた。1時間の面接中，寝ている間に暴行される悪夢を繰り返し見ていることについて詳しく語り始めた。夢は身体的・性的虐待に関するものだった。この面接で，初めてはっきりと涙を流し，「悲しい」「怒っている」「怖い」という言葉を使った。

　それ以降，日々の面接では感情に重きをおき，過去の記憶や最近気になることなどを話すよう促した。徐々にさまざまな記憶が現れるようになり，ストーリーとして構築されはじめた。最初に意識を失った日，公園で樹の生い茂る小道をジョギングしていた彼女は1人の男とでくわした。彼女が近づいた途端，その男はいきなり裸体を露出し，猥褻で性的なジェスチャーを行った。接触してこようとはしなかったが，彼女は全速力でその場から逃げ，公園の広場に出た直後，意識を失った。

　その後の主治医面接で，過去の出来事について詳細な情報が得られた。アジアで育った彼女は，兄から不適切な接触を受けることが何度もあった。こうした出来事はいつも夜に起こり，10歳から16歳になるまでの間，散発的に続いた。彼女はこの出来事を「締め出す」ことを身につけ，家族の恥になることが怖くて誰にも言わなかった。一度，14歳のとき，勇気を出して母親に訴えようとしたが，夜中に兄が部屋に入ってくるとしか言えなかったので，母には問題の大きさが少しも伝わらず助けを得られなかった。彼女はその後二度とこの問題を表立てしようとはしなかった。18歳で将来の夫と出会い「この人なら救っ

てくれる」と感じた。そして、結婚することにより家から逃れたのである。

　退院前の最後の週、彼女はなぜ「男達に標的にされた」のかを考えていた。すると、露出症の男性と遭遇したことが引き金になって、長年忘れていたはずの感情が呼び覚まされたことに気づいた。

　これまで述べてきた心理的な作業とは別に、ロラゼパム0.5～1 mg舌下が頓服として処方された。過去の記憶について話すような特に困難な面接を行った後など、不安が強まったときに服用した。悲哀感情が出現してきたため、経験的治療としてセルトラリン150 mg/日が開始された。また、眠ろうとすると兄の声を思い出させるような短い微かなささやき声が聞こえるようになったため、オランザピン5～10 mgが数日間だけ眠前に追加された。この症状は、特に兄が部屋に入ってくる記憶が語られた後に起こり、錯覚（おそらく病棟での話し声を誤認）あるいは幻聴として現れた。この異常知覚はオランザピンにより消失した。

　神経精神科病棟でおよそ6週間を過ごし、著明な回復を見せ退院した。依然として過去の体験については感情的になったが、そうした話題を避けることなく担当の精神科医に率直に話せるようになっていて、自傷他害の考えもないと言った。セルトラリン150 mgを眠前に内服していたが、頭痛を訴えたため2週後に中止した。オランザピン5 mg眠前およびロラゼパム0.5 mg頓服も処方され、時折、服用していた。

　精神療法の外来に紹介され、過去の性的虐待についてセラピーを続けた。本人の希望で夫にも参加してもらい、夫が彼女の過去を理解し夫婦のコミュニケーションが改善するようにした。

　入院から3年が経過したが、定期的に精神療法に通い続けており、神経精神科専門外来でも3カ月ごとのフォローアップを続けている。作業療法士として、無事に職場復帰も果たした。1度だけ夫との口論をきっかけに自傷行為のおそれが高まったことがあったことを除けば、健忘や遁走を呈することなく安定して過ごしている。

## C 考察

　神経精神疾患にそっくりの病像（無反応状態も含む）を呈するものに、「解離性障害（dissociative disorder）」という病態群がある。これらの病態では、重度の心理的混乱の結果、精神機能が極めて不安定となり、行動・認知・情動に大きな障害が引き起こされると考えられている。1889年、ピエール・ジャネは、解離における精神構造（原書では、**心理的遊離** désagrégations psychologiques）について記述している。この概念の射程は時代とともに変遷し

てきたが，意識が分割されて複数の中枢をもち，それぞれが独自の記憶へのアクセス，外的世界の知識，自己の感覚をもっているという精神現象が根底にあり，これは，しばしば意識の「垂直分割(vertical split)」(Kohut 1971)と呼ばれる。垂直分割と対比されるのが，抑圧(repression)を意味する「水平分割(horizontal split)」で，感情と記憶が意識下に「押し下げ」られている精神現象である。因子分析を用いた研究によると，解離には現象学的に3つの構成要素があるという。すなわち①没入−空想(注意の著明な狭小化ないし拡散が起こり，自己と外界の境界が曖昧になることもある)，②健忘，③離人−現実感消失である(Ross et al. 1991)。

　文献的に長い歴史があるにもかかわらず，解離性障害がDSM診断に組み込まれたのはDSM-III (American Psychiatric Association 1980)からであり，解離性障害の重症例〔特に，解離性同一性障害(DID：dissociative identity disorder)〕は稀であると考えられていた。1945〜69年に多重人格障害(今でいう解離性同一性障害)と診断された症例は8例しか報告されておらず，1970〜79年でも36例のみである(Greaves 1980)。しかし，1980〜1990年代にかけて解離性同一性障害の「流行(epidemic)」がみられ，これは症例数のみならず重症度(例：交代人格の数が増え続ける)においても増大していった。症例の急増と重症化の報告を受けて，解離性障害について懐疑的な論争が起こり，特に解離性同一性障害の診断妥当性について疑問がもたれるようになった。以後，解離の病態を捉えるツールとしてDSM-IV解離性障害の構造化面接(SCID-D) (Steinberg 1994)を用いることについて，幅広い研究が長年続けられている。

　診断として，本症例にみられたエピソードは遁走状態に分類される。**心因性遁走**(psychogenic fugue)は，何時間もさまよい歩いたり，重症例では数日にわたって無計画な旅をしたりする特徴をもつ解離状態として定義される。解離エピソードの間，患者はアイデンティティを失っている(本症例のように)か，重症例では別人格になっていることもある。解離状態が消退した途端，その間のことについては完全な逆向性健忘を呈するが，前向性健忘は伴わない。解離性遁走は稀と考えられており，文献的には症例報告しかない(MacDonald and MacDonald 2009)。

　解離状態の神経生物学は，ほとんど解明されていない。解離性健忘の病態を探る研究によれば，脳画像所見から前頭葉−皮質下活動の変化が示唆されているという(Hennig-Fast et al. 2008)。

　本症例の場合もそうであったように，解離を呈するには，病的ストレスによる心理的機構の破綻が重要な要因であると考えられてきた。「心的外傷記憶説」モデル(Kihlstrom 1995)では，解離は心的外傷の記憶を封じ込めようとする

強力な防衛機制の結果生じるもので,そのために心因性健忘や自伝的記憶の想起困難を呈する。このように外傷体験は重大な影響をもつため,解離性障害は心的外傷後ストレス障害(PTSD)の重症型だとみなす研究者もいる。しかし,外傷体験のみられない症例(Dalla Barba et al. 1997)もあることから,この点においては議論の余地を残したままである。

同様に,解離性障害は治療も確立していない。この症例に関していえば,解離性健忘もしくは解離性遁走の系統的な予後研究は今のところ1つもない。ほとんどの患者は遁走もしくは健忘が長引いたとしても自然回復すると考えられているが,記憶をたぐる手がかりがあれば回復が早まる可能性がある。解離性同一性障害をもつ患者の研究は,精神力動理論を中心に病態理解が進められてきた。そこに心理教育,認知行動療法,催眠療法の要素も取り入れられている。本症例では,早期にしっかりした面接を続けて関係を築いたことが治療の決め手になり,入院中から過去の性的虐待について取り組むことができた。入院は患者に何十年も1人で抱え込んでいた記憶を「回復」するための安全な環境を与え,直近の衝撃的な出来事(露出症男性との遭遇)について語り,向き合うことができる自由を提供したのである。当然のことながら,記憶をたどる過程は情緒的苦痛を伴うため,経験的な薬物療法も併用される。抗うつ薬,ベンゾジアゼピン,低用量の抗精神病薬が個々の精神症状に合わせて用いられる。残念なことに,解離性障害の薬物療法に関する文献は驚くほど少なく,難治性うつ病を呈するPTSDに対する併用療法という文脈での報告(Kaplan and Klinetob 2000)しかない。

● **臨床のキーポイント** ●

- 解離性障害は比較的稀な病態ではあるが,急性発症の意識変容の鑑別診断として,器質的要因を除外した後に考慮される必要がある。
- 解離性障害の原因,疫学,神経生物学は,ほとんど解明されていない。
- 解離性障害の診断は極めて難しく,診断の妥当性については議論が尽きない。
- 解離性障害の治療は今のところ主に精神力動理論に基づいて行われている。心理学的な要因が強く関連するため,臨床医は併存する病態(II軸を含む)も考慮すべきである。
- 解離性障害に対する薬物療法の役割は確立されておらず,不明な点が多い。

(門脇亜理紗)

## 推奨文献

Dell PF, O'Neil JA: Dissociation and the Dissociative Disorders: DSM-V and Beyond. New York, Routledge, 2009
Michelson LK, Ray WJ (eds): Handbook of Dissociation: Theoretical, Empirical, and Clinical Perspectives. New York, Plenum, 1996
Vermetten E, Dorahy M, Spiegel D (eds): Traumatic Dissociation: Neurobiology and Treatment. Washington, DC, American Psychiatric Publishing, 2007

## 引用文献

American Psychiatric Association: Diagnostic and Statistical Manual of Mental Disorders, 3rd Edition. Washington, DC, American Psychiatric Association, 1980
Dalla Barba G, Mantovan MC, Ferruzza E, et al: Remembering and knowing the past: a case study of isolated retrograde amnesia. Cortex 33:143-154, 1997
Greaves GB, Multiple personality: 165 years after Mary Reynolds. J Nerv Ment Dis 168:577-596, 1980
Hennig-Fast K, Meister F, Frodl T, et al: A case of persistent retrograde amnesia following a dissociative fugue: neuropsychological and neurofunctional underpinnings of loss of autobiographical memory and self-awareness. Neuropsychologia 46:2993-3005, 2008
Kaplan MJ, Klinetob NA: Childhood emotional trauma and chronic posttraumatic stress disorder in adult outpatients with treatment-resistant depression. J Nerv Ment Dis 188:596-601, 2000
Kihlstrom JF: The trauma-memory argument. Conscious Cogn 4:63-67, 1995
Kohut H: The Analysis of the Self. New York, International Universities Press, 1971
MacDonald K, MacDonald T: Peas, please: a case report and neuroscientific review of dissociative amnesia and fugue. J Trauma Dissociation 10:420-435, 2009
Ross CA, Joshi S, Currie R: Dissociative experiences in the general population: a factor analysis. Hosp Community Psychiatry 42:297-301, 1991
Steinberg M: Interviewer's Guide to the Structured Clinical Interview for DSM-IV Dissociative Disorders (SCID-D). Washington, DC, American Psychiatric Press, 1994

# 抗NMDA受容体脳炎

Warren T. Lee, M.D., Ph.D.
Trevor A. Hurwitz, M.B.Ch.B., M.R.C.P.（U.K.）, F.R.C.P.C.

　16歳，女性。右利き。2週間前から続く発熱，めまい，不安症状を主訴に家庭医を受診した。来院時すでに解熱していた。症状軽減のためヒドロキシジン50 mg/日（分2）が投与されたが，症状は悪化していった。翌週，両親は彼女が落ち着きなく家の中を行ったり来たりしながら独語を発していることに気がついた。学校でも同様の症状がみられており，それを気にした彼女の高校教師は両親を呼んで病院に相談するよう助言した。

　この症状が出現する前は彼女の成績は平均以上であり，落ち着きのある勤勉な学生だった。スポーツにも熱心に取り組み，教師や友達から好かれていた。身体疾患，精神疾患の既往歴や薬物乱用はなかった。不可解な行動に両親が驚き，精神科救急を受診し，入院させられることになった。児童思春期病棟への入院期間中も，彼女はとても不安がり，落ち着きがなかった。また理由もなく叫んだりした。その後，視線が合わなくなり，自発的な会話がほとんどなくなった。見当識や認知機能の評価が不可能なほどの精神状態であった。

　入院中は，体温を含めバイタルサインは安定していた。入院後の頭部MRI検査やルーチンの血液検査，薬物検査では特筆すべき所見はなかった。この時点では初回精神病エピソードの可能性があると判断され，ロラゼパム2 mg/日（分2），リスペリドン2 mg/日（分2）で加療された。わずかに筋硬直がみられたため，リスペリドンからオランザピン5 mg/日に置換されたが，その後も明らかな症状の改善は認めなかった。それどころか彼女はますます無口で自閉的となり，会話や食事まで拒むようになっていった。入院5日目には彼女は全般性強直間代発作をきたし，総合病院の神経内科に緊急転送された。

　神経内科病棟ではバルプロ酸ナトリウム静注が投与されたが，けいれん重積発作を繰り返した。脳波では左側頭葉焦点から左半球への波及を認めた（図8-2）。脳神経ICUに転棟となり，予防的に挿管され，レベチラセタムとミダゾラムも経静脈投与された。以後明らかなけいれんは認めなかった。MRIではT2/FLAIR画像において小さな高信号領域を皮質下白質に1か所認めただけであった。血算ではわずかに白血球が上昇している程度であった。腰椎穿刺にて無色透明な脳脊髄液が得られたが，赤血球0個/mm$^3$，有核細胞5個/mm$^3$，83％リンパ球，8％単球，糖62 mg/dL，蛋白質は軽度上昇しており47 mg/dL（正常値：45 mg/dL以下）であった。その他の脳脊髄液検査も異常を認めなかった。

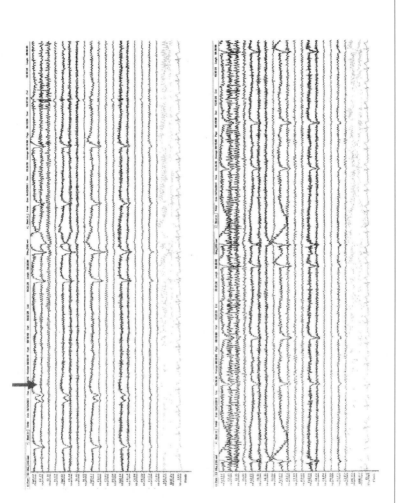

**図 8-2** 16歳女子の脳波。左側頭葉の焦点から左半球に広がっていく様子。

腎臓，肝臓，甲状腺，自己免疫の検査結果は正常で，血沈やCRP，グラム染色，培養も正常だった。これらからクリプトコッカス，水痘，トキソプラズマ，サイトメガロウイルス，単純ヘルペス，日本脳炎，麻疹，ムンプス，梅毒，EBウイルス，エンテロウイルス，HIV，ライム病，ウェストナイルウイルス，抗酸菌の感染症は除外された。通常の腫瘍随伴症スクリーニングに加えて，血液・髄液中の抗NMDA受容体抗体，抗電位依存性カリウムチャネル抗体，抗P/Q・N型カルシウムチャネル抗体の検査がオーダーされた。

これらの検査結果がわかる前に，中枢神経系の感染症の可能性も否定はできなかったため，経験的治療としてアシクロビルとセフトリアキソンの静注が開始された。

臨床的には，神経精神症状が変動を続け，次々と鮮烈で不可解な症状を呈した。混乱，焦燥，易刺激性，筋強剛，ジストニア姿勢などである。あるときは内的刺激に応答し，またあるときは無目的に動作を反復していることもあった。ベンゾジアゼピン，定型・非定型抗精神病薬，抗てんかん薬など一連の薬物療法が試されたが，ほとんど改善効果はなかった。電気けいれん療法（ECT）も検討された。

提出された検査結果は，ただ1つを除いてすべて陰性であった。唯一，抗NMDA受容体抗体だけが陽性であった。これはNMDA受容体のNR1/NR2サブユニットに対する抗体である。そのため免疫グロブリン静注0.4 g/kg/日とメチルプレドニゾロン1 g/日が1週間投与された。

腫瘍の広範な検索も行われ，骨盤エコーと骨盤CTによって右卵巣に6 cm×5.5 cm×4 cmの類皮嚢胞（奇形腫）が，左卵巣に4 cm×5 cm×3.4 cmの嚢胞が認められた。彼女は未成年者であったため両親に同意を得て，両側卵巣嚢腫摘出術が施行された。組織病理診より嚢胞はいずれも良性であることが確認された。

術後は徐々に症状が改善し，混乱は落ち着き，人・場所・日付に対する見当識も長い経過で改善していった。モントリオール認知評価検査（MoCA：Montreal Cognitive Assessment）について，術前は意識清明な時期でも12/30点だったが，術後6週間で24/30点まで改善した。回復期間の間，言語療法，作業療法，理学療法に加えて，心理士による認知療法を受けた。

4カ月間の入院治療を終えて退院となり，その後もゆっくりと段階的に回復していった。初診から7カ月経過したところで学校に復帰できた。学校での負担は軽減され，特別な補助もつけられることとなった。入院中や回復期初期の記憶はなかった。両親からは謝意とともに，娘が病前のおよそ80％くらいまで戻っていて，さらに今後よくなることを期待している，と報告があった。

## 考察

　自己免疫性辺縁系脳炎は，側頭葉内側（海馬，扁桃体），眼窩前頭皮質，前頭脳底領域を主におかす神経精神疾患を指す。これらの障害は一般的には腫瘍随伴症候群と非腫瘍随伴症候群に分けられるが，併存する新生物の検出法が進歩するにつれて，両者を区別する意義が乏しくなってきている。自己免疫性辺縁系脳炎は現在ではかなり理解されてきており，病態発生の機序に基づいて大きく2群に分類する研究者もいる（Tüzün and Dalmau 2007）。

1. **細胞内抗原抗体を持つもの**：一般的なものは抗Hu抗体（小細胞肺癌に関連），抗Ma抗体（精巣胚細胞腫瘍に関連），抗CV2/CRMP5抗体（胸腺腫および小細胞肺癌と関連），抗amphiphysin抗体（乳癌と関連）などがみられる。これまで腫瘍随伴性脳炎と呼ばれてきたものである。
2. **細胞膜抗原抗体を持つもの**：抗NMDA受容体抗体，抗電位依存性カリウムチャネル抗体，抗AMPA受容体抗体，抗$GABA_B$型受容体抗体などである。将来的に他の抗原も明らかにされることが期待される（Vincent et al. 2011）。この抗原群においては，腫瘍との関連は，卵巣奇形腫の約60％の症例に関連する抗NMDA受容体脳炎を除けば，あまり明確ではない（Dalmau et al. 2008）。腫瘍がみつからない症例が相当数にのぼることを考慮すれば，これらの病態は，さまざまな刺激（腫瘍や感染など）に反応して形成された自己抗体がシナプス上の蛋白と交差反応を起こす神経自己免疫疾患として説明する方がよいであろう。先行感染が抗原性を惹起することもあり，感染誘発性分子模倣と呼ばれる（Peery et al. 2012）。

　卵巣奇形腫と関連する抗NMDA受容体脳炎は2005年に初めて報告され（Vitaliani et al. 2005），この用語はその著者らによって考案されたものである（Dalmau et al. 2007）。NMDA受容体はシナプス伝達と可塑性にかかわるリガンド開口型陽イオンチャネルであり，NR1とNR2という2つのサブユニットから構成される。その後の研究でNMDA受容体のNR1サブユニットへの特異的な自己抗体が同定された。追加研究にてオートファジーによる受容体架橋と細胞内移行を誘発することで，これらの自己抗体がNMDA受容体の減少を引き起こしていることが示唆された（Hughes et al. 2010）

　Dalmauら（2008）は，この研究領域の萌芽となるキー論文の中で，抗NMDA受容体脳炎100名の症例報告を行っている。平均年齢23歳，うち91名は女性であった。すべての患者が精神症状と記憶障害を訴えた。100人のうち76人はけいれんを，88人は無反応状態を，69人は自律神経障害を，66人

は低換気を呈し，腫瘍が同定されたのは58人であった（卵巣奇形腫が最多）。転帰については，患者の3/4は完全回復または軽度障害であったが，残りの1/4は重度後遺症か死亡であった。
　抗NMDA受容体脳炎は典型的には次のような経過をたどる（Peery et al. 2012）。すなわち前駆期，精神病期あるいはけいれん期，無反応期，不随意運動期である。前駆期ではしばしばインフルエンザ様症状を呈し，発熱，不快感，頭痛，疲労感を伴う。次いで精神病期では不安，アパシー，気分調節異常，混乱，興奮，恐怖症，被害妄想，幻覚，睡眠障害，強迫症状，脱抑制など多彩な精神症状が変動する。このステージで患者はしばしば精神科や精神科救急を受診する。なお，けいれんをきたすこともあり，その多くは全般性の強直間代性発作である。けいれんを発症するとすぐに器質性であることがはっきりして，神経疾患として扱われるようになる。無反応期ではそれまで病院に入院していない患者であっても，いよいよ無動や緊張病症状を呈し入院が必要になる段階となるであろう。不随意運動期は自律神経障害や高血圧，低換気，ジスキネジア，常同症状などが特徴的である。この時期，行動障害のために投与されていた抗精神病薬がジスキネジアを引き起こしているのではないかと誤って考えてしまうことがある。以上が典型的な経過ではあるが，実際には幅広い臨床像が報告されている。
　抗NMDA受容体脳炎の診断を下すことは，特に早期で幅広い鑑別診断が考えられる段階ではなかなか難しい。早期には急性薬物中毒や（本症例のように）初回精神病エピソードとして診断されることもある。後期には抗精神病薬投与に付随して筋強剛，自律神経障害，筋酵素の上昇をきたすこともあり，悪性症候群の可能性も浮上してくる。ウイルス性脳炎は精神状態の変化や脳脊髄液の異常を考慮すると早期の段階での疑い診断として挙げられうる。そのため抗ウイルス薬や抗菌薬が投与されるのが妥当である。MRI所見は患者の50％で正常であるが，残りの50％ではT2/FLAIR画像で海馬，大脳・小脳皮質に高信号が観察され（図8-3），その後のMRI検査でもそれらの所見は通常そのまま変化しない（Dalmau et al. 2008, 2011）。脳波では異常かつ非特異的な徐波が持続性に出現するのが通常で，突発活動が散見されることが多い。脳脊髄液検査では中等度のリンパ球増多，正常もしくは軽度の蛋白質濃度上昇が認められ，60％の症例では脳脊髄液特異的なオリゴクローナルバンドがみられるという報告がある（Dalmau et al.2011）。正確で迅速な診断を難しくしている要因としては，これら自己抗体への感度と特異度が限られているということもある。ただしそれは間接蛍光抗体法やセルベースアッセイによる早期診断によって改善されうる（Peery et al. 2012）。
　診断後，現在の治療プロトコルでは免疫療法が必要とされる。免疫グロブリ

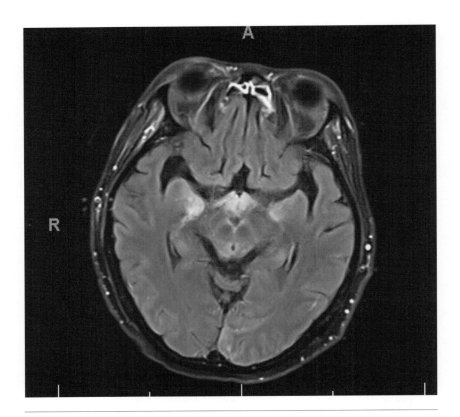

**図 8-3** 別の症例（抗 NMDA 受容体脳炎）の MRI FLAIR 画像。側頭葉内側に右優位の高信号域を認める（参考のため提示）。

ン静注，大量ステロイド投与，血漿交換，リツキシマブ，アザチオプリン，シクロホスファミドが順番に，もしくは組み合わせて使用される。同時に腫瘍の全身検索も行われ，発見された場合には切除が推奨される。腫瘍に対する化学療法も必要である。同時にけいれんに対しては抗けいれん薬，精神病症状やせん妄に対しては抗精神病薬（低用量の非定型抗精神病薬）を使ってもよいであろう。自律神経障害，低換気，繰り返すけいれん発作がある場合は，集中治療室管理下でモニター，治療されることが多い。

　回復過程は緩徐で，数カ月以上を要する。また不完全寛解となることもある。特に腫瘍を認めない場合は急性期のエピソードが再発する可能性がある。実際，精査したにもかかわらず腫瘍を認めない場合でも，定期的に腫瘍スクリーニングを繰り返すことが推奨されている。これまでの報告では男性患者では腫瘍が発見されないことが多いとされる。患者の大多数では特に記憶と実行機能に関連する認知・知的障害が持続するであろう（Finke et al. 2012）。早期免疫

療法や腫瘍切除を施行された症例はより予後良好である。回復した患者に特徴的なのは，急性期のエピソード全体を忘れ去ってしまっていることである。シナプス可塑性が学習と記憶の基盤になっており，NMDA受容体がその中心的な役割を果たしている。抗NMDA受容体脳炎ではこの仕組みが障害されているという仮説と先の知見は矛盾しない。同時に免疫介在性脳炎に海馬が主に関与していることも説明できる(Dalmau et al. 2008)。

　抗NMDA受容体脳炎は自己抗体関連の中枢神経障害の1つにすぎない。今や診断は自信をもって行うことができ，治療も可能である。最近の英国での脳炎患者の前向き研究から，脳炎の患者の4％が抗NMDA受容体脳炎であったことがわかった(Granerod et al. 2010)。抗NMDA受容体脳炎やその関連疾患は，かつて原因不明に分類されてしまった脳炎のうち，かなりの割合を占めるであろう。その他にもいまだ明らかにされていない抗原や抗体は数多くあり，将来の研究にとって刺激的な領域である。

### ● 臨床のキーポイント ●

- 抗NMDA受容体脳炎は最近明らかにされてきた疾患であり，典型的には多彩で鮮烈な精神症状や記憶障害を伴う。
- 突然変化する行動，意識レベルの変化，認知・知的障害，記憶障害，自律神経機能障害，ジスキネジアやジストニア，けいれんなどがみられればより疑わしい。
- 確定診断は血清または脳脊髄液中の抗NMDA受容体(NR1)抗体の存在をもって行う。
- 腫瘍の丁寧な検索が必要である。卵巣奇形腫は最も多く関連している腫瘍である。小さすぎたり，免疫反応によって破壊されたりしていて見つからないこともあるが，継続的な腫瘍検索が推奨される。
- 免疫療法による早期治療(典型的には，免疫グロブリン静注，大量ステロイド，血漿交換)と腫瘍切除，化学療法が治療成績を改善させる。

（水谷俊介）

### 推奨文献

Dalmau J, Lancaster E, Martinez-Hernandez E, et al: Clinical experience and laboratory investigations in patients with anti-NMDAR encephalitis. Lancet Neurol 10:63-74, 2011

Vincent A, Bien CG, Irani SR, et al: Autoantibodies associated with diseases of the CNS: new developments and future challenges. Lancet Neurol 10:759-772, 2011

## 引用文献

Dalmau J, Tüzün E, Wu HY, et al: Paraneoplastic anti-N-methyl-D-aspartate receptor encephalitis associated with ovarian teratoma. Ann Neurol 61:25-36, 2007

Dalmau J, Gleichman AJ, Hughes EG, et al: Anti-NMDA-receptor encephalitis: case series and analysis of the effects of antibodies. Lancet Neurol 7:1091-1098, 2008

Dalmau J, Lancaster E, Martinez-Hernandez E, et al: Clinical experience and laboratory investigations in patients with anti-NMDAR encephalitis. Lancet Neurol 10:63-74, 2011

Finke C, Kopp UA, Prüss H, et al: Cognitive deficits following anti-NMDA receptor encephalitis. J Neurol Neurosurg Psychiatry 83:195-198, 2012

Granerod J, Ambrose HE, Davies NW, et al: Causes of encephalitis and differences in their clinical presentations in England: a multicentre, population-based prospective study. Lancet Infect Dis 10:835-844, 2010

Hughes EG, Peng X, Gleichman AJ, et al: Cellular and synaptic mechanisms of anti-NMDA receptor encephalitis. J Neurosci 30:5866-5875, 2010

Peery HE, Day GS, Dunn S, et al: Anti-NMDA receptor encephalitis: the disorder, the diagnosis and the immunobiology. Autoimmun Rev 11:863-872, 2012

Tüzün E, Dalmau J: Limbic encephalitis and variants: classification, diagnosis and treatment. Neurologist 13:261-271, 2007

Vincent A, Bien CG, Irani SR, et al: Autoantibodies associated with diseases of the CNS: new developments and future challenges. Lancet Neurol 10:759-772, 2011

Vitaliani R, Mason W, Ances B, et al: Paraneoplastic encephalitis, psychiatric symptoms, and hypoventilation in ovarian teratoma. Ann Neurol 58:594-604, 2005

## 悪性症候群

Catherine Chiles, M.D., D.F.A.P.A., F.A.P.M.

　45歳，男性。白人。20年来の妄想型統合失調症で療養施設に入所中，スタッフに攻撃的になって食事や飲水を拒むようになった。そのため7 kgほどの体重減少や脱水をきたし，内科病棟に入院となった。患者は3年前からその施設に入所しており，精神障害のため身辺監護と財産管理に関して後見人が指名されていた。かつては整備の仕事をしていたが，5年以上前から働くことはでき

ていなかった。精神科治療は施設の嘱託精神科医が行っていて，バルプロ酸1,500 mg就寝前，クエチアピン600 mg/日（分2），マルチビタミンが処方されていた。これまで何度も長期入院を繰り返していたが，そのうち数回は心因性多飲症が原因であった。自殺企図はなかった。物質使用は20代はじめのアルコール乱用のみであった。既往歴としてはバルプロ酸内服による好酸球増加症と高血圧があった。日頃から行動はまとまらず，食事拒否や拒薬も長らく認めており，他の入所者やスタッフとの関わりも乏しかった。

　補液を3日間行った後，精神科病棟に転棟になった。食事摂取に関して明らかに妄想的で，「もう食べなくてもよくなった」と話していた。自閉傾向が強く，特別な看護ケアを要した。血圧101/70 mmHgと境界低値ではあったが，バイタルサインは安定していた。バルプロ酸の入院時の血中濃度は73 µg/mL（正常値50〜100），甲状腺刺激ホルモンは0.85 µIU/mL（0.35〜5.5）であった。血算は好酸球24％（0〜7）と増加していた他は正常範囲にあり，生化学検査も正常であった。BMIは27であった。

　精神病症状に対してクエチアピンが朝300 mgおよび就寝前500 mgに増量され，好酸球増加症のためバルプロ酸は750 mg就寝前に減量されたが，症状はほとんど改善しなかった。しかもその後興奮が悪化したため，バルプロ酸は元の量に戻された。栄養士が行動介入を数日間試みたものの，彼はさらに飢餓性衰弱状態（食事・水分摂取不足による疲弊）に陥った。食事をなぜ摂らないのかスタッフが尋ねても，すぐに引きこもって会話を拒んでしまうのだった。また，時おり奇妙な姿勢がみられた。精神科転棟後5日目，最高39.4℃の発熱を認めた。55 mg/dLと低血糖であり，血圧も95/60 mmHgと低かった。このため内科病棟に緊急で転棟となった。

　後見人の同意のもと内科的精査・加療が開始された。点滴による補液や一連の検査に加えて，甲状腺，副腎機能，感染症（HIV，梅毒，ライム病も含む）の検査も追加された。頭部CT所見は正常であった。胸部X線撮影で左下肺野に浸潤影を認め，これは聴診上のラ音の部位に一致していた。白血球数は15,200/mm³（正常値4,500〜11,000）まで上昇し，39.2℃の発熱も続いていた。院内肺炎も疑われ，広域抗菌薬も投与されたが完全には解熱しなかった。

　転棟の翌日，薬物療法について精神科コンサルトがなされた。その結果，高熱，脱水，飢餓性衰弱に加えて，抗精神病薬が長期間投与され，最近増量されていたことから，悪性症候群の可能性が考えられた。神経診察にて重篤な筋強剛は認めなかったものの，先日の異常姿勢も悪性症候群の重要な所見と思われた。ここで入院後初めて血清クレアチンキナーゼ（CK）値が測定され，2,053 U/L（正常値30〜200）まで上昇していることがわかった。その時点で発熱，異常運動，白血球上昇を認めており，さらに最近抗精神病薬の用量が変

更されたことを考慮して，抗精神病薬（クエチアピン）の中止がまず最初になされた。ミオグロビン尿は認めていなかったが，横紋筋融解症から腎臓を保護するため補液が追加された。心電図でQTc 550 msecと延長を認め，抗精神病薬の中断をさらに後押しすることとなった。1日2回CKを測定したところ値は上昇傾向であり，2日後のピーク時にはおよそ10,000 U/Lまで上昇した。クエチアピンが中止されてから数日でCKは徐々に下がっていった。今振り返ると，時間的にみて入院してクエチアピンを増量したことが悪性症候群の発症につながった可能性が高い。

　当面の間，ベンゾジアゼピン（ロラゼパム）投与が定時および不穏時頓服として使用され，バルプロ酸も定時で併用されることになった。気が向いた時にアイスクリームを味見したり，水を少しだけ飲んだりした以外は，食事や飲水への拒否は続いており，薬物療法が有効だとはいえなかった。飢餓性衰弱の原因として食思不振やその他の消化器疾患がないか，また栄養チューブの留置は必要かについて，消化器科にもコンサルトした。悪性腫瘍の検索中であったため，後者については延期された。経口摂取の低下や低血圧，低血糖，好酸球増加の原因として副腎機能低下の可能性も考えて，内分泌科にもコンサルトした。しかし，どちらの科でも悪性腫瘍や内分泌障害の確証は得られなかった。

　検査結果が陰性であったので，飢餓性衰弱の原因はやはり精神症状によるものであろうと考えられた。体重減少は続いており，血糖値も不安定であった。抗精神病薬が使えないという状況の中で，問題は緊急性を増していった。再度抗精神病薬を導入することは，悪性症候群やQT延長を悪化させるリスクを伴うので適切な選択肢とはいえなかった。しかし，精神病症状によって生命的危険があり，ベンゾジアゼピンとバルプロ酸だけでは効果が見込めないこともすでに明らかであった。精神科の意見は，精神病症状による飢餓性衰弱に対して電気けいれん療法（ECT）よりも侵襲性の低い治療法はないというものであった。本人の同意が得られないECTであったため，地元の家庭裁判所の検認を経て，内科再転棟から8日以内にECTが開始された。

　週3回ECTを施行するにあたってバルプロ酸は750 mg就寝前に減量された。さらにけいれん発作を誘発するため，ECT前日は中止された。ECT開始後も，最初の5回までは依然として食事はいらないと言って，「新鮮な空気しかいらない」「将来は食料がいらなくなるんだ」というような発言を続けていた。しかし，看護記録をみると，徐々に摂取量の改善がみられ，ときどき朝食やスナックを食べるようになっていた。6回目のECT施行後，リカバリー室から戻ってくると突然「ご飯が食べたい」と言い出した。そこからは1日3食の食事を再開し，内科的にも安定していった。副腎機能低下や悪性腫瘍除外の検査は残っていたが，肺炎は改善し抗菌薬も終了することができた。

内科病棟での25日間の治療後，精神科病棟に転棟しECTが継続された。あわせて統合失調症に対する集中的治療も行われた。2週間でECTをさらに2回行い，合計8回の施行となった。食事は通常通り摂れるようになり，体重も元に戻った。QTcも450 msecと正常化した。バルプロ酸に加えて，残存精神症状の治療のためリスペリドンが加えられた。悪性症候群が再発する徴候はみられなかった。もともと住んでいた療養施設に戻り，治療は外来で継続された。バルプロ酸は施設で漸減中止となり，好酸球増加症も改善した。

## 考察

　悪性症候群の症状構成については臨床現場から報告されてきた。なぜならこの病態自体が稀〔抗精神病薬使用患者1万人につき1～2症例(0.01％～0.02％)〕であるため前向き研究ができず，主に症例報告によって研究されているためである。早期発見，早期介入によって悪性症候群の頻度は低下してきているが，今なお死亡率は10％にのぼる致命的な病態である(Strawn et al. 2007)。

　悪性症候群は直近の抗精神病薬治療と関連して起こる(Strawn et al. 2007)。発熱や激しい筋強剛に加えて，種々の身体所見，自律神経異常，そしてこれらと合致する検査値の異常などが重要な特徴である。精神状態の変化や筋強剛が，発熱や自律神経異常に先立つことが多い(Velamoor et al. 1994)。神経学的には，悪性症候群の症状を抗精神病薬の副作用である錐体外路症状や他の身体疾患または物質誘発性の病態から区別するのは難しいであろう(Strawn et al. 2007)。

　悪性症候群のリスクがあるのは統合失調症や双極性障害，せん妄患者である。特にせん妄患者は高用量かつ非経口で抗精神病薬が投与されるため，最もリスクが高くなる。他のリスク因子としては，男性，脱水，不穏，悪性症候群の既往などがある。高力価の抗精神病薬(ハロペリドールやフルフェナジンなど)は最も高率に悪性症候群をきたしうる。また，デポ製剤により悪性症候群をきたした場合は，経口薬による場合よりも長い回復期間を要すると考えられている(Seitz and Gill 2009; Strawn et al. 2007)。ちなみに本症例では経口抗精神病薬が確実に投与できる環境で長期間処方されていた。

　悪性症候群に特異的な検査はないため，幅広い鑑別診断を除外するために種々の検査データが重要である。とはいっても悪性症候群と強く関連する所見はある。横紋筋融解症は血清CKやアルドラーゼを上昇させる。CKはしばしば著明高値となり，筋損傷の経過を追うのに最も広く使用されるマーカーである。LDHやトランスアミナーゼの上昇も起こりうる。白血球上昇もよく認め

られ，その場合ウイルス性脳炎などの感染症を含めた幅広い鑑別が必要になる。脳脊髄液所見は一般的には正常である（Strawn et al. 2007）。

悪性症候群における高熱は平均39.5℃であり，神経細胞に生理的に危険な障害を与える温度に近い。ミトコンドリアや血漿成分の膜蛋白は40℃を超えたあたりで不可逆性の変化をきたす（Gillman 2010）。高熱の鑑別診断としては熱中症（脱力，皮膚乾燥などの症状と熱曝露の既往）や悪性高熱症（遺伝的素因を有する患者の手術中に起こる），セロトニン症候群（ミオクローヌスを伴う興奮性のせん妄を呈し，選択的セロトニン再取り込み阻害薬・三環系抗うつ薬・モノアミン酸化酵素阻害薬などのセロトニン作動性物質への曝露に伴ってみられる）などがある（Strawn et al. 2007）。

悪性症候群の治療は，抗精神病薬による中枢でのドパミン系遮断による急激なドパミン欠乏という病態仮説に基づいて行われる。そのため悪性症候群を引き起こしていると考えられる抗精神病薬やその他のドパミン作動薬を中止することが，まず第一である。非経口補液や体温管理，自律神経症状管理，ミオグロビン尿からの腎保護などのために集中治療室への入院が必要になることも多い。ドパミン作動薬であるブロモクリプチンや，ダントロレンやベンゾジアゼピンなど筋弛緩薬が有用な場合もあるが，悪性症候群への効果や安全性は確立されていない。これらの初期治療に反応性が乏しい悪性症候群の重症例には電気けいれん療法も施行されてきた（Seitz and Gill 2009; Strawn et al. 2007）。肺炎などの身体疾患を合併している場合，悪性症候群によって白血球上昇や発熱をきたしているかもしれないということも考慮に入れながら治療にあたる必要がある。

悪性症候群から改善した後は，統合失調症や気分障害，他の疾患によるせん妄など原因となる疾患が持続していれば抗精神病薬の再開が必要となるであろう。臨床上，通常は抗精神病薬再開まで2週間おくべきであるとされる。非定型抗精神病薬の方が定型抗精神病薬よりいくぶん優れている。また使用する抗精神病薬は，悪性症候群を起こしたときに使用されていたものとは違う薬剤を使用すべきである（Seitz and Gill 2009; Strawn et al. 2007）。過去に悪性症候群を呈した患者では再発の可能性がより高く，注意して経過を追う必要がある。

本症例では血清CK値上昇が最初の根拠となって，変動する精神症状が悪性症候群と結び付いた。またCK値が上昇してから，抗精神病薬が中止されて下降していくまで典型的なパターンを示していた。本症例では，肺炎や飢餓性衰弱など複数の身体合併症があったために，悪性症候群の中核症状が気づきにくかった。抗精神病薬の中止や補液によって悪性症候群の身体症状は改善した。ブロモクリプチンは精神症状を悪化させる可能性があるため安全とはみなされ

ず，筋弛緩薬についても筋強剛が著明でなく，ミオグロビン尿による腎障害リスクも高くなかったので投与されなかった。そして悪性症候群や精神症状による飢餓性衰弱に対する最も害の少ない介入方法として，ECTを用いた非自発的治療が行われた。

### ● 臨床のキーポイント ●

- 悪性症候群は稀（抗精神病薬を使用された患者のうち0.01～0.02%）だが致命的（死亡率10%）である。悪性症候群は一般的に，まず異常な精神状態や筋強剛をきたし，その後高熱や自律神経症状を呈する。
- バイオマーカーや特異的な検査はない。クレアチンキナーゼの著明上昇は横紋筋融解症による可能性がある。この場合，ミオグロビン放出を介して急性腎障害を起こす。白血球上昇も一般的である。
- 悪性症候群の鑑別は幅広く，錐体外路症状，熱中症，悪性高熱症，セロトニン症候群，その他の身体疾患（例えば，ウイルス脳炎）などが挙げられる。
- 治療としては，抗精神病薬の中止，集中治療室での補液や自律神経安定など支持的治療，筋弛緩薬（例えば，ダントロレン）やドパミンアゴニスト（例えば，ブロモクリプチン）の一時的使用，重症例では電気けいれん療法も考慮される。
- 初期薬剤を中止して悪性症候群が回復した後，少なくとも2週間経過し，かつ臨床的に正当な理由がある場合には，慎重に別の抗精神病薬を開始してもよい。

（水谷俊介）

### 推奨文献

Strawn JR, Keck PE, Caroff SN: Neuroleptic malignant syndrome. Am J Psychiatry 164:870-876, 2007

Velamoor VR, Norman RM, Caroff SN, et al: Progression of symptoms in neuroleptic malignant syndrome. J Nerv Ment Dis 182:163-173, 1994

### 引用文献

Gillman PK: Neuroleptic malignant syndrome: mechanisms, interactions, and causality. Mov Disord 25:1780-1790, 2010

Seitz DP, Gill SS: Neuroleptic malignant syndrome complicating antipsychotic treatment of delirium or agitation in medical and surgical patients: case reports and a review of the literature. Psychosomatics 50:8-15, 2009

Strawn JR, Keck PE, Caroff SN: Neuroleptic malignant syndrome. Am J Psychiatry 164:870-876, 2007

Velamoor VR, Norman RM, Caroff SN, et al: Progression of symptoms in neuroleptic malignant syndrome. J Nerv Ment Dis 182:163-173, 1994

# 神経精神ループス（NPSLE）

Warren T. Lee, M.D., Ph.D.

　25歳，女性。右利き。独身。ウエイトレスをしている。今回の入院の4年前に全身性エリテマトーデス（SLE）と診断されていた。病気ともうまくつき合い，仕事をしながら，低用量のプレドニンによる治療を続けていた。入院の4日程前から，彼女が混乱して情動不安定となり，夜も眠れていないことに母親と姉が気づいた。

　リウマチ内科の主治医は，神経精神科に緊急コンサルテーションを依頼した。これまでに精神科の既往はなく，物質使用の既往もなかった。担当医チームはまずせん妄と考えて治療すべきだということで合意した。せん妄の促進因子となりうる内科的原因，特に感染症と血管炎について，広範な精査が行われた。身体所見に異常はなく，血液および髄液の培養は陰性であった。自己免疫疾患のマーカーは，抗核抗体および抗dsDNA抗体が陽性であった。軽度貧血を除き，その他の血液・髄液検査に有意な所見はなかった。胸部X線および頭部MRI検査も正常であった。放射線科的にも脳血管炎を示す所見はなかった。脳波では，非特異的な全般性の徐波を認めたが，突発活動は認めなかった。

　診察時，彼女は病衣を着てベッドに横たわっていた。覚醒はしていたが，ぼんやりした様子で，注意はごく短時間しか続かずすぐにそれた。焦燥感を伴って落ち着きはなく，会話はできなかった。不注意および失見当識のために詳細な認知機能検査は施行できなかった。情動は不安定で，時に不適切であった。宙をみつめて長い間ぼんやりしていることがよくあった。さらに教科書的な反響言語を呈していて，話しかけられた言葉の最後の数語を繰り返した。常同運動もあり，例えばベッドに横になるときに頭を何度も揺すっていた。この時点での暫定診断は，せん妄および緊張病（catatonia）であった。

　リウマチ内科の担当医は，プレドニン内服を10 mg/日に増量し，緊張病の初期治療としてロラゼパムを開始した。しかし，ロラゼパムを10 mg/日まで増量しても効果はみられなかった。ついで，臨床像がせん妄にもみえることから，ハロペリドールが追加された。しかし，筋硬直が増すばかりで混乱と興奮は変わらなかった。ハロペリドールをクエチアピンに置換し，600 mg/日（分

割投与)まで増量した。かなり鎮静はできたが，改善は見てとれなかった。第11病日，メチルプレドニゾロン静注によるパルス療法が開始となり，第20病日からシクロホスファミド静注によるパルス療法も併用された。

　強力な免疫抑制薬および向精神薬を高用量で投与したにもかかわらず，症状は治療抵抗性であった。他の神経精神科医にもコンサルトされた。治療の選択肢を探るために広範な文献検索が行われた。電気けいれん療法(ECT)使用の可能性について，母親と姉に説明をして意見を求めた。数回の長い話し合いの後，母親が代諾者として同意した。第31病日，経験的治療としてECTが開始となり，以後2週間で全6回施行された。電極は両側に配置して行われた。

　ECTへの反応は際立っていた。ECTの終了時点で，彼女はずっと穏やかになり，人・場所への見当識も戻っていた。気分症状や精神病症状を否定し，簡単な会話もできるようになった。神経心理検査にもようやく耐えることができた。そうは言ってもECT直後ということもあって検査にはかなりの困難を伴った。検査からは，流動性推理，視空間・視覚構成機能，情報処理速度，言語，記憶において深刻な障害が示された。注意障害の影響を相当受けているため，結果の解釈は慎重に行われた。障害は時間とともに改善するであろうと淡い期待があった。第49病日，最終的に自宅退院となった。家族によれば，本来の70％程度には戻っているということだった。退院時処方はprednisone 2 mg/日，クエチアピン朝100 mg，眠前200 mg，ジアゼパム眠前10 mgであった。

　退院後は，神経精神科，リウマチ内科両方の外来でフォローされた。初回外来の際，彼女はみるからに明るく活気があり，一目で活発過ぎるとわかるほどであった。たえず落ち着きなく動いていて，ひっきりなしに話し続けた。話の内容はほとんど会話になっていなかった。さらに困ったことに，顔をやけに近づけ，やめるように言うといったんは詫びて後ろに下がるが，1分かそこらで10センチ位のところまで顔を寄せてくるのだった。限界設定に挑んでいるようでもあった。本人は悲しくも幸せでもないといったが，情動は不安定で泣いたり笑ったりをめまぐるしく繰り返した。母親の話では，彼女はまるで疲れ知らずで，夜も2，3時間しか寝ていないということだった。顕著な躁症状に対して，クエチアピンが朝100 mg，眠前400 mgまで増量された。前頭葉脱抑制症候群および躁状態の診断がカルテに追記された。MRI検査が再度施行されたが，血管炎に伴ってみられる微小脳出血に感度がよいグラジエントエコー法も含めて，今回も正常であった。リウマチ内科医と密に相談しながら，高用量のプレドニゾロンが再開され，アザチオプリンも開始となった。これらの薬物が情動に影響することはわかっていた。

　2，3カ月が経過し，改善したようにみえた。過活動と迂遠はある程度収まり，

他者のパーソナルスペースに侵入してくることもなくなった。睡眠も改善し，家の手伝いもずっとできるようになった。それでもまだほとんどの時間を家にこもって過ごし，生活の多くを母親や姉に頼っていた。金銭管理はできず，買い物・移動・炊事・服薬などについて，家族の援助が必要であった。日中の鎮静が強かったので，家族の要請を受けてクエチアピン眠前200 mgまで減量された。

外来診察は6週間から8週間おきで，母親と姉が同伴してきた。おおむね予約時間は守れていたが，数回だけ入室を拒否したことがあった。

退院から半年経って，フォローアップ外来を受診したとき，とても静かで，情緒的にも引き込もっている様子であった。情動は狭小化して安定していた。抑うつ気分に加えて，鑑別診断として精神病の陰性症状および前頭葉性アパシーがあげられた。幻覚や妄想は否定し，内的刺激に応答している様子もなかった。さらに尋ねると，気分が落ちこんでいることを認めた。姉が心配するには，「自分には生きる価値がない」と言っていたとのことだった。しかし，本人は実際の希死念慮やその計画を言語化することはなかった。このとき初めて，彼女は自分の困難な状況をいくらか理解したようだった。躁症状の既往に鑑みて抗うつ薬は中止された。その後，彼女は同様の状態で2回外来を訪れた。エスシタロプラム10 mg/日が追加となった。代わりにクエチアピンは100 mg眠前まで減量となった。また，心理士による支持的精神療法のセッションに週2回通い，職業リハビリテーションのために作業療法士にもかかっていた。

翌年になっても，彼女の精神状態はおおむね変わらなかった。正常気分だったが，思考は具体的過ぎて深まらなかった。初回受診から1年半経過した時点での神経心理検査では，有意とはいえないが軽微な改善を認めた。職業リハビリテーションを経て以前よりも活発になったが，なお援助付き就労さえ見つけられずにいた。

## 考察

神経精神ループス（NPSLE）には，神経精神疾患のエッセンスが詰まっている。中枢神経，末梢神経，自律神経系のさまざまな神経症状および多彩な精神症状を呈するからである。SLEと診断される以前に，これらの症状が初期症状として出現することもある。

米国リウマチ学会によるNPSLEの分類では，19種類の神経精神症候群を定義している（"The American College of Rheumatology" 1999）。例えば，急性錯乱状態，認知機能障害，不安障害，気分障害，精神病性障害などである。

診断にはまず原発性の精神疾患を除外することが必要となる。白人におけるNPSLEの症状ごとの累積発生率は，認知機能障害10〜20%，重症の認知機能障害3〜5%，気分障害10〜30%，不安障害4〜8%，急性錯乱状態3〜4.5%，精神病性障害2.5〜3.5%と報告されている(Bertsias and Boumpas, 2010)。19種類も定義が必要なほど神経精神症状が多岐にわたるということは，そこに内在する病態生理も多様であるということを反映している。

　NPSLEを説明する機序としては，次の3つが提唱されている(Hanly and Harrison, 2005)。

1. 自己抗体によるもの。抗ニューロン抗体，抗リボソームP抗体，抗リン脂質抗体などがある。抗リン脂質抗体は脳血管の血栓を引き起こすだけでなく，ニューロンに直接結合して神経損傷を起こす可能性がある。
2. 血管障害によるもの。これには血管炎によるものと非炎症性血管障害によるものがある。
3. 炎症性メディエータによるもの。インターロイキン，インターフェロン，腫瘍壊死因子(TNF)など。

　米国リウマチ学会のリストにはないものの，SLEが緊張病を呈することは文献的によく報告されている。症状としては，カタレプシー，昏迷，興奮，拒絶症，無言症，姿勢保持，常同症，わざとらしさ，反響現象(反響言語・反響動作)がみられる。NPSLEに伴う緊張病に対するECTの使用については確立していない。文献検索を行うとECTを用いた症例報告が過去2例報告されている(Ditmore et al. 1992; Fricchione et al. 1990)。いずれの症例も初回のクールで一定の改善をみたものの，結果は持続しなかった。

　気分症状は，SLE患者の10〜20%にみられ，これには重い病に対する心理的反応という側面と脳実質への損傷という側面の両方を反映している。この2つを単純に分離することはできず，両者が複合していると考えるのが妥当であろう。認知機能障害もよくみられるが，推定有病率にはかなり幅があり，認知機能障害の定義，SLEの疾患特性，対象母集団，使用された神経心理検査などが多様であることを反映している。Ainialaら(2011)によれば，SLE患者の実に81%が何らかの認知機能障害をもっている。

　標準的な臨床検査としては，抗核抗体，抗可溶性抗原抗体(抗ENA)，抗dsDNA抗体，抗ヒストン抗体，補体C3，C4などがある。抗dsDNA抗体はSLEに対して特異度が高く，病勢を反映する傾向がある。しかし，中枢神経での病勢あるいはNPSLEそのものの病勢をモニターするマーカーは確立されていない。NPSLEをモニターする実験的な手法としては，髄液中の抗

NMDA受容体抗体（Arinuma et al. 2008）や髄液中のIL-6（Hirohata and Miyamoto 1990）などが挙げられる。他にマーカーと目されているものには抗リボソームP抗体がある（Toubi and Shoenfeld 2007）。

　頭部MRI検査はNPSLE患者で一般的に施行されており，脳室周囲および皮質下白質に集中する小さな局所病変（Karassa et al. 2000）あるいは炎症性血管炎に伴う微小出血の存在が明らかになる場合がある。本症例は，せん妄・緊張病・躁症状・うつ症状を伴う重症NPSLEで，治療には多種多様の向精神薬とECTが用いられた。緊張病症状はECTとシクロホスファミドの併用療法を行って初めて改善した。この観察に基づけば，緊張病性NPSLEを治療する際には，根底にある自己免疫過程を抑えると同時に神経化学的機能不全をバランスよく正常化する必要があると考えられる。さらに，当初のせん妄は集中的な免疫抑制療法を行っても持続していた。その後に躁転したことも考慮して振り返ると，当初のせん妄は緊張病を伴う躁病性せん妄であったかもしれない。原因としては，SLEそのものによる免疫異常，あるいは原発性双極性障害の併存が考えられる。しかし，脳波検査が異常所見を示したことから，双極性障害ではなくNPSLEであったことがわかる。脳波で全般性に徐化がみられたことは，器質性脳症の所見として矛盾しない。この所見は双極性障害の患者が緊張病を伴う躁病性せん妄を呈する場合にはみられない（Hurwitz 2011）。

　せん妄と緊張病が消退してから2年の間に，患者は広範な精神症状を呈した。躁症状，うつ症状，アパシー，持続性認知機能障害などである。ここで再び病因について，難解な疑問がわいてくる。これは動揺性の経過をたどるNPSLEなのか，それとも独立した精神障害なのか？

　リウマチ内科医は一連の経過を通じて根気よく患者をフォローし，SLEの活動性を知るために標準的な血液マーカーとMRI検査を繰り返した。これらの検査結果は，精神状態が変化するなかでも有意な変化を示さなかった。このため経験的治療に頼るしかなく，強力な免疫抑制薬が投与された。本患者は軽度の関節痛と蝶形紅斑の既往はあったが，心臓・肺・腎臓の病変は臨床的にも検査上も認めなかった。一連のMRI検査では鮮烈な精神症状の最中も正常であった。確かめようがないことではあるが，一連の経過が独立した双極性障害を基盤に生じたと考えれば説明可能である（Rovaris et al. 2000）。もう1つの可能性は，自己抗体による非炎症性脳症である。これはSLEによって生成された自己抗体がニューロン上のエピトープ（抗原決定基）に作用し，シナプスあるいは細胞の機能不全を引き起こすが，細胞死までは起こさない場合である（自己免疫性抗神経伝達物質脳症）。

　複雑な病態なので，ケアにはリウマチ内科医との協働が必要となる。頭部MRI，脳波，髄液に異常がみられる場合は中枢神経系に炎症が存在すること

を示しており，精神神経症状の出現に対しても免疫抑制薬が主たる治療となる。精神科医の役割は，免疫抑制薬によっておさまらないときに症状管理を行うことである。中枢神経系の炎症が明らかではない場合，精神科医が主たる治療者となる。精神症状がNPSLEとして出現しているのか，SLEとは別に精神疾患を併存しているのかがわからない状況では，不安・抑うつ・躁症状・精神病症状をターゲットに標準的な治療法を行うことになる。

---

### ● 臨床のキーポイント ●

- SLEで神経精神症状を呈することは珍しくない。1人の患者が多彩な精神症状を呈することもある。症状としては，認知機能障害，せん妄，抑うつ，躁症状，精神病症状などがある。稀ではあるがSLE再燃時に緊張病を呈することもある。
- 認知機能障害は中枢神経系の症状として最も多く，SLEの活動性がなくなっても持続することがある。
- 神経精神ループスにおける中枢神経系の疾患活動性をとらえるバイオマーカーは，今のところ確立していない。このため臨床評価が依然として判断基準となる。
- 原疾患であるSLEに対する積極的な治療は，中枢神経系への不可逆的ダメージを予防ないしは軽減する可能性が高いので，すぐに開始すべきである。
- 神経精神ループスの精神症状を治療する際は，ターゲットとする症状を特定すべきである。治療法には，向精神薬，精神療法，適応があれば電気けいれん療法が挙げられる。

---

（近藤伸介）

## 推奨文献

Bertsias GK, Boumpas DT: Pathogenesis, diagnosis and management of neuropsychiatric SLE manifestations. Nat Rev Rheumatol 6:358-367, 2010

Hanly JG, Harrison MJ: Management of neuropsychiatric lupus. Best Pract Res Clin Rheumatol 19:799-821, 2005

## 引用文献

Ainiala H, Hietaharju A, Loukkola J, et al: Validity of the new American College of Rheumatology criteria for neuropsychiatric lupus syndromes: a population-based evaluation. Arthritis Rheum 45:419-423, 2001

The American College of Rheumatology nomenclature and case definitions for neuropsychiatric lupus syndromes. Arthritis Rheum 42（4）:599-608, 1999

Arinuma Y, Yanagida T, Hirohata S: Association of cerebrospinal fluid anti-

NR2 glutamate receptor autoantibodies with diffuse neuropsychiatric systemic lupus erythematosus. Arthritis Rheum 58:1130-1135, 2008
Bertsias GK, Boumpas DT: Pathogenesis, diagnosis and management of neuropsychiatric SLE manifestations. Nat Rev Rheumatol 6:358-367, 2010
Ditmore BG, Malek-Ahmadi P, Mills DM, et al: Manic psychosis and catatonia stemming from systemic lupus erythematosus: response to ECT. Convuls Ther 8:33-37, 1992
Fricchione GL, Kaufman LD, Gruber BL, et al: Electroconvulsive therapy and cyclophosphamide in combination for severe neuropsychiatric lupus with catatonia. Am J Med 88:442-443, 1990
Hanly JG, Harrison MJ: Management of neuropsychiatric lupus. Best Pract Res Clin Rheumatol 19:799-821, 2005
Hirohata S, Miyamoto T: Elevated levels of interleukin-6 in cerebrospinal fluid from patients with systemic lupus erythematosus and central nervous system involvement. Arthritis Rheum 33:644-649, 1990
Hurwitz TA: Psychogenic unresponsiveness. Neurol Clin 29:995-1006, 2011
Karassa F, Ioannidis JP, Boki K, et al: Predictors of clinical outcome and radiologic progression in patients with neuropsychiatric manifestations of systemic lupus erythematosus. Am J Med 109:628-634, 2000
Rovaris M, Inglese M, Viti B, et al: The contribution of fast-FLAIR MRI for lesion detection in the brain of patients with systemic autoimmune diseases. J Neurol 247:29-33, 2000
Toubi E, Shoenfeld Y: Clinical and biological aspects of anti-P-ribosomal protein autoantibodies. Autoimmun Rev 6:119-125, 2007

# CHAPTER 9

# 記憶障害

てんかんに伴う健忘 …………………………………………… 225

単純ヘルペス脳炎に伴う記憶障害 …………………………… 232

## 記憶障害

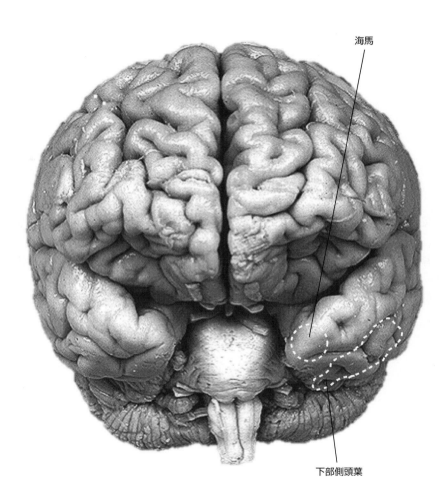

## はじめに

　主な訴えが記憶障害だけであっても，その影響は極めて深刻な場合がある。記憶は単一的な概念ではなく，記憶障害の分類はますます複雑さを増している。大まかに分類すると，近時記憶（エピソード記憶）と遠隔記憶（意味記憶）に二分される。神経解剖学の解明も進み，側頭葉が注目されている。このうち，エピソード記憶については海馬とパペッツ回路が，意味記憶については側頭葉下外側の関与が深い。神経伝達物質で最も重要なものは，興奮性アミノ酸，特にグルタミン酸とNMDA受容体である。これは長期強化を介する学習に主要な役割を果たしている。

## てんかんに伴う健忘

Aaron Mackie, M.D., F.R.C.P.C.

　34歳，男性。記憶に関する問題を評価するため紹介されてきた。妻と2人の子どもと暮らし，金融機関のビジネスアナリストとして働いていた。妻もビジネス界で働いており，2人は経営学修士（MBA）課程で知り合った。

　1年前までは，医学的な問題はなかった。その後，夜間に発作が出るようになり，妻が最初に気づいた。発作は，だいたい週に1度起こるようになり，入眠後15分以内に生じ，突然ベッドから起きあがって座り，目を見開いて反応せずに1点をみつめるという特徴があった。時折，左右に頭を動かしたり，そわそわと身体を揺すったりしながら，前後にゆれ動くこともあったが，それ以外の自動症はみられなかった。発作は典型的には30～60秒間続き，その後再び入眠し，これらのエピソードを患者は完全に忘れていた。焦点性の強直発作や間代発作，また二次性全般化発作の既往はなかった。

　仕事中には少なくとも3回のエピソードが生じた。およそ1分間，ぼんやりして1点をみつめ，そのときに交わされた会話の詳細を彼は覚えていなかった。こうした日中のエピソードは，はるかに頻度が少なく3カ月に1度起こる程度のものだった。

　詳しく尋ねていくと，数カ月前から，既視感（déjà vu），離人症，現実感喪失といったエピソードをより頻繁に経験していたことを思い出した。それらは週に数回起こっていた。

　神経内科医に紹介されたのち脳波検査が行われた。左前側頭部に間欠的に，また左前頭部に時折，鋭波と棘波が示された。冠状断と水平断を含む2度の脳MRI検査は正常所見だった。スクリーニングの血液検査は正常で，発作にか

かわる潜在的な原因は示されなかった．レベチラセタムで治療され，エピソードは消退した．

外傷や感染，自己免疫性ないし炎症性疾患の既往はなかった．飲酒はせず，ドラッグの使用も否定した．小児期に発作の既往はなく，てんかんの家族歴もなかった．

正常妊娠，正常分娩で生まれ，発達も正常だった．学校では優秀な生徒で，高校と大学を通じ，クラスのトップで卒業した．経営学修士課程に進学し，そこでもクラスのトップで修了した．

レベチラセタムでの治療が成功した数週間後，家族とハワイに旅行し，大規模な親戚の集いに参加した．およそ1週間をハワイで過ごしたのち帰宅したが，その1週間ほど後，朝食のテーブルに座っているとき，彼は突然言った．「僕たちは先週ハワイに行くことになっていなかったっけ？」妻は当惑し，答えた．「もう行ったわ，覚えているでしょう？ あなたの家族みんなとハワイで過ごしたじゃない」 ハワイに旅行したことを覚えていないことが，瞬く間に明白となった．妻は旅の写真を集めたが，それを見ても写真に写ったどの出来事も思い出せなかった．その週，彼は職場で自分が進めていたプロジェクトの記憶が一切ないことに気づいた．自分で作成したたくさんの書類やメモを見返したが，それらを書いたことを全く思い出せなかった．

これに悩み，神経内科医のもとを再び訪れた．神経内科医はビデオ脳波モニタリングユニットに入院させる手配をした．脳波には低振幅の棘波と鋭波が頻繁に現れ，左の中側頭領域で最大に見られた．まどろんでいるときや入眠中によりはっきりしていたが，覚醒時にもみられた．同様の異常波は時折，右の中側頭半球でもみられ，特にT4で最も顕著であった．

ビデオ脳波モニタリングの間，彼は離人症・現実感喪失・既視感からなる典型的な前兆を数多く経験した．これらは10〜60秒間続く，背景から際立った$\theta$および$\delta$波で特徴づけられる前側頭部の律動波のビルドアップ（buildup）と関係していた．ほとんどは左前側頭領域から生じ，しばしば右前側頭部の高振幅律動波へと波及した．夜間の発作が4回脳波でとらえられた（図9-1）．際立った$\theta$活動のビルドアップが，左の前・中側頭領域にみられ，しばしば対側の前側頭領域に広がった．日中の発作が2回あり，大きなため息の後に，動作が止まり，頭を左右に振る動きが特徴的であった．困惑した様子で，手をもぞもぞさせ，足も動かしていた．脳波では，左前側頭領域に，はっきりと背景から際立った$\alpha$帯域および$\theta$帯域の律動波が再び示された．

内科的な精査がさらに行われた．腹部および骨盤内のCT検査では，肝臓に2つの低吸収領域がみられ，小さすぎてはっきりしないものの囊胞と考えられた．右腎の上極に7 mm大の病変があり，やはり囊胞と考えられた．陰囊結

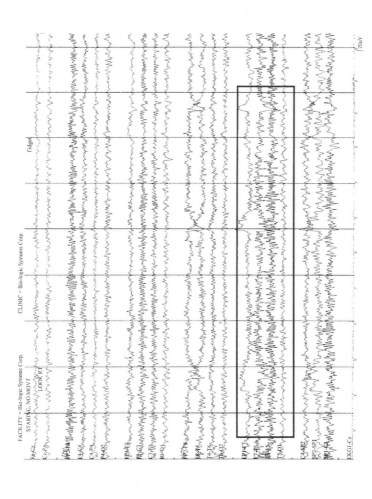

**図 9-1** 一過性てんかん性健忘を呈する患者の側頭葉てんかん発作の脳波記録。枠内は左側側頭葉の多棘波活動を示していて、応答なく一点凝視している短時間のエピソードと関連している。

石を伴う右陰嚢水腫を認めた。リンパ節腫脹は認めず，さらに腫瘍随伴性の自己抗体は陰性だった。胸部CT検査は正常所見で，血液検査も正常だった。抗甲状腺ペルオキシダーゼ抗体が537 IU/mLまで上昇していたが，数カ月後の再検査では正常に戻った。脳脊髄液検査の結果は正常で，オリゴクローナルバンドも検出されず，梅毒検査も陰性，クリプトコッカス抗体やライム病の検査も陰性だった。

レベチラセタム内服は継続され，新たにカルバマゼピンが追加となった。この2剤の併用により明らかな発作は著明に減少し，前兆も夜間の発作も認めなくなった。カルバマゼピンの血中濃度は治療域であったが，残念なことに記憶障害は改善しなかった。

神経心理検査が，カルバマゼピンの投与前後で2回行われた。エピソード記憶の障害だけが示され，それ以外は，検査上，知的機能は上位の高平均だった。

ベック抑うつ質問票の得点は63点中11点だった（非抑うつ）。臨床的に症状をスクリーニングしても抑うつは認めなかった。気分を尋ねると「心配だ」と表現し，特に現在の自分の障害とそのために将来どうなるかが心配だと語ったが，かと言って，心配でどうにかなりそうなほどではないと答えた。強迫性障害，恐怖症，パニック障害など，その他の不安症状についても問診したが，いずれも否定的であった。同じく精神病症状は認めなかった。もはや離人症，現実感喪失，既視感のいずれの症状もないと彼は言った。

人格変化については否定したが，人と話すときに自分でも気をつけるようになり，「このことはもう聞きましたっけ？」と前置きすることが多くなったと話した。宗教的関心の変化，情動性・粘着性の亢進，性的関心の変化，多書を示す証拠はなかった。

彼は自身の記憶が障害される体験を，「消えつつある写真のようだ」と表現した。例えば，自分のオフィスがどんな風だったかというイメージをもう思い浮かべることができないと語った。さらに，10年以上通っているにもかかわらず，オフィスのある建物の名前もわからなかった。タワーが2つあったように思ったが，どちらのタワーが彼のオフィスで，何階にあるかがわからなかった。「高いところにある」という感じはあった。

常にノートを携帯し，毎日の出来事を記録した。記憶障害に加えてノートをとるための時間もかかるので，職場では仕事にならなかった。最終的に，無期限の病気休暇をとるしかないという考えに至った。

神経精神医学的コンサルテーションのあと，さらに各種精査が手配されたが，多くは再検査だった。追加検査は，SPECT検査，携帯型脳波検査，甲状腺エコー，MRIの再検などだった。いずれの検査でも異常所見を認めなかった。特に携帯型脳波では発作活動を認めなかった。発作のコントロールは明ら

かに良好であるにもかかわらず，新しい記憶はすべて1週間ほどで緩やかに失う状態が続いていた。新規記憶の消退は今も続いている。

## C 考察

　健忘と側頭葉てんかん（TLE：temporal lobe epilepsy）の関係は，1世紀以上認識されてきた。症例によっては，健忘が，側頭葉てんかん発作で観察される唯一の症状ということもあった。一過性てんかん性健忘（TEA：transient epileptic amnesia）の概念は，1888年に神経内科医ジョン・ヒューリングス・ジャクソン（John Hughlings-Jackson）によって，同僚の内科医"Dr. Z"の症例報告の中で，初めて記述された（Hughlings-Jackson 1888）。Dr. Zには，てんかん発作の病歴があり，当時は"夢様状態（dreamy state）"と名づけられた。彼は，自身の言葉で発作を記述できた。

> 　私は，ある男性患者の診察をしていた。彼は肺の症状のため母親に連れられてきた。私は肺を調べたかったので，彼に診察台の上で服を脱ぐよう求めた。私は彼が具合が悪そうだったことは覚えているが，すぐにベッドで臥床するよう勧めた意図や，診断については何も思い出すことができない。彼が服を脱いでいる間，私は小発作が始まるのを感じていた。会話を避けるため，私は聴診器をとりはずして少し背を向けたのを覚えている。次に記憶があるのは，同じ部屋の机に向かって座り，別の人と話をしているところである。そして意識がはっきりと戻ってくるに従い，さっきの患者のことを思い出した。しかし，彼はもう部屋にいなかった。私は何が起こったのか確かめたかった。1時間後，彼を病床でみることができたが，そこには私が「左底部の肺炎」と下した診断の記録が残されていた。

　1894年，Dr. Zの抱水クロラールの過量服薬による死後，脳生検で「左鉤回の軟化した小斑」が示された（Taylor 1958）。

　**一過性てんかん性健忘**（TEA）という用語は，部分的な記憶喪失を何度も反復することが発作の主症状であるTLEの亜型を記述するために使われる。TLEに関係した健忘が，発作性の現象なのか，発作後の現象なのかはいまだに意見が分かれるところである。いずれの現象も示唆する特徴的な症例報告が多くの著者から出されている。

　ビデオ脳波モニタリング中のある症例では，患者が電話で話している最中に，両側側頭葉内側のてんかん性発作活動の短いエピソードが起こった。その女性は発作が起きていることに気づいていなかったが，電話の後，自分が電話をかけていたことをまるで思い出せなかった（Palmini et al. 1992）。別の症例

では，片側の海馬発作によってそれ以前に覚えた単語のリストを思い出すことができなくなった（Bridgman et al. 1989）。

さらに研究者たちは，記憶を獲得ないし想起している最中に側頭葉内側構造を両側性に短期間刺激すると，健忘の症状を単独で引き起こし得ると示してきた（Halgren et al. 1985）。

さらに別の症例報告には，てんかん性異常（発作）活動が今現在ないにもかかわらず，健忘が持続することを示唆したものがある。これはトッド（Todd）麻痺に少し似ている（Morrell 1980）。

てんかん患者の記憶を評価する難しさの1つに，神経心理検査の成績が記憶障害の主観的な報告とは必ずしも相関しないという点がある。加えて，TEAの患者では，長期間にわたる記憶障害を訴えることもある（Butler and Zeman 2011）。本症例でもみられたように，患者は遠い昔に起こった結婚や休日といった個人的な出来事などの特定の記憶の喪失に加えて，新たに獲得された記憶が数日から数週で急速に崩壊していくと訴えることが多い。てんかん発作発症より数十年も前のエピソード記憶が障害された症例を示した研究さえある（Butler and Zeman 2011）。

標準的な神経心理検査は，数分から数時間で起こる情報の減衰を検査することが多いので，こうした検査では異常が指摘されないことがよくある。しかし，検査間隔を延長して記憶を調べた研究では，長期記憶の忘却加速現象（ALF：accelerated long-term forgetting）により数週間で忘れていくことが示された（Butler and Zeman 2011）。

ボクセル単位形態計測法（voxel-based morphometry）を用いた研究では，TEAの患者には，両側の側頭葉内側にわずかな萎縮があって，前向性健忘の標準的検査の成績と相関する傾向が示されている。しかし，萎縮の程度と自伝的記憶の欠損あるいはALFの程度とは，相関しなかった（Butler and Zeman 2011）。この萎縮は軽微なもので，ある定量研究では海馬総容積の約8％の喪失とされ，萎縮は海馬体部に限局していた。（Butler and Zeman 2011）。容積変化は，海馬頭部に限局しているというそれより以前の研究もあり，これらを勘案すると，健忘の重症度と萎縮の程度に相関は乏しい。

ALFの病態生理はまだ不明である。ALFは両側の側頭葉内側が損傷された直接的結果だと提唱する者もいる。現在まで，ALFを側頭葉内側の損傷あるいはその他の神経解剖学的構造と関連づけることができた研究はない。したがって，側頭葉内側の損傷がALFの原因であるという論拠は，まだ証明されていない。

側頭葉内側のニューロンに間欠的な機能障害があるために，睡眠-覚醒の移行期に特異的に無症候性のてんかん活動が生じ，記憶の固定が阻害されている

と提唱する者もいる（Stickgold 2005）。他には，記憶障害が抗てんかん薬の直接的結果であるとの仮説を唱える者もいるが，これはあまり受け入れられていない。というのも，発作コントロールが改善すれば，記憶障害も連動して改善するはずだからである。

データが不足しているため，我々は自伝的記憶の喪失について，明確な理解を得てはいない。遠隔記憶の形成に際して，記憶は最終的には海馬から独立するというのが定説である。そうであれば，側頭葉内側構造に病理があっても，自伝的記憶に影響しないはずである。一方で，遠隔記憶の多重痕跡理論（multiple trace theory）によれば，エピソード記憶が鮮明で詳細である限り，その想起には海馬が必要であり続けるという。時間が経つにつれて，記憶の詳細が失われ，意味が優位になったときに初めて海馬から独立するという（Moscovitch et al. 2006）。このことに関連して，自伝的記憶の障害が内側側頭葉の容積と相関することが，側頭葉てんかんとアルツハイマー型認知症の双方で示されている。

本症例の場合，適切な発作コントロールによって，健忘に関わっていた明らかな発作エピソードの頻度は減少した。にもかかわらず，本患者は，遠い過去のエピソード記憶の喪失だけでなく，新しく獲得された記憶の急速な減衰に苦しみ続けた。

### ● 臨床のキーポイント ●

- 側頭葉てんかんでは，一過性てんかん性健忘を示すことがある。一過性てんかん性健忘とは，部分的な記憶喪失のエピソードを反復する発作を呈する病像をいう。
- 一過性てんかん性健忘の患者は，新しく獲得された記憶が数日から数週で急速に減衰していくと訴えることが多い。彼らは，遠い昔の個人的な出来事の記憶を失うこともあり，てんかん発作の発症よりずっと以前の記憶が失われることもある。
- 発作の適切な治療は，部分的な記憶喪失エピソードの反復を減少あるいは消退させる。
- 発作の適切な治療を行っても，新しい記憶の減衰や，過去の記憶の喪失には効果がないことが多い。
- 臨床で用いられる脳神経画像所見と記憶障害（自伝的記憶の欠損と長期記憶の忘却加速のいずれも）の間に，今のところ相関は乏しい。

（藤岡真生）

## 推奨文献

Butler CR, Graham KS, Hodges JR, et al: The syndrome of transient epileptic

amnesia. Ann Neurol 61:587-598, 2007
Butler CR, Bhaduri A, Acosta-Cabronero J, et al: Transient epileptic amnesia: regional brain atrophy and its relationship to memory deficits. Brain 132:357-368, 2009

## 引用文献

Bridgman PA, Malamut BL, Sperling MR: Memory during subclinical hippocampal seizures. Neurology 39:853-856, 1989
Butler C, Zeman A: Transient epileptic amnesia. Adv Clin Neurosci Rehabil 11:10-12, 2011
Halgren E, Wilson CL, Stapleton JM: Human medial temporal lobe stimulation disrupts both formation and retrieval of human memories. Brain Cogn 4:287-295, 1985
Hughlings-Jackson J: On a particular variety of epilepsy ("intellectual aura"), one case with symptoms of organic brain disease. Brain 11:179-207, 1888
Morrell F: Memory loss as a Todd's paralysis (abstract). Epilepsia 21:185, 1980
Moscovitch M, Nadel L, Winocur G, et al: The cognitive neuroscience of remote episodic, semantic and spatial memory. Curr Opin Neurobiol 16:179-190, 2006
Palmini AL, Gloor P, Jones-Gotman M: Pure amnestic seizures in temporal lobe epilepsy. Brain 115:749-769, 1992
Stickgold R: Sleep-dependent memory consolidation. Nature 437:1272-1278, 2005
Taylor J (ed): The Selected Writings of John Hughlings Jackson. New York, Basic Books, 1958

## 単純ヘルペス脳炎に伴う記憶障害

William J. Panenka, M.Sc., M.D., F.R.C.P.C.
Trevor A. Hurwitz, M.B.Ch.B., M.R.C.P. (U.K.), F.R.C.P.C.

　1982年，当時23歳の白人男性がインフルエンザ様の症状に罹患し，嘔吐，頭痛，失見当識，不眠を呈した。既往歴は，過去の右膝手術を除いて特記すべきものはなかった。既婚で，子どもはなかった。修士号を取得後，カナダ連邦政府の労働省に勤めていた。入院後，腰椎穿刺で脳脊髄液中にリンパ球増加とともに単純ヘルペスウイルス抗体を認め，単純ヘルペス脳炎と診断された。アシクロビルは当時まだ使用できなかったため，cystosine arabinosideで治療された。内科的には安定し，せん妄も消失した。

意識レベルの変動がおさまるにつれ，深刻な記憶障害が明らかになった。生活上の出来事についての短期記憶が顕著に障害されていた。彼は最近の出来事を少しも思い出すことができず，何カ月も入院していたにもかかわらず，2～3日間だったと確信していた。また，3つの単語を，2分後に1つも思い出すことができなかった。長期記憶の方が影響は少なかった。自分の生年月日は，正確に答えられた。しかし，妻の誕生日は思い出せなかった。米国の大統領で思い出せたのはジョン・F・ケネディのみ，カナダの首相ではピエール・トルドーのみであった。顕著な作話があり，政治家の名前をつくりあげたり，介護者のことを自分の同僚だと語った。注意と作業記憶は，比較的影響を受けていなかった。数唱は，順唱6桁，逆唱4桁まで答えられた。トイレの場所を覚えることができず，自分の部屋に戻れなかった。計算は容易にでき，類似点を指摘する抽象概念課題も問題なかった。

　眼底検査と脳神経診察では，特に異常はなかったが，前頭葉解放徴候である口尖らし反射，吸引反射，軽度把握反射を両側に認めた。皮膚書字覚，二点同時刺激識別覚，二点識別覚は正常だった。深部腱反射は2＋（正常），左右対称であった。筋トーヌス，筋力，感覚，協調運動はすべて正常だった。

　入院して数週間後に施行された頭部CT検査は正常であったが，4カ月後に再度施行されたCTでは両側側頭葉の広範な脳軟化と，両側側脳室および第3脳室の拡大が認められた。2002年に撮像された最初のMRIでは，右側頭葉の前方3分の2と左側頭葉前部の約半分に及ぶ広範な囊胞性脳軟化が認められた（図9-2）。組織破壊は両側の帯状回と眼窩前頭皮質にも達していた。

　入院3カ月後，彼は地域移行支援施設に移ったが，9カ月間の自立支援を試した結果，精神科閉鎖施設での長期保護が必要な状態であることが明らかになった。その10年後，居住型長期療養施設に無事移ることができた。安全確保のため，特殊なエレベーターと位置情報通知機能をもったブレスレットを用いていた。それ以来現在までその施設に入所している。

　この30年間で，彼の記憶は若干の改善を認めた。現在では，主治医である神経精神科医をたいていの場合は認識することができる。一人遊びできるトランプゲームのルールを新たに習得して，大好きな気晴しの1つにしている。彼はいまだに自分がいるのは約30年前，最初に入院した精神科施設だと信じている。妻と旧友の写真を認識することができる。注意力は，おおむね無傷で，数唱は順唱7桁，逆唱4桁まで可能である。近時記憶は言語性および非言語性のいずれも障害されたままである。想起は0/3，選択肢があると1/3に時折改善する。形態に関する記憶も0/3，選択肢があると1/3に改善する。日用品の呼称はできるが，コンピュータ，CD，携帯電話などの現代的な機器は名前も機能も答えられない。いくつかの行動療法的介入はある程度成功しているよう

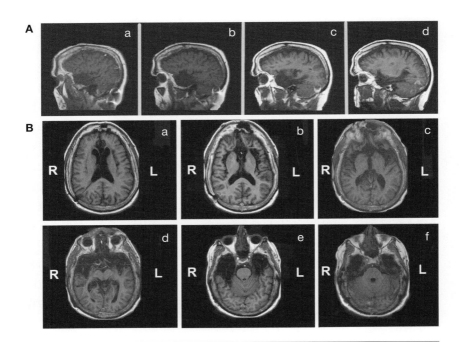

**図 9-2** MRI の T1 強調 IR(inversion recovery) 画像。矢状断（A），軸位断（B）。右側頭葉の前方 3 分の 2 と左側頭葉前部の約半分に及ぶ広範な嚢胞性脳軟化を示している。

であった。洗面所に入るときに見えるように貼られた「歯磨きしよう」という張り紙によって，口腔衛生は改善していた。着る服を自分で選び，着衣も自分でできるが，前の日に何を着たか覚えていないために衛生面で少々問題がある。前日に何をしたか，どういう状況だったかを尋ねても答えることはできない。同様に，明日何をする予定か，長期的な希望は何かを想像して答えることもできない。近時記憶も未来への希望も持たない。完全に現在にだけ存在している。怒りもせず，不安もなく，悲しみもせず，今現在に永遠に満たされているようである。

　記憶障害に対する薬物療法として複数のコリンエステラーゼ阻害薬が試されたが，改善はみられなかった。包括的な神経心理検査所見の結果を図9-3に示す。

　言語性および非言語性の記憶に深刻な障害があり，著しい実行機能障害を呈している。それに比べると他の認知機能検査は相対的に保たれている。神経心理検査の結果(非表示)からは，記憶想起より記銘により深刻な問題を抱えていることが示されている。

| | | 基本属性 |
|---|---|---|
| 男 | 性別 | |
| 54 | 年齢 | |
| 18 | 教育年数 | |
| LA | 全検査 IQ | 知能 |
| AV | 言語性 IQ | WAIS Ⅲ |
| LA | 動作性 IQ | |
| LA | 処理速度指標 | |
| AV | 作業記憶指標 | |
| | WCST [*1] カテゴリー達成数 | 実行機能 |
| | WCST [*1] 保続性エラー | |
| | TMT [*2] part B | |
| | 非言語性流暢性 | |
| | 言語流暢性 | |
| | 迷路 | |
| | 概念 | |
| | 精神統制 | 注意 |
| | 抹消 | |
| | 数唱 | |
| | 論理記憶 即時再生 | 言語性記憶 |
| | 論理記憶 遅延再生 | |
| | CVLT-Ⅱ [*3] | |
| | 視覚性記憶 即時再生 | 非言語性記憶 |
| | 視覚性記憶 遅延再生 | |
| | レイ複雑図形 遅延再生 | |
| | ボストン呼称検査 | 言語 |
| | スペリング（綴り） | |
| | 線分方向知覚 | 視覚 |
| | ベントン顔認知検査 | |
| | 状態不安 | 感情 |
| | 特性不安 | |
| | うつ病尺度 | |

| 凡例 | |
|---|---|
| LA | 平均の下 |
| AV | 平均 |
| WAIS Ⅲ | ウェクスラー成人知能検査 |

*1 訳注　WCST：ウィスコンシンカード分類課題
*2 訳注　TMT：トレイルメーキング検査
*3 訳注　CVLT-Ⅱ：カリフォルニア言語学習テスト第2版

| 障害の程度 | |
|---|---|
| | 障害なし，明らかな障害なし |
| | 軽度 |
| | 中等度 |
| | 重度 |

**図 9-3**　単純ヘルペス脳炎による両側側頭葉損傷のある54歳男性の神経心理検査所見。IQ としては比較的保たれているにもかかわらず，言語性および非言語性の高度記憶障害があり，深刻な実行機能障害がまだらにみられる。

## C 考察

　単純ヘルペスウイルス（HSV）は，毎年100万人あたり1〜3例の発生率（Steiner 2011）で，感染性脳炎の原因の中で最も多い。血清学的には，

HSV-1が単純ヘルペス脳炎の90%以上を占めるが，新生児だけは例外でHSV-2の方が多い（Steiner 2011）．本症例でみられるように，ヘルペスウイルスは前頭葉と側頭葉に向かう傾向をもち，通常は両側に及ぶ．局在化の理由はわかっていないが，嗅上皮を介してウイルスが侵入し，三叉神経節から三叉神経に沿って近接領域に広がると推測されている．

　単純ヘルペス脳炎は，神経精神医学的な救急疾患である．発熱と頭痛が最もよくみられる症状で，他に混乱，行動変容，けいれん発作，皮質機能障害などが続く．発熱がない場合は，免疫不全状態の症例（Steiner 2011）を除いて，鑑別診断の再評価をしなければならない．単純ヘルペス脳炎が疑われる場合は，抗ウイルス療法としてアシクロビル10 mg/kgの1日3回静脈内投与を直ちに開始する（Baringer 2008）．引き続いてPCR反応によるHSV同定のための腰椎穿刺が行われる．未治療の場合，単純ヘルペス脳炎の死亡率は，70%に上る．アシクロビルの早期投与で死亡率は約10%に低下するが，50%以上は重度の神経学的な後遺症に苦しむ（Steiner 2011）．本症例のように，記憶（特に，前向性健忘）は最も影響を受ける認知領域の1つである．本章の残りでは，記憶システムの理解に焦点をあてる．

　記憶は複雑な過程で，単一の神経解剖学的あるいは遺伝学的な部位に還元できない．記憶研究は挑戦しがいのある領域で，20世紀の前半までは，ほとんど解明されていなかった．転機が訪れたのは，難治性てんかんに対して両側の側頭葉内側（両側海馬を含む）切除を受けた患者Henry Gustav Molaison（当初の論文ではH.M.氏として知られる）の不運かつ予想外の記憶障害によってである（Scoville and Milner 1957）．H.M.氏症例と，その時代の萌芽的な研究により，すでに記憶の神経解剖学的モデルとして発表されていたパペッツの回路（Papez 1937/1995）が広く受け入れられるようになった．この初期の神経解剖学的パラダイムは，後の研究でさらに洗練されていくが，側頭葉，特に海馬が中心的役割を持つことを明らかにしたのである．

　記憶は，非単一的かつ複雑な過程で，さらに異なる複数の能力に分割されると現在では理解されている．臨床上有用な記憶システムの専門用語と基本的な枠組みを覚えやすくまとめたものを，表9-1に示した（Budson and Price 2007）．

　この表では，記憶は**顕在記憶**（意識的）と**潜在記憶**（無意識的）に分けられている．他にも言語化できるかどうかに基づいて2つのカテゴリーに分ける方法もある．陳述記憶は言語的に記述できるが，非陳述記憶はできない．この分類はやや難解で理論的・研究的な価値はあるが，ここでは単純に，顕在記憶は陳述記憶と，潜在記憶は非陳述記憶と同義として扱う．実際多くの論文がこのアプローチを採用している．

**表 9-1** 臨床に役立つ記憶システムの基本構造：用語と構成概念（改訂抜粋）

| 記憶システム | 例 | 記憶の持続時間 | 主な神経解剖学的構造 |
|---|---|---|---|
| エピソード記憶（特定の時間と場所） | 前日または5分前にした会話を覚えている．前年の大晦日のイベントを覚えている．子どもが産まれたときのことを覚えている． | 数分から数年（一般的に意味記憶より現在に近い） | 側頭葉内側，パペッツの回路，前頭前野，頭頂葉 |
| 意味記憶（文脈がない，一般的知識の蓄積） | 国を構成する州を知っている．歴代の州知事を知っている．自分の生年月日を知っている． | 数分から数年（一般的にエピソード記憶より遠隔） | 側頭葉下外側 |
| 手続き記憶（スキルの記憶） | 楽器の弾き方，バイクの乗り方，ボールの投げ方，着替えの仕方，ドアの開け方を知っている． | 数分から数年 | 大脳基底核，小脳，補足運動野 |
| 作業記憶（注意プラス処理） | アルファベットの逆唱．イメージを頭の中で回転させる． | 数秒から数分．情報は意識的に保持される．（直近） | 音韻的：前頭前野，ブローカ野，ウェルニッケ野<br>空間的：前頭前野，視覚連合野 |

出典：Budson AE, Price BH："Memory Dysfunction in Neurological Practice." *Practical Neurology* 7：42-47, 2007 より許可を得て，改変して転載．

顕在記憶は，さらにエピソード記憶，意味記憶，作業記憶に分けられる。潜在記憶は手続き記憶としても知られている。しかし，潜在記憶には他のタイプ（例えば，プライミング，古典的条件づけ，情動的条件づけ）もある点に留意が必要である。

**手続き記憶**(procedural memory)は，スキルの記憶である。通常は運動性の性質をもつ一連の作業を習得する精神的能力として概念化できる。繰り返し練習することによって，人は特に意識することなく，自動車を運転したり，フットボールを投げたり，自転車に乗ったり，リモコンを操作したりできる。この時，背後の神経筋プログラムが作業をこなしているのである。この記憶システムを担う解剖学的構造は，当然ながら運動機能の修飾にも不可欠な部位である。すなわち小脳，基底核，補足運動野である（Budson and Price 2005）。手続き記憶に影響を及ぼす病態には，パーキンソン病，ハンチントン舞踏病，進行性核上性麻痺，前頭側頭型認知症，その他の変性疾患，小脳障害，外傷性脳損傷などが含まれる（Budson and Price 2005）。

**作業記憶**(working memory)は記憶システムの中で最も持続時間の短い記憶で，おそらく神経解剖学的に最も広がりをもっている。**短期記憶**と**作業記憶**は古い文献では同じ意味に用いられていたが，近年では**作業記憶**は，注意のマトリックス（意識して情報を頭にとどめておく）と記憶操作（意識的に保たれた情報に何らかの操作を頭の中で行う。これが"作業"の部分）から成り立っているものを意味するようになった。つまり，注意プラス処理である。思考を保持して操作するには意識的な努力が必要であるため，この種の記憶系は陳述記憶/顕在記憶に分類される。作業記憶は皮質と皮質下に広範に広がるが，感覚モダリティによって特異的なパターンをもっている。例えば，言葉のリストに関する記憶は，地図やその他の視空間情報を記憶するのとは異なる構造が関与している。しかし，神経解剖学的に共通する部分もあり，その1つが背外側前頭前野である。多数の画像研究と脳損傷研究によって，感覚モダリティを問わずすべての作業記憶に背外側前頭前野が関与していることが再現性をもって示されている。

**エピソード記憶**(episodic memories)は，特定の時間と場所に固有の想起可能な経験である。エピソード記憶は，私たちが経験した**エピソード**（出来事）の記憶とそれが起きた順序である。さっき交わした会話，この間の休暇にしたこと，結婚した夜のこと，子どもが生まれた日のことなどを覚えているのはエピソード記憶の例である。エピソード記憶では海馬を中心として，他の側頭葉内側構造やパペッツの回路，前頭前野，頭頂葉などが重要な役割を担っている。

**想起意識**(autonoetic consciousness)は，エピソード記憶と結びつきが強く，自我意識が立ち上がる際に欠かすことができない概念で，エンデル・タル

ヴィング（Endel Tulving）が提唱した。これは人間に固有の能力で，時間の中に自分を定位し，過去の記憶に基づいて自省し，未来の自分を想像することを通して，自らの行動に影響を与える（Tulving 1985）。想起意識が作用しないと，過去の想起ができなくなるだけでなく，未来の自分を想像することもできなくなる。この能力が失われると，希望や野心は何の意味ももたなくなる。

　神経解剖学的には，海馬と両側頭頂葉が想起意識に必須である（Lou et al. 2004 ; Wagner et al. 2005）。一過性全健忘を呈した患者を対象にした最近の秀逸な研究では，エピソード記憶と想起意識に海馬CA1領域が特異的に関与していることが示された（Bartsch et al. 2011）。

　**情報源記憶**（ソース記憶 source memory）は，特定の記憶の周辺情報についての記憶で，エピソード記憶系に特有のものである。情報源記憶の例としては，夕食に何を食べたか（記憶イベント）を覚えているのと一緒に，その夜の状況（記憶ソース）を覚えていることである。情報源記憶は主に両側前頭葉が担っている（Budson 2009 ; Johnson et al. 1997）。前頭葉損傷では，記憶の前後関係が欠如し，他の記憶と関連づけることが難しくなり，時系列が失われる。前頭葉の障害で特徴的に認められる作話は，文脈を失った記憶の周辺情報を作り出すことで代償しようとする無意識の試みと考えられる。

　もはやはっきりとは想起できないが，**既知感**（familiarity）だけが残っている時，記憶はエピソード記憶系から**意味記憶系**に移行している。**意味記憶**（semantic memory）は，事実を前後関係から切り離して覚え，使う能力のことを広く指している（Saumier and Chertkow 2002）。もっとわかりやすくいうと，世界に関する知識の貯蔵庫である。エピソード記憶と違って，意味記憶は自分自身や情報源との関連づけがなく，つまり，自分の人生のある特定の時期や出来事と関連づけることなく，事実や数字を覚えるということである。例えば，北米に含まれる国の名称や自分の生年月日，10までの数字やアルファベットを記憶していることなどが挙げられる。両側側頭葉下外側は，意味記憶系の主な記憶貯蔵庫である（Budson and Price 2005）。意味記憶系を特異的に障害する病態としては，前頭側頭型認知症の意味性変異〔semantic variant（訳注：意味性認知症のこと）〕，大脳皮質基底核変性症，側頭葉下外側の虚血性あるいは占拠性病変がある。アルツハイマー型認知症やレビー小体型認知症の後期でも，病理学的には側頭葉内側から外側に進行性に広がり，それに伴って意味記憶は失われていく。

　記憶に関するさまざまな解剖学的構造の特異的機能を覚えておくことは臨床的に有意義である。前頭葉と側頭葉の区別は特に重要で，精神科診察によって明確に区別でき，病変を的確に特定できれば診断と治療に大きなヒントとなる。

側頭葉内側の障害では，主に符号化に障害が出る．注意してとどめている記憶を，脳内機構に保存することができなくなる．本症例は，その典型例である．数唱は順唱，逆唱ともに正常だが，少しでも時間を置いたり注意が逸れたりすると記憶は消えてしまう．

　対照的に前頭葉は，主に保存された記憶にアクセスすることに関与している．この領域が障害されると，新しい記憶の符号化は可能だが，情報を検索する能力が著しく損なわれる．これに加え，上述したように前頭葉損傷があると情報源記憶が作用できなくなり，断片的な記憶しか思い出せず，前後関係と一緒に想起することができなくなる．

　本症例では，手がかり(cuing)から得られるものはほとんどなかった．手がかりとは，ベッドサイドでできる単純な方法で，記憶障害の局在診断の助けになる．側頭葉内側の損傷では，記憶が符号化されないので，記憶を想起させるためのヒントや手掛かりは役に立たない．一方，前頭葉の記憶は「置き場所」が違うためにアクセスが困難になっているだけなので，想起の補助となる手がかりは非常に効果的である．

　本症例では，脳炎は，小脳，大脳基底核，補足運動野には及ばなかった．このため非常に保護的な環境では，手続き記憶は一見障害されていないようにみえた．自分で服を着て身づくろいし，歯磨きや入浴も自立していた．両側の側頭葉内側に重大な病変があり，エピソード記憶系に最も大きな障害があらわれた．さらに意味記憶の欠損も重畳していたが，これは側頭葉下外側の損傷のためであった．あるいは重度のエピソード記憶障害が持続したことによる長期的作用として，意味記憶への移行が起こらず，意味記憶が新しく形成されることもなかったためと考えられる．実行機能の低下は，脳軟化が両側前頭葉に及んだことが主たる原因であるが，両側性側頭葉の甚大な破壊の影響も受けている．作話傾向は，前頭葉損傷から生じる情報源記憶(ソース記憶)の問題であろう．しかし，重度の障害があるにもかかわらず，トランプの一人遊びを覚えたり，担当の神経精神科医の名前を正しく言えることからもわかるように，この患者は新しい情報を学び続けることができている．どうしてそんなことが可能なのかは議論の余地があるが，このことは記憶に還元主義的アプローチで迫ることの危険性を警告している．記憶システムは還元主義的アプローチが示唆するより，ずっと相互に関連しており，他にも未知の記憶構造があって代償的に働いているはずだからである．

## ●臨床のキーポイント●

- 重症のヘルペス脳炎では，側頭葉内側と前頭葉構造への広範な損傷を起こしうる。
- 記憶は，顕在記憶（さらに分類すると，エピソード記憶，意味記憶，作業記憶）と潜在記憶（手続き記憶）に分けられる。
- 海馬と側頭葉内側は，エピソード記憶系に最も重要である。
- 側頭葉下外側は，意味記憶系に関与している。
- 大脳基底核，小脳，補足運動野は，手続き記憶系に関与している。

（門脇亜理紗）

## 推奨文献

Blumenfeld H: Limbic system: homeostasis, olfaction, memory, and emotion, in Neuroanatomy Through Clinical Cases, 2nd Edition. Edited by Blumenfeld H. Sunderland, MA, Sinauer Associates, 2010, pp 819-879

Kandel ER, Kupfermann I, Iverson S: Learning and memory, in Principles of Neural Science, 4th Edition. Edited by Kandel ER, Schwartz JH, Jessell TM. New York, McGraw-Hill, 2000, pp 1227-1247

Shohamy D, Foerde K: The role of the basal ganglia in learning and memory: insight from Parkinson's disease. Neurobiol Learn Mem 96:624-636, 2011

## 引用文献

Baringer JR: Herpes simplex infections of the nervous system. Neurol Clin 26:657-674, 2008

Bartsch T, Döhring J, Rohr A, et al: CA1 neurons in the human hippocampus are critical for autobiographical memory, mental time travel, and autonoetic consciousness. Proc Natl Acad Sci U S A 108:17562-17567, 2011

Budson AE: Understanding memory dysfunction. Neurologist 15:71-79, 2009

Budson AE, Price BH: Memory dysfunction. N Engl J Med 352:692-699, 2005

Budson AE, Price BH: Memory dysfunction in neurological practice. Pract Neurol 7:42-47, 2007

Johnson MK, Kounios J, Nolde SF: Electrophysiological brain activity and memory source monitoring. Neuroreport 8:1317-1320, 1997

Lou HC, Luber B, Crupain M, et al: Parietal cortex and representation of the mental self. Proc Natl Acad Sci U S A 101:6827-6832, 2004

Papez J: A proposed mechanism of emotion (1937). J Neuropsychiatry Clin Neurosci 7:103-112, 1995

Saumier D, Chertkow H: Semantic memory. Curr Neurol Neurosci Rep 2:516-522, 2002
Scoville WB, Milner B: Loss of recent memory after bilateral hippocampal lesions. J Neurol Neurosurg Psychiatry 20:11-21, 1957
Steiner I: Herpes simplex virus encephalitis: new infection or reactivation? Curr Opin Neurol 24:268-274, 2011
Tulving E: Memory and consciousness. Can Psychol 26:1-12, 1985
Wagner AD, Shannon BJ, Kahn I, et al: Parietal lobe contributions to episodic memory retrieval. Trends Cogn Sci 9:445-453, 2005

# CHAPTER 10

# 認知・知的機能の低下

前頭側頭型認知症 ……………………………………… 245

うつ病による認知症 ……………………………………… 252

思春期における精神病症状と認知機能障害 …………………… 261

多発性硬化症による認知・知的機能障害 ……………………… 268

軽度外傷性脳損傷後にみられる脳震盪後症候群とうつ病 ………… 276

注意欠如・多動性障害（ADHD）と間違われた結節性硬化症 ……… 283

## 認知・知的機能の低下

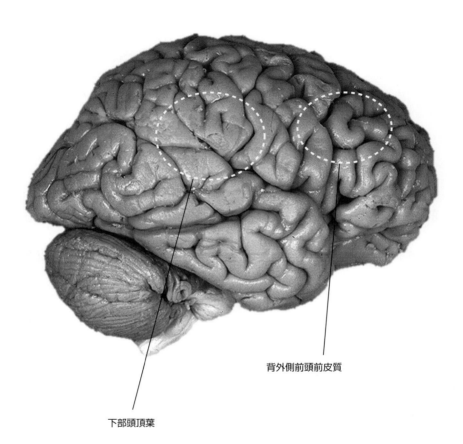

背外側前頭前皮質

下部頭頂葉

## はじめに

　患者は記憶の問題だけではなく，脳がもつ基本的計算機能の破綻を経験することがある。障害される能力は，実行機能のような1つの領域に限局している場合もあれば，脳震盪後症候群のように複数の計算領域に及ぶものの，いずれも比較的軽症ということもある。認知症であることが明らかになるのは，後天的な障害が広範で重度になったときである。生まれたときから障害を有する場合には，知的障害という診断になる。関連する神経解剖学的部位としては，背外側前頭前皮質（遂行能力），非優位半球の下部頭頂葉（視空間能力），優位半球の下部頭頂葉（計算能力），前部および下部側頭葉（意味記憶），内側側頭葉構造（エピソード記憶）などである。神経伝達物質系は複数が関与している。

## 前頭側頭型認知症

Joseph Tham, M.D., F.R.C.P.C.

　53歳，女性。右利き。夫に先立たれ独居。「うつ病」の評価のためと，最近では認知・知的機能に心配があるということで家庭医から紹介された。息子に伴われて，初めて神経心理評価を受けた。

　1年ほど前，彼女が料理人として働いていたレストランのオーナーが転移性癌で亡くなった。雇用主であり最も親しい友人でもあった人を突然亡くしたことに悲嘆し，抑うつ的な様子だった。早朝覚醒があり，集中困難も認めた。興味・関心の喪失があり，外見に気を使わなくなり，それまで塵ひとつなくきれいにしていた部屋を整えることもしなくなった。また，7年前から自宅の地下を若い夫婦に貸していたが，定期的な家賃の回収もしなくなり，またその夫婦によれば庭や木の手入れもしなくなっていた。検査の6カ月前からは，息子と娘が週に一度のペースで，家事の手伝いをしに来なければならなくなっていたが，そのうち何度かは冷蔵庫がほとんど空になっており，補充をしなければならなかった。しかし，自分や家の問題を認識していないようで，指摘されても関心を示さなかった。

　家族によれば，うつ病の既往はなく，健康上の問題もなかった。アルコールおよび物質依存の既往もなかった。2人の子どもを帝王切開で出産した以外の手術歴もない。頭部外傷，けいれん，中枢神経の感染症，脳梗塞の既往もない。家族歴はあり，両親とも脳梗塞で死亡しているが，いずれも80代になってからのことであった。精神疾患や神経変性疾患の家族歴はない。

　最初の検査では，落ち着いていて苦悩はないようで，家族が問題視したこと

には関心がなかった。周囲からの情報によると明らかに機能低下が起きているようだったが，本人は「楽しくない」とは認めたものの生活上の大きな問題を否定した。質問には短い文で答え，詳しく説明することができず，思考内容の貧困をいくらか示していた。気分は「ふつう」と回答したが，感情の幅は検査場面では少なく，むしろ平板化していた。不安はないと答えており，幻聴や幻視などの感覚の異常を示す証拠はなかった。特に妄想的な信念もなかった。

初診時のミニメンタルステート検査（MMSE）では30点満点中27点，うち3語再生は3点中2点であった。他には日付と曜日で間違えた。失行，失語，失認の証拠はなかった。

身体所見も問題はなかった。格好は中程度にだらしがなく，年齢相応の表出で，呼吸器・心血管・腹部の異常はなかった。神経学的検査では，脳神経の機能は正常，運動系は十分な出力，感覚系は正常，深部腱反射も正常であった。

初診時，電解質，全血算と分画，甲状腺，肝機能と腎機能，空腹時血糖，コレステロールの血液検査が行われた。心電図もとられたが，いずれも異常なしという結果であった。

最初の診断は抑うつ状態で，気分障害がもたらす二次的な認知・知的な症状（仮性認知症）が意欲低下や集中困難を起こしているのかもしれないというものだった。抗うつ薬のセルトラリンが処方され，50 mg眠前から開始，100 mg眠前に増量され1カ月以上内服した。

3カ月が経過し，抗うつ薬の効果判定のために，クリニックにやってきた。家族によれば，セルトラリンは服用しておらず，認知・知的能力と行動面で引き続き問題があるとのことだった。例えば，家に行くとバックストリートボーイズやインシンクの音楽をかけていたことが何度かあった。これらは当時流行っていた一般的には若者を対象にした「ボーイズ・バンド」である。さらに，階下の入居者は，午前3時に大音量でこの音楽が流されるのを何度も聞いたという。再診に際して，彼女はこうした行動を説明できなかったが，明るく「バックストリートボーイズが好きなの」と言った。こういった音楽にいつ関心を持ったのか本人は説明ができなかったが，家族は近頃の彼女の音楽の趣味は尋常ではないと感じていた。精神運動の過活動はなく躁状態でもなく，発語はふつうの速さで，睡眠障害も認めなかった。家族は彼女の食料品を買い続け，息子が庭仕事を手伝った。

症状には非定型的な特徴があり，頭部CT検査が必要と思われた。CTでは前頭側頭部の著明な萎縮を認め，シルヴィウス裂の開大を伴い，側脳室の前角の目立った拡大があった（図10-1）。ビタミン$B_{12}$は正常で，梅毒反応は陰性であった。

臨床症状とCT所見から，前頭側頭型認知症（FTD）と診断された。詳しい

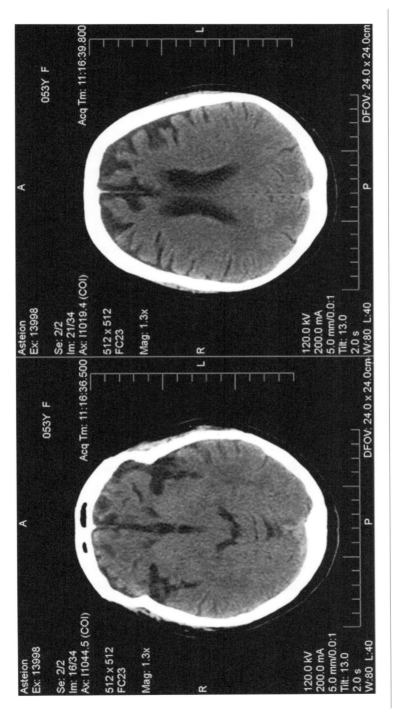

**図 10-1** シルヴィウス裂の拡大を伴う前頭側頭葉の萎縮を呈する患者の CT 画像（軸位断）。

検査と治療のために地域の認知症クリニックに紹介された。それから12カ月にわたって私費負担の介護者が来るように段取りがされ，最終的には介護施設に入所となった。この間，多くの薬剤が試された。選択的セロトニン再取り込み阻害薬（SSRI）では，初めセルトラリン，次にcitalopramが試され，気分は改善したようだった。少量の抗精神病薬では，初めクエチアピン，次にオランザピンが試された。これは，自分が基本的な日常生活動作ができないことに気がついて急激に落ちこむという「破局反応」を呈した際，易刺激性・焦燥を落ち着かせるために役立った。コリンエステラーゼ阻害薬は，初めドネペジル，続いてガランタミンが追加されたが，改善は全くみられなかった。

最初の評価から2年がたち，MMSEの得点は18点に低下した。記憶力は明らかに悪くなり，発語も顕著に減り，言葉が見つからないことが増えた。彼女はしばしば物を指して「あれ」と訴えた。質問には短く，あるいは「行って！」「大丈夫よ」などの残存する語彙を用いて答えた。このころまでに徘徊警告機能が装備された介護施設に入所した。この機能がないと，失見当識のために施設外に迷い出てしまうのだった。

最初の評価から約5年後，患者は誤嚥性肺炎と合併症のために亡くなった。剖検では，前頭葉に広範な萎縮があり，ピック病に特徴的にみられる嗜銀性封入体であるピック球が多くみられた。FTDで一番よくみられるサブタイプであった。

## 考察

**前頭側頭型認知症**（FTD：frontotemporal dementia）という用語は，**前頭側頭葉変性症**（FTLD：frontotemporal lobar degeneration）による病理変化と関連して，認知・知的および行動面の退行が臨床上観察され，前頭・側頭領域の広範な神経ネットワークが障害されることを意味する（Nearly et al. 2005）。死後脳においては，前頭・側頭葉の顕著な体積減少がみられる（本症例ではCTでもみられた）。FTDは稀な疾患とされた時期もあったが，45～64歳の年齢区分においてはアルツハイマー病と同じくらいの有病率とされている（Ratnavalli et al. 2002）。組織病理学的には，ピック病のタウの凝集がみられるもの（FTLD-tau）と，ユビキチン陽性封入体がみられるもの（FTLD-U）に分けられるが，病理所見に乏しいものもある（McKhann et al. 2001）。遺伝子の連鎖からは3番，9番，17番染色体の関与が示された。最近，FTLD-Uの細胞内の異常なタンパク凝集ではTDP-43タンパクとFUSタンパクが重要な役割を果たすことが明らかになっている（Mackenzie et al. 2010）。

FTDは臨床症状による分類もあり，behavioral variant FTD（訳注：ピッ

ク型と呼ばれていた一群を近年はbvFTDと呼ぶ），意味性認知症，進行性非流暢性失語の3つのサブタイプがある。Neary基準として知られるコンセンサス診断基準があり，臨床で使えるように中核的診断特徴・支持的診断特徴が同定されている（Neary et al. 1998）。それぞれの特徴を簡単に記載する（訳注：最新版は2011年）。

1. **前頭側頭型認知症**（bvFTD：behavioral variant FTD）は，しばしば意欲の障害で発症する。衝動性がみられ，子どものような退行的あるいは自己中心的な行動，保続，繰り返されるステレオタイプな行動，口唇傾向，異常にふざけたりおかしなことをいう（諧謔症：Witzelsucht）などの人格変化が生じる。万引きやあからさまなモラルの欠如といった反社会性に似た行動が出現することもある（偽性精神病質：pseudopsychopathy）。初期から内省が乏しいことがふつうである。

2. **意味性認知症**（semantic dementia）では，意味が多重感覚領域（multi-modal）で障害されるため，名前の想起，言葉の意味理解，顔や物品やそれ以外の感覚刺激の重要性などを認識できなくなる。発語は流暢であるが，患者は喚語困難のために生活用品でも名称を答えられないことがある。関連する言葉で代用する（「バス」と言いたくて「車」という）といった意味性錯語，言葉の理解の障害，顔の識別能力の喪失（相貌失認），そして物品をその本来の機能と結び付ける能力の喪失などがみられる。

3. **進行性非流暢性失語**（progressive nonfluent aphasia）は，早期からの言葉の流暢さの喪失と文法の喪失が特徴的で，吃音，口ごもりが特色である。音韻性錯誤（「チェアー」と言おうとして「ケア」というなど，言葉の音韻が混乱する）がみられる。文を作る能力も喪失するので，言語的な表出が重度に障害される。言語理解は経過とともに低下するが，意味性認知症より通常は遅い。

上記のサブタイプは，行動障害，認知・知的障害，言語障害に関して症状が重複している。どのサブタイプかは，初発症状とFTD病理の広がる部位によって決定される。本症例は，早期に非定型の精神症状が出現したこと，失語が後期まで出現しなかったことを考えると，bvFTDの症状と合致する。

FTLDは緩徐進行性という特徴をもつので，症状の経過はゆっくりとしていて潜行性である。このため，しばしば発症から最終診断までの間に大きな遅れが生じる。特にbvFTDの場合では初期の症状として，精神疾患に特徴的な症状を表出する。本症例でも見られたように，意欲低下，アパシー，精神運動制止，情動不安定などは，気分障害圏を示唆してしまう。常同行為は，強迫と間違って解釈されうるが，通常は強迫性障害でみられる侵入的な思考とは関係

がない．行動障害，思考障害が重篤な場合は，精神病性疾患を考える必要があるかもしれない(Mendez and Perryman 2002)．

　診断には，家族歴に焦点をあてた丁寧な病歴聴取と，精神科既往歴の注意深い検討が必要である．家族に精神科既往歴がない健常者が，人生の後半(50歳以降)に感情障害，精神病症状，特に人格変化をきたした場合は，器質性疾患を強く疑う必要がある．FTLDの場合の身体所見としては前頭葉徴候(手掌反射，手掌オトガイ反射，眉間反射)がみられる．血算，分画，電解質，肝・腎機能，ビタミン$B_{12}$，甲状腺刺激ホルモン(TSH)，感染症スクリーニング(梅毒など)といった標準的な検査は，認知・知的障害を引き起こす疾患の除外診断に有用であるし，脳波や慎重な病歴聴取はせん妄の除外診断に役立つ．CTやMRIなどの脳画像では，初期にはそれほど萎縮がみられないかもしれないが，経過とともに本症例のように進行性の前頭側頭葉の体積の減少がみられる．

　患者の精神症状は，うつ病，躁病，精神病などの精神疾患のように見える場合がある．症状があまりない組み合わせで現れたときには，器質性疾患を疑うべきである．例えば，FTLDの患者はしばしば非常に衝動的で脱抑制があり，双極性障害の躁状態を思い起こさせるが，睡眠要求の低下，誇大性，目標志向性を保った過活動などは伴わない．残念ながら，一般に使われるMMSEのような臨床のスクリーニングでは，記憶障害が初期症状であるアルツハイマー型認知症などと比べると，最初の小さな認知・知的変化は検出できないかもしれない．前頭葉機能検査(Frontal Assessment Battery) (Slachevsky et al. 2004)，あるいは前頭葉性行動質問紙(Frontal Behavioral Inventory) (Kertesz et al. 1997)などの前頭葉に特化した認知機能検査を用いると，脱抑制や遂行機能障害などの前頭葉症状が捉えやすくなる．最終的には，正式な神経心理検査をきちんと行えば，視空間機能や記憶が相対的に保たれているのに比べて，言語や遂行機能に異常があることがわかる．

　FTLDの治療法はまだないので，行動症状への対症療法に焦点があてられている．まずは非薬物療法を試みるべきであり，通常は安全に過ごすための在宅支援やADL維持のヘルパーを供給する．患者の行動症状や機能低下は，家族にとって感情的に強い負荷になるので，介護の燃え尽き症候群を避けるために，家族や介護者への支援が必須である．特に，安全や心理行動上の脱抑制やアパシーに関する行動症状のマネジメントのための方針をケアプランに組み込まなければならない．

　アルツハイマー型認知症で通常使用されるコリンエステラーゼ阻害薬やNMDA受容体拮抗薬の効果については不明である．FTLDのプロテイノパチーを標的にした薬物はまだ存在しない．

　行動症状に対する対症療法薬は，抗うつ薬，気分安定薬，抗不安薬，抗精神

病薬など広範に及ぶ(Chow and Mendez 2002)。SSRIは，抑うつ，保続，衝動性に対してしばしば使用される。気分安定薬(バルプロ酸やカルバマゼピンなど)は情動を制御するのに役立つ。睡眠薬，抗不安薬(ベンゾジアゼピンなど)，抗精神病薬は激しい攻撃性が出現する頻度を減らしたり，出現した攻撃性を抑えるために使われる。器質性疾患の場合は皆そうであるが，特にせん妄などの薬剤の有害事象を除外するには，綿密な観察が重要である。

アルツハイマー型認知症とFTLDの患者を，大規模に後方視的かつ継時的に比較した研究では，前者の半数生存年数が11.8年であったのに比べてFTLDは8.7年であった(Robertson et al. 2005)。

---

● **臨床のキーポイント** ●

- 前頭側頭葉変性症は，臨床所見と神経病理学的変化により他の認知症疾患と区別できる。
- 前頭側頭型認知症の3つのサブタイプ(bvFTD，意味性認知症，進行性非流暢性認知症)を区別するには，臨床診断基準が役立つ。
- 早期には精神・行動面の症状が出現する可能性があるので，前頭側頭葉変性症の早期診断は容易ではないことも多い。
- 現時点で，前頭側頭葉変性症は対症療法のみが可能である。
- 介護者の燃え尽きが重大な問題になりうるので，気づきと対処が重要である。

---

(岡村　毅)

## 推奨文献

The Association for Frontotemporal Degeneration: Frontotemporal degeneration. Available at: http://www.theaftd.org/frontotemporal-degeneration/ftd-overview. Accessed August 1, 2011.

Hodges JR (ed) : Frontotemporal Dementia Syndromes. Cambridge, UK, Cambridge University Press, 2007

Moore DP: Frontotemporal dementia, in Textbook of Clinical Neuropsychiatry, 2nd Edition. Edited by Hodder A. London, Oxford University Press, 2008, pp 341-342

## 引用文献

Chow TW, Mendez MF: Goals in symptomatic pharmacologic management of frontotemporal lobar degeneration. Am J Alzheimers Dis Other Demen

17:267-272, 2002
Kertesz A, Davidson W, Fox H: Frontal Behavioral Inventory: diagnostic criteria for frontal lobe dementia. Can J Neurol Sci 24:29-36, 1997
Mackenzie I, Rademakers R, Neumann M: TDP-43 and FUS in amyotrophic lateral sclerosis and frontotemporal dementia. Lancet Neurol 9:995-1007, 2010
McKhann GM, Albert MS, Grossman M, et al: Clinical and pathological diagnosis of frontotemporal dementia: report of the Work Group on Frontotemporal Dementia and Pick's Disease. Arch Neurol 58:1803-1809, 2001
Mendez MF, Perryman KM: Neuropsychiatric features of frontotemporal dementia: evaluation of consensus criteria and review. J Neuropsychiatry Clin Neurosci 14:424-429, 2002
Neary D, Snowden JS, Gustafson L, et al: Frontotemporal lobar degeneration: a consensus on clinical diagnostic criteria. Neurology 51:1546-1554, 1998
Neary D, Snowden JS, Mann DMA: Frontotemporal dementia. Lancet Neurol 4:771-779, 2005
Ratnavalli E, Brayne C, Dawson K, et al: The prevalence of frontotemporal dementia. Neurology 58:1615-1621, 2002
Roberson ED, Hesse JH, Rose KD, et al: Frontotemporal dementia progresses to death faster than Alzheimer disease. Neurology 65:719-725, 2005
Slachevsky A, Villalpando JM, Sarazin M, et al: Frontal Assessment Battery and differential diagnosis of frontotemporal dementia and Alzheimer disease. Arch Neurol 61:1104-1107, 2004

# うつ病による認知症

Robert Stowe, M.D., F.R.C.P.C.

　71歳，男性。黒人。急激に進行する神経認知機能の低下のために，クロイツフェルト・ヤコブ病（CJD）の可能性を疑われて紹介受診となった。9カ月前から進行性の人格変化と，神経認知領域における能力と機能の低下がみられた。妻が最近心筋梗塞を何回か患ったので，心配し思い悩んでいた。記憶は低下し，いらいらして衝動的になった。食欲不振のため約15 kg体重が低下した。無為に過ごすことが多くなり，最終的には虚空をじっと眺めて過ごし，尿便失禁をするようになった。
　地域の病院ではアミトリプチリンと抗精神病薬の治療が行われ，アパシーと妄想は軽快したが，失禁，健忘，失見当識は残った。数カ月後に自宅退院したが，ある晩焦燥が悪化し，自宅が火事であるという妄想に駆られてあらゆる窪みに水を入れだした。大学病院の精神科ではノルトリプチリンで一定の改善を

みたが，起立性低血圧がありbupropionに置換された。またペルフェナジンとbenztropineも処方された。消化性潰瘍もみられたが，ラニチジンで治療された。無為や焦燥は軽快したが，混乱は続いた。アルツハイマー病研究センターの部長がミオクロニー性のれん縮を見出し，CJDを疑った。そこで退役軍人神経行動ユニットに症状安定と入院のために転送された。

朝鮮戦争に従軍したことがあり，何年も心的外傷後症候群に関連した頻回の悪夢を経験していたが，うつ病や精神病症状の既往はなかった。長年メッキ工場につとめ，10年前に退職し，病院に来たときには守衛として働いていた。結婚して43年目で夫婦仲は安定していた。

30代の頃とその数十年後に梅毒の治療を受けていた。慢性静脈不全による軽度の末梢浮腫に対してフロセミドを内服し，また便秘に対して緩下剤を内服していた。消化性潰瘍の穿孔と頭部外傷を伴わない2年前の交通事故による肩のけがもあった。物質乱用の既往はなかった。認知症疾患に関する家族歴はなかった。

精神的現症では，友好的・協力的で，一見注意は保たれていたが，ほぼ無関心であった。気分は「大丈夫」と答えるが，情動は制限されており，頻繁に溜息をついていた。思路は貧困化していた。妄想と幻覚はなかった。神経認知検査には努力して取り組んでいるように見えたが，結果には無関心な様子だった。

神経認知検査では場所と人物の見当識は保たれていたが，時間の失見当識がみられた。数唱課題では順唱8桁，逆唱5桁，月名を12月から逆に言うことはできた。Go/no-go課題では，注意は保たれ衝動的ではなかった。交代描画動作課題では保続がみられたが，ルリア・ループ課題ではみられなかった（図10-2）。文字抹消検査は極度に時間がかかったが，半側空間無視はなかった。声量は小さかったが，滑らかで文法も正しく，錯語や喚語困難はみられなかった。語流暢性は低下していた（各1分間にfで始まる単語を7つ，動物の名前を9つ）。物品呼称，復唱，理解，読字，書字に異常はなかった。失行はみられなかった。時計描画では，数字は正しい位置に書いたものの，針を正しく描けず，構成できなかった（図10-3）。3語-3図形記憶検査では，図形の内部を詳細に描けなかった。手がかりなしでは，単語は1つも再生できず，図形は1つだけ輪郭のみ再生できた。1回の学習の後，3つの単語と，2つの図形の外郭と部分的にだが内部を再生できた。15分後の再試行では単語は思い出せなかったものの，図形の再生は不変であった。選択肢から選んでもらった場合は，2語と3図形が可能で，24時間後も不変であった。妻の心筋梗塞が起きた日と彼本人が入院した日は覚えていた。類似点に関する課題は重度に障害されていた。

神経学的所見では，視力および視野，眼底，眼球運動に問題はなかった。瞳孔不同はなく，対光反射や調節は異常なかった。声はかすれ，声量はやや小さ

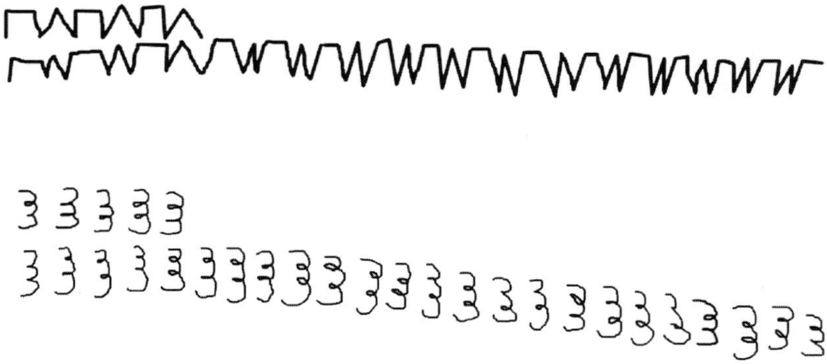

**図 10-2** 71歳男性による連続描画動作（上）とルリア・ループ（下）の模写。

（上）交代描画動作課題では，患者は「同じ絵を下に写してください。そのまま描き続けてください」と教示される。この描画では保続が明らかで，矩形波の垂直成分が斜めに置き換わっている。（下）ルリア・ループ課題では，「ループの回数が同じになるように上の絵を写してください」と教示される。彼はループの回数を多く描くことはなかった。もっと保続が強い場合にはループの回数が増えてしまう。

かった。伸筋の急な脱力（羽ばたき振戦を示唆）が時折あり，指や手に微かではあるが自発性のミオクローヌスを認めた。動作終了時に微細な振戦があった。刺激反応性ミオクローヌスや聴覚驚愕反射はなかった。筋緊張，筋力は正常であった。アキレス腱反射は正常であったが，その他の反射は左右差なく亢進していた。クローヌスは認めなかった。足底（バビンスキー）反射は正常（内屈）であった。前頭葉徴候（把握，口尖らし，吸引，眉間反射）はなかった。触覚，振動覚，関節位置覚は異常なかった。歩行はやや遅く，手の振りは小さく，歩幅は小さく，両膝ともやや硬かった。

血圧は145/85 mmHgで起立性低血圧はなかった。血管雑音も認めなかった。心音および肺野の聴診も正常であった。両踵に静脈うっ血を伴う軽度の圧痕性浮腫（pitting edema）を認めた。肝脾腫はなく，腹部，前立腺，睾丸に腫瘤はなかった。

一般的な血液検査ではサイロキシン（$T_4$）4.1（正常範囲5〜12 μg/dL）および$T_3$-RIA 0.7（正常範囲0.9〜2.2 μg/L）で，TSHは正常，遊離サイロキシン指数（FTI）は5.7であった。抗甲状腺抗体と抗核抗体は陰性であった。髄液検査では細胞を認めず，糖・蛋白は正常，梅毒とクリプトコッカス抗体は陰性であった。胸部X線撮影，腹部CT検査に特記事項はなかった。

脳波は3回施行され，いずれも正常所見であった。頭部MRI検査では軽度の脳室拡大はあったが，脳室周囲浮腫はなく，T2強調画像では小血管の虚血

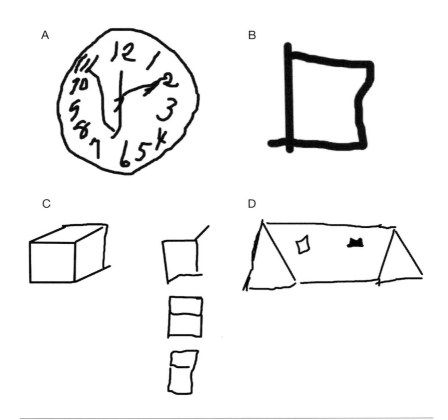

**図 10-3** 本症例の描画にあらわれた構成障害。

（A）時計の文字盤に数字を書き入れ，最後に 11 時 10 分（"ten past eleven"）の針を描くように教示された。（B）立方体を 1 つ描くように指示された。（C）検者によって描かれた左にある立方体を模写するよう指示された。（D）2 方向の壁と屋根が見えるように 1 軒の家を描くよう教示された。

性変化を示す高信号域を認めた。$^{133}$Xe 換気による脳血流検査では軽度の全般性血流低下（正常の 5〜10% 減）を認めたが，明らかな局所病変は示唆されなかった。

　抗うつ薬で部分的に軽快したことから，うつ病による認知症が疑われた。benztropine は中止され，bupropion は 300 mg/日（8 時間ごと分 3 投与）に増量された。これに伴って，情動平板化と無為は徐々に軽快した。Mattis Dementia Rating Scale（MDRS）の得点は 144 点満点中 83 点から 128 点に改善した（患者の教育歴を考慮すると認知症のカットオフ値を上回る）。再度行われた神経心理検査でも記憶，語句学習，視覚統合機能などの障害に改善がみられた。こうした改善を踏まえて，自宅退院となった。神経認知機能はその後

も回復を続け，失禁はみられなくなり，エネルギー低下・無為・情動平板化は寛解に至った．3カ月で完全に回復し，職場復帰を果たした．

その後5年間は寛解を維持したが，76歳時，妻の再入院から重度の心気状態に陥って再発した．bupropionをゆっくり漸減して150 mg/日未満まで減量していた折であった．妻の呼吸が止まるのではないかという病的な恐怖を抱いて，家中をついてまわり，夜も生きているかどうか確認するために妻を起こすようになった．今回のうつ病相は治療に難航した．ペルフェナジンを再導入したところ，間欠性の安静時振戦と無症候性の起立性低血圧(20 mmHgの低下)をきたした．CT検査では前頭葉と後部頭頂葉の萎縮がみられ大脳皮質基底核変性症が疑われたが，ミオクローヌスは今回はみられず，失行，筋強剛，核上性眼球運動障害もなかった．著者が把握している限りでは，経過中に特定の診断に至ることはなかった．

## C 考察

うつ病の高齢者の多くで，神経心理検査を行うと軽度の可逆性神経認知障害が認められる．障害の大部分は精神運動制止に起因するものである(Butters et al. 2004)．**うつ病による認知症**(dementia syndrome of depression)は，認知症疾患と診断されるほどの重度の神経認知障害で，数は少ないがうつ病臨床で重要な一群である(うつ病性仮性認知症という用語が使われることもあるが，この用語は曖昧で誤解を生む．なぜなら意識的・無意識的に神経認知障害を模する状態を指す可能性もあるからである)．抑うつ症状は軽度認知障害(MCI)あるいは早期アルツハイマー型認知症の前駆症状あるいは合併症である可能性があり，うつ病による神経認知障害なのか，神経変性疾患による認知症なのかを鑑別することは，不可能ではないにしても困難である(Potter and Steffens 2007)．実際に，多くのうつ状態の高齢者において抑うつと神経認知障害はいずれも虚血性白質病変，基底核ラクナ梗塞，海馬神経細胞脱落など共通の危険因子をもっているというエビデンスがある(Taylor et al. 2006)．

近年のうつ病の神経生物学研究は海馬萎縮と皮質辺縁系回路の変化に注目しているが，神経認知機能障害が抗うつ薬治療によって見せる驚くべき可逆性は，生体アミン系の調節障害，なかでもノルエピネフリン系，ドパミン系，セロトニン系〔セロトニンに関しては$5-HT_{2A}$受容体による前頭前野のドパミン放出の二次的効果(Gareri et al. 2002)〕で最も説明がつく．神経伝達物質の合成を行う脳幹および前脳基底部のニューロンは，上行投射を介して皮質や辺縁系の状態設定を行うことで，スピード，計画，実行，動作・発話の維持，さらには覚醒度，気分，意欲，記憶検索などを司る感覚系と神経認知系を媒介し「微

調整」を行っている(Mesulum 2000)。これらの神経調整系間の相互作用やバランスが障害されると，精神神経疾患でみられる神経認知障害と感情障害の原因となる。

うつ病による認知症の特徴としては，以下のような変化が挙げられる。

1. 精神運動緩慢による応答潜時の延長，アパシー，流暢性課題（文字・カテゴリー・デザイン）の産生能低下，音韻や意味のヒントで改善する失名辞など。
2. 遂行機能障害による複雑な注意分配の障害，拡散性思考/応答の障害，認知的柔軟性の低下，計画性の欠如，セルフケアの問題など．脱抑制行動やしつこい要求もみられる。
3. 前頭葉−皮質下系の記憶障害による作動記憶の低下，学習曲線の低下，再生障害（ヒントなし）など（アルツハイマー病やコルサコフ症候群で典型的にみられる作話とは対照的に，返答しない方向にバイアスがかかる）。ヒントがある場合の想起，再認課題，本人にとって重要な最近の出来事に関する自伝的記憶などは，典型的なうつ病による認知症では比較的保たれる。
4. 視空間機能は，空間的作動記憶・処理速度・遂行機能の障害の結果，二次的に障害を受けている可能性がある。

モントリオール認知評価検査(MoCA：Montreal Cognitive Assessment)，前頭葉機能検査(FAB：Frontal Assessment Battery)，Modified Mini-Mental State検査(3MS)，Mattis Dementia Rating Scale (MDRS)は通常のMMSEよりもこうした障害の特性に対する感度が高い。

鑑別診断は，前頭側頭型認知症，錐体外路障害，正常圧水頭症，血管性認知症（特に，基底核の梗塞），甲状腺機能低下症，緊張病(catatonia)の始まりである。

うつ病による認知症を疑うポイントとしては，感情障害の既往，不安を惹起する先行ストレス因，抑うつでの発症，正常脳波（リチウム・非定型抗精神病薬は背景活動の徐化を引き起こし，時に鋭波・棘波も生じることを念頭におく）(Centorrino et al. 2002)，脳画像検査上の年齢相応の全般性萎縮とMRI上の微細な白質病変（うつ状態の高齢者で広くみられる）などがある。

本症例では初診時にかなり進行の早い神経認知機能の低下を呈していて，顕著な意欲低下，精神運動制止，もうろう状態を示すエピソード，記憶障害，遂行機能障害などを伴う病像であった。軽度の脳室拡大，歩幅減少，失禁からは正常圧水頭症も疑われた。しかし，本患者の歩行は"magnetic（磁石のように床にくっついている様子）"ではなく，意欲低下と歩行異常が抗精神病薬（ペルフェナジン），血管性白質脳症（反射亢進やMRI所見から），頸椎症性脊髄症

(下顎反射が亢進していないことから)と関連している可能性もあった。言語性記憶は障害されていたが，再認が保たれていたことはアルツハイマー病や腫瘍随伴性辺縁系脳炎で典型的にみられる物忘れの増加とは合致しない。失語，失行，失認がないことからもアルツハイマー病ではないと思われた。ペルフェナジンを内服しているにもかかわらずパーキンソン症状は軽度で，レビー小体型認知症の特徴(幻視，レム睡眠行動異常，頻回の転倒)はみられなかった。朝の血中コルチゾール値は正常でありアジソン病は否定的，核上性上方視障害や特徴的な錐体外路障害がみられないことから，進行性核上性麻痺あるいは大脳皮質基底核変性症も否定的であった。MRI検査およびキセノン換気脳血流検査からは前頭側頭葉変性症を示す所見はなかった。腰椎穿刺では神経梅毒は否定的であった。$T_4$および$T_3$は低値であったが，遊離サイロキシン指数(FTI)とTSHが正常であることから，甲状腺機能低下症ではなく"sick euthyroid(甲状腺機能に異常のない甲状腺ホルモン低値)"のパターンと考えられた。

羽ばたき振戦がなぜ存在したかは謎であった。典型的には中毒性代謝性脳症や抗てんかん薬中毒でみられるが，3回の脳波検査で正常であったことから，けいれん性疾患，代謝性脳症，抗コリン性せん妄，橋本脳症(抗甲状腺抗体陰性)ではなさそうだった。さらに，肝機能検査，腎機能検査，動脈血ガス(高$CO_2$血症の除外)，血中アンモニアは正常であった。羽ばたき振戦は前頭葉・視床・中脳の病変でもみられるが，MRI検査でこれらの領域の異常を示す所見はなかった。反射性ミオクローヌスがなく脳波も正常であるためクロイツフェルト・ヤコブ病の可能性は低かった(Geschwind et al. 2008)。最終的には，ミオクローヌスと羽ばたき振戦(陰性ミオクローヌス)は向精神薬が原因(Jiménez-Jiménez et al. 2004)と考えられ，実際ペルフェナジンが減量されると消失した。

うつ病による認知症が疑われたら，血管性あるいは神経変性認知症が背後に隠れている疑いがあったとしても，できる限りの治療を行われなければならない。うつ病による認知症に気づかないまま治療の機会を逸すると，必要もないのに介護施設に送られたり，最悪の場合，衰弱や寝たきりに伴う合併症で死に至るという悲劇を招くことになる。

特定の治療法がこの症候群に有効であることを示すクラスIのエビデンスはないが，理論的考察からも臨床知見からも，venlafaxine，デュロキセチン，ミルタザピン(不眠が強い場合)など，抗コリン作用の少ないデュアル・アクションの抗うつ薬(SNRI)が最も効果的である。難治性不安，精神病症状，双極2型障害の既往や特徴がある場合には少量の非定型抗精神病薬を追加するとよい。SNRIによる不整脈の可能性を考えてSSRIを使う場合，弱いドパミン取り込み阻害作用をもつセルトラリン，海馬のアセチルコリン放出を促進する

citalopram（MCIの合併が疑われる場合）が有利である。電気けいれん療法（ECT）は，第1選択，第2選択の抗うつ薬の治療，および非定型抗精神病薬（およびリチウム）による増強療法がうまくいかなかった場合，あるいはロラゼパム抵抗性の緊張病の特徴をもつ場合に適応がある。精神運動制止が続く場合にはbupropion，中枢神経刺激薬，ドパミン作動薬（プラミペキソールなど）を考慮する。アルツハイマー型認知症，健忘型MCI，血管性認知症，レビー小体型認知症，パーキンソン病が併存する場合はコリンエステラーゼ阻害薬を補助的に用いるとよい場合がある。抗コリン作用をもつ薬剤（三環系抗うつ薬など）を使わなければならない場合や，ECTによってうつ病は改善したものの認知機能低下がみられた場合も同様である。アルツハイマー型認知症においてコリンエステラーゼ阻害薬を使う最大の利点は意欲の改善と社会参加の促進であるが，アルツハイマー型認知症ではない人においては抑うつ症状をきたす可能性がある（Reynolds et al. 2011）。このため，うつ病患者に認知機能障害がみられたとしても，認知機能増強の目的で本薬剤をルーチンに使用することは推奨しない。

## ● 臨床のキーポイント ●

- 老年期うつ病では，重度の認知症に酷似した病態を呈することがあるが，それは可逆性である。
- うつ病による認知症は，精神運動緩慢，遂行機能不全，前頭−皮質下系の記憶障害，視空間障害などが典型的にみられる。
- うつ病による認知症では，自覚症状として悲哀感や認知機能・記憶力の低下を訴えないことがある。
- 初期症状でうつ病の可能性が強く疑われる場合は，典型例ではなくても抗うつ薬による積極的な治療を開始すべきである。
- 羽ばたき振戦やミオクローヌスが，向精神薬の副作用として起こる場合がある。

〔岡村　毅〕

## 推奨文献

Marvel CL, Paradiso S: Cognitive and neurological impairment in mood disorders. Psychiatr Clin North Am 27:19-36, 2004

Panza F, Frisardi V, Capurso C, et al: Late-life depression, mild cognitive impairment, and dementia: possible continuum? Am J Geriatr Psychiatry 18:98-116, 2010

## 引用文献

Butters MA, Whyte EM, Nebes RD, et al: The nature and determinants of neuropsychological functioning in late-life depression. Arch Gen Psychiatry 61:587-595, 2004

Briand LA, Gritton H, Howe WM, et al: Modulators in concert for cognition: modulator interactions in the prefrontal cortex. Prog Neurobiol 83:69-91, 2007

Centorrino F, Price BH, Tuttle M, et al: EEG abnormalities during treatment with typical and atypical antipsychotics. Am J Psychiatry 159:109-115, 2002

Gareri P, De Fazio P, De Sarro G: Neuropharmacology of depression in aging and age-related diseases. Ageing Res Rev 1:113-134, 2002

Geschwind MD, Shu H, Haman A, et al: Rapidly progressive dementia. Ann Neurol 64:97-108, 2008

Jiménez-Jiménez FJ, Puertas I, de Toledo-Heras M: Drug-induced myoclonus: frequency, mechanisms and management. CNS Drugs 18:93-104, 2004

Mesulam M-M: Behavioral neuroanatomy: large-scale networks, association cortex, frontal syndromes, the limbic system, and hemispheric specializations, in Principles of Behavioral and Cognitive Neurology, 2nd Edition. Edited by Mesulam M-M. New York, Oxford University Press, 2000, pp 1-120

Potter GG, Steffens DC: Contribution of depression to cognitive impairment and dementia in older adults. Neurologist 13:105-117, 2007

Reynolds CF 3rd, Butters MA, Lopez O, et al: Maintenance treatment of depression in old age: a randomized, double-blind, placebo-controlled evaluation of the efficacy and safety of donepezil combined with antidepressant pharmacotherapy. Arch Gen Psychiatry 68:51-60, 2011

Taylor WD, Steffens DC, Krishnan KR: Psychiatric disease in the twenty-first century: the case for subcortical ischemic depression. Biol Psychiatry 60:1299-1303, 2006

# 思春期における精神病症状と認知機能障害 *

Robert Stowe, M.D., F.R.C.P.C.

　16歳，男性。黒人。児童精神科病棟に精神病状態の評価と治療のために入院した。この数カ月，被害妄想と関係念慮，ラジオから母や姉の声が聞こえてくるという幻聴，テレビからの命令幻聴を体験していた。睡眠が乱れ出し，様子も徐々に奇妙になって，部屋に閉じ込もるようになった。確認や数をかぞえる強迫行為に没頭し，持ち物と衣服のリストも繰り返しつくっていた。"有名人に会える"という有料電話サービスに何度もかけて，電話代が数千ドルにも及んだ。入院の1週間前には，母親と姉が「売春」しており，仲間が自分の指を切り落としに来ると信じていた。

　転院前に地元の病院で，短期間ハロペリドールの投与を受けた以外，向精神薬，精神科受診および治療歴はなく，気分や不安や行動上の問題の既往はなかった。アルコールや薬物，吸入薬の乱用も否定した。

　発達・発育歴に特記すべき異常はなかった。それまでの心理発達および学業成績から察するところ，病前の知的レベルは，中から中の上と考えられた。精神症状の出現する2～3年前から学業および体育の成績が徐々に低下し始めた。家族は，記憶，注意，そして意欲の低下を心配していた。これらの問題は当初両親の不仲と家庭内の緊張状況の影響によると考えられていたが，明らかに，この頃からだんだんと不器用になり協調運動が苦手になっていた。

　重要な家族歴としては，父親にアルコール依存があった。母方の叔父は「慢性の妄想型統合失調症」として入院歴があった。

　精神的現症では，年齢相当の整容と礼節は保たれており，終始明るく協力的だった。気分が落ちこんだのは入院のせいだと主張した。自殺念慮は否定した。感情の平板化はみられたが，時に自ら冗談を言って笑う場面もあった。思路は目標志向性を保ち，大筋では解体していなかったものの，かなり具体的であった。軽度の連合弛緩を認め，独特の返答をすることもあったが，談話心迫・接線思考・迂遠思考は認めなかった。面接中どこか猜疑的で身構える様子が時々あった。今回の面接では幻聴や妄想を否定したが，前回の面接では本人が認めていた。

　認知機能検査において，意識清明で人や場所の見当識は保たれていたが，日

---

＊注　本事例は，すでに症例報告として発表されており（Campo et al. 1998），神経病理学および生化学的所見はNatowiczら（1995）によって記載されている。著者はAndrea DiMartini医師と患者の初期評価を行い，臨床所見に関するコンサルト報告を得た。

付は7日ずれていた。MMSEは22/30であった。数唱は順唱6桁，逆唱4桁であった。Worldという文字を逆に綴ることはできたが，100-7テストや月名を逆から順に言う課題はできず，曜日を逆から言うのには1分を要した。発語は流暢であったが軽度の構音障害を認めた。復唱はできたが，前の課題の保続があり，初めは聞いた文章を逆にしようとした。言語流暢性課題では，各1分間で，fで始まる言葉9つ，aから始まる言葉1つ，sで始まる言葉6つを挙げることができたが，時に言語新作が混ざっていた。理解力は保たれていたが，「はい」か「いいえ」で答えるだけの質問でも難しいものがあり，連合弛緩の影響と考えられた。筆跡は拙劣であったが，失語性の書字障害はなかった。自発的には意味の通る文章を書くことはできなかったが，書きとりは正確にできた。前回の検査では「私の心には，光が見えている」と書いていた。顔面・口舌・四肢・体幹に失行は認めなかった。時計描画は2回目で成功した。立方体描写は正確であった。3語3図形記憶検査では，偶然2つの言葉と1つの形を思い出し，1度練習した後に，6つの刺激のうちすべて正確に再現した。15分間の干渉課題の後に行ったところ，思い出せた単語は0/3，図形は2/3，残りは作話していた。選択肢による再認課題では2つの単語と3つの図形を答えることができた。病棟では自分の部屋を覚えるのに困難があった。Go/no-go課題では応答に衝動性を認めた。書字動作に保続は認めなかった。

　神経学的所見では視野，眼底，瞳孔，視力に異常はなかった。下方視にわずかな障害を認めたほか，垂直および水平の視運動性眼振を認めた。脳神経所見ではわずかな構音障害の他に特記すべき所見はなかった。筋力低下，ミオクローヌス，羽ばたき振戦，振戦は認めなかった。下肢の筋緊張はわずかに増強していた。筋肉量と筋力は十分であった。手先の巧緻性は障害されていた。腱反射は亢進しており，膝と足首にクローヌスを認めた。足底（バビンスキー）反射は内屈（正常）であった。感覚検査では，触覚，痛覚，振動覚，固有覚は正常，ロンベルク試験は陰性であった。急速交代運動では著明な障害があり（右＞左），指鼻指試験で失調と企図振戦は明らかであった。腕振りは少なかったが歩行は正常であった。継ぎ足歩行にやや困難があり，強制歩行では両上肢が不自然なポーズをとったままになった。

　身体所見では，黄疸，甲状腺や心音の異常，肝脾腫は認めなかった。

　神経心理学検査では，2年の間にWISC-R（改訂版小児ウェクスラー式知能検査）において言語性IQが90から64に，動作性IQが70から47に，全検査IQが78から45未満に低下したことが明らかとなった。呼名と基本的な言語機能は保たれていたが，運動機能，視空間認知，記憶，概念化の柔軟性，抽象的推論は著明に低下していた。

　初回のCT検査とMRI検査は正常であった。しかし，SPECT検査では両側

前頭葉および頭頂葉後部の活動低下を認めた。脳波上は軽度の徐波化と非特異的な後頭部の異常を認めた。聴力検査は正常であったが，聴性脳幹反応（ABR）は両側で遅延していた。図形反転視覚誘発電位（PSVEP）は正常であった。睡眠時検査ではレム睡眠が著明に減少しており，年齢に比して睡眠の持続が少なかった。

眼科診察では，視神経萎縮や網膜の異常はなく，細隙灯検査でカイザー・フレッシャー輪はみられなかった。

血液生化学検査では，甲状腺機能，ビタミン$B_{12}$，葉酸，鉛，RPR（梅毒検査），TSH（甲状腺刺激ホルモン），赤血球沈降速度，抗核抗体，LE細胞，セルロプラスミン，尿中銅，静脈血ガス，血清アンモニア，血漿アミノ酸および尿中有機酸分析，長鎖脂肪酸において特記すべき所見はなかった。総蛋白はグロブリンの増加によりやや上昇していたが，蛋白分画，ライム病抗体価，HIVスクリーニングは正常で髄液検査（細胞数と分画，糖と蛋白，オリゴクローナルバンド，IgGインデックス，亜急性硬化性全脳炎の除外のための麻疹抗体価）も正常であった。尿検査，尿中薬物反応，重金属中毒スクリーニングは陰性であった。

入院の数カ月前，先天代謝異常専門の小児神経科医の診察を受けており，最終的に「小児期統合失調症」と結論づけられていた。しかし，検査結果を見直すと，皮膚生検の電子顕微鏡所見で，空胞化や稀に円形化した線維芽細胞，髄鞘の一部の顆粒封入体，軸索の楕円化などいくつかの気になる所見が明らかとなった。ヘキソサミニダーゼAとBの比率は正常であるにもかかわらず，白血球の総ヘキソサミニダーゼ活性は2,281 nmol/mg蛋白/時（正常では3,013〜3,423 nmol/mg蛋白/時）に低下しており，スフィンゴミエリナーゼの値は32 nmol/mg/時（正常は56〜82 nmol/mg/時）であった。他のライソゾーム酵素の測定では，$\alpha$-マンノシダーゼ，$\beta$-グルコシダーゼ，$\beta$-ガラクトシダーゼ，$\alpha$-L-フコシダーゼ，アリルサルファターゼA，そして$\alpha$-ニューラミダーゼは正常であった。

この時点で考えられた診断は，ヘキソサミニダーゼ活性蛋白の欠乏によるといわれているテイ・サックス（Tay-Sachs）病（TSD）の成人発症，（軸索の楕円化が生じる）ハラーフォルデン・シュパッツ（Hallervorden-Spatz）病の初期，II型ムコ脂質症（I-cell病），そして軸索の楕円化に基づきニーマン・ピック（Niemann-Pick）病C型（NPC）であった。さらなる検査で$\beta$-ヘキソサミニダーゼ欠乏症が除外された。線維芽細胞スフィンゴミエリナーゼ活性は36 nmol/mg/時（正常は129±43 nmol/mg/時）に低下していた。患者の皮膚の線維芽細胞が外因性のコレステロールをエステル化する能力は著明に低下しており（正常の1％未満），これはNPCの診断を示していた（Natowicz et al.

1995)。

　ハロペリドール3 mg/日の投与で被害妄想は改善したが，混乱と失見当識，鎮静，寡動が生じた。ピモジドに変薬され，8 mg/日（分2）まで増量したところで幻聴はなくなり，鎮静と思考障害は改善した。薬剤性パーキンソニズムのために，ピモジドがリスペリドンに代わり，benztropineが加薬された。不安に対してクロナゼパムが0.5 mg/日（分2）追加された。著明な歩行障害が出現したため，benztropineが中止になった。発語障害が生じ，進行性の失調により車椅子を使用することとなった。再度MRI検査を実施したところ中枢性および皮質性の萎縮が進行しており，脳波では前頭部優位の間欠性律動性δ活動（FIRDA）がみられた。

## C 考察

　本症例の臨床像は妄想型統合失調症と鑑別が困難な精神病症状を呈していた。しかし，精神緩慢（薬剤性パーキンソニズムや緊張病の徴候がない），保続，錯語，計算障害，記憶障害（特に，軽度の思考障害に見合わない作話）などの認知機能障害は，統合失調症，統合失調感情障害，精神病性うつ病のような合併症のない原発性の精神疾患とは合致しないものであった。SPECT，脳波，ABR，睡眠ポリグラフ検査により器質病変が考えられた（Campo et al. 1998）。

　思春期にみられるこうした症例の鑑別診断は（成人同様）実に多岐にわたり，感染症，脱髄疾患，血管性疾患，中毒・代謝性疾患，内分泌疾患，全身内科疾患，先天的・遺伝疾患などを考慮しなければならない。思春期発症の統合失調症では，陽性症状に先立って認知機能障害の進行がみられることがあり，しばしば予後不良であるが，前駆期の不器用さと協調運動障害は原発性の統合失調症圏の病像としては非典型的である。本症例の神経学的な異常は統合失調症初期に記述される"神経学的ソフトサイン（soft neurological signs）"（Bachmann et al. 2005）の範疇を超えており，軽微な下方視の制限（上方視の障害と異なり，ハロペリドールでは出現しない）をはじめ，下肢の筋緊張と反射の亢進，末梢や体幹の失調は多系統に及ぶ神経変性疾患やライソゾーム蓄積症の可能性を示した。一般的な神経所見では，ハンチントン病の無動・固縮型（Westphal型や若年型）や舞踏病型（成人発症）を示唆するものはなかった。幻覚剤，コカイン，覚醒剤，大麻，有機溶剤の使用歴はなく，尿スクリーニング検査も陰性であった。発症前の精神運動発達は正常で外表奇形は認めず，22q11.2欠損症（口蓋心臓顔面症候群）は否定的であった。

　精巣胚細胞腫瘍のような悪性腫瘍，抗NMDA受容体脳炎，そして最近では

抗AMPA受容体脳炎などの自己免疫性辺縁系脳炎の可能性を特異的に示すものはなかったが，この患者の病像からは鑑別すべき診断である。今日では，腫瘍随伴性自己抗体の可能性を考えて，悪性腫瘍が隠れている可能性を除外するためのスクリーニング検査を適切に行う必要があるだろう（Vincent et al. 2011）。髄液検査，脳画像を含むいくつかの検査所見からHIV脳炎やその他の感染性脳炎は除外された。血清アンモニア，血漿アミノ酸，尿中有機酸分析から尿素回路の異常も否定された。腹痛，末梢神経障害，自律神経症状，近位運動系の軸索障害がみられないことからポルフィリン症の精神神経症状は否定的であった。白内障，腱黄色腫，特徴的な画像変化を認めないため，脳腱黄色腫も除外された。

　皮膚生検での空胞化した線維芽細胞の所見からはライソゾーム病が疑われた。この種の異常で有名なものは，主として常染色体劣性遺伝であり，テイ・サックス病（TSD）としてよく知られているGM2ガングリオシドーシス（ヘキソサミニダーゼA欠損など）やニーマン・ピック病C型（NPC）などがある。中央・東ヨーロッパに祖先をもつアシュケナージ系ユダヤ人では，こうした劣性遺伝疾患（特に，TSD）の発生が多い。

　TSDとNPCの精神病症状の出現率は異常に高く（最大50％），最多のNPC症例を集めた症例シリーズ報告によれば（Sevin et al. 2007）精神病症状が最もよくみられる症状で，全体の38％に出現していた。認知機能障害，精神病症状，その両者はNPCの神経学的徴候に最大10年先行しており，正確な診断がつくまでに平均6～10年が経過している（Staretz-Chacham et al. 2010）。TSDでは，病初期に急性精神病エピソードが出現し，いったんは部分または完全寛解し，経過とともに解体型統合失調症に似た病像を呈する。頻度は少ないながら，NPCとTSDのいずれにおいても，単極性うつ病，統合失調感情障害，双極性障害，強迫性障害の病像を呈することもある（Neudorfer et al. 2005）。

　核上性の注視麻痺（なかでも下方視障害；逆に上方視制限は薬剤性パーキンソニズムや水頭症でみられる）は精神病症状を呈する若年成人においてNPCやTSDの比較的特異的な指標であり，内側縦束吻側間質核の関与を示していると考えられる。これは視運動検査の下向きサッケード（素早い眼球運動）の障害によりまず明らかとなる。失調，構音障害，失語，ジストニア，錐体症状，けいれんはNPCとTSDに共通してみられる。皮質萎縮（特に前頭葉）や小脳萎縮はNPCでみられる。TSDにおける重度の小脳萎縮や顕著な企図振戦は往々にして脊髄小脳変性症と誤診される。その他のTSDの徴候としては，下位運動ニューロン障害（こむら返り，筋力低下と筋萎縮，筋れん縮），触覚への過剰な驚愕反応，下腿三頭筋反射および膝蓋腱反射が消失しているにもかかわ

らず交叉性内転筋反射だけが出現する現象，末梢神経障害などがある．TSDの診断は白血球や線維芽細胞においてβ-ヘキソサミニダーゼA活性の欠損や著しい減弱（β-ヘキソサミニダーゼB活性は保たれる）により示唆され，遺伝子検査で確定される（Kabach and Desnick 1999）．

　NPCを示唆する他の所見としては，新生児期の胆汁うっ滞性黄疸，軽度の脾腫（腹部超音波で45〜92％にみられる）（Sevin et al. 2007），情動脱力発作（cataplexy）である．ミオクローヌスや舞踏病症状も起こりうる．MRI検査では軽度のびまん性白質高信号がみられることもある．本症例のように，診断がつくまで難航することも多く，通常は皮膚線維芽細胞のフィリピン染色とコレステロールのエステル化能の低下を示すことによって下される．NPCの確定診断は遺伝子検査によって行われ，今日では世界中の多くの研究室で臨床的に利用可能である（Patterson 2011）．

　最近では，トランスジェニックマウス・モデルから得られた所見をもとに，NPC患者の血清に液体クロマトグラフィー質量分析を行うと，一貫して2種類のオキシステロール（コレステロール酸化産物）が特異的に上昇していることが示された．この方法は費用対効果の優れたNPCのスクリーニング検査として有望視されている（Jiang et al. 2011）．

　精神病症状の原因としてライソゾーム病を鑑別することは，予後や治療を決定するうえで重要な分岐点となる．ライソゾーム病の患者は，抗精神病薬によって錐体外路症状の副作用や緊張病を呈しやすい．著者が患者の評価を行った時点では，まだ第2世代抗精神病薬が使用できる状況にはなかった．今日では，ハロペリドールよりもリスペリドンやオランザピンを先に試すべきである．抗精神病薬の使用において懸念されるのは，NPCとTSDの実験モデルにおいて脂肪蓄積が増加したことである．逆にバルプロ酸はヒストン脱アセチル化酵素阻害薬でもあり，NPCマウスモデルにおけるコレステロール代謝と細胞分化の欠損を修復する（Pipalia et al. 2011）．動物モデル実験と最近の臨床試験において，ミグルスタットは，NPCにおける神経障害（治療しなければ容赦なく進行する致死的神経認知障害）を安定化させ，改善する場合があることが示されている（Wraith et al. 2010）．この薬剤は小さなイミノ糖で，グルコシルセラミド合成酵素を可逆的に阻害することでグリコスフィンゴ脂質合成を減らす作用をもつ．

### ● 臨床のキーポイント ●

- 統合失調症の患者にみられる認知機能障害は，病初期には目立たないことが多いが，早期から認められる場合には認知機能，神経所見，身体所見を注意深く調べ，背後に内科疾患・神経疾患がないかどうか精査が必要である。
- 一般身体疾患や神経疾患が隠れている場合，それを見い出す手がかりになるのは，注意障害・記憶障害，説明のつかない運動異常，抗精神病薬の錐体外路系副作用の出やすさ，錐体路症状，小脳症状，下位運動ニューロン症状，末梢神経障害，眼球運動異常，臓器腫大や他の病変徴候などである。
- 垂直眼球運動の障害，特に下方視障害は，とりわけ成人発症のニーマン・ピック病C型やテイ・サックス病などのライソゾーム病の手がかりであるかもしれない。
- 物質乱用で説明のつかない小脳または皮質の萎縮はライソゾーム病を示唆するが，初期のニーマン・ピック病C型ではMRI所見が正常のこともある。
- 早期精神病で説明のつかない認知機能障害がみられた場合，その診断には，精神科医，神経内科医，神経心理士，検査部医師，遺伝・代謝疾患の専門家などによる多部門のチームアプローチが必要となる。
- ライソゾーム病は稀な疾患であるが，新しい治療法も出てきており，早期診断がますます重要となっている。

(市橋香代)

## 推奨文献

Sampson EL, Warren JD, Rossor MN: Young onset dementia. Postgrad Med J 80:125-139, 2004

Sedel F, Baumann N, Turpin JC, et al: Psychiatric manifestations revealing inborn errors of metabolism in adolescents and adults. J Inherit Metab Dis 30:631-641, 2007

Staretz-Chacham O, Choi JH, Wakabayashi K, et al: Psychiatric and behavioral manifestations of lysosomal storage disorders. Am J Med Genet B Neuropsychiatr Genet 153B:1253-1265, 2010

Tang Y, Li H, Liu JP: Niemann-Pick disease type C: from molecule to clinic. Clin Exp Pharmacol Physiol 37:132-140, 2010

## 引用文献

Bachmann S, Bottmer C, Schroder J: Neurological soft signs in first-episode schizophrenia: a follow-up study. Am J Psychiatry 162:2337-2343, 2005

Campo JV, Stowe R, Slomka G, et al: Psychosis as a presentation of physical disease in adolescence: a case of Niemann-Pick disease, type C. Dev Med

Child Neurol 40:126-129, 1998

Jiang X, Sidhu R, Porter FD, et al: A sensitive and specific LC-MS/MS method for rapid diagnosis of Niemann-Pick C1 disease from human plasma. J Lipid Res 52:1435-1445, 2011

Kaback MM, Desnick RJ: Hexosaminidase A deficiency. GeneReviews [serial online] March 11, 1999. Available at: http://www.ncbi.nlm.nih.gov/books/NBK1218/. Accessed August 10, 2012.

Natowicz MR, Stoler JM, Prence EM, et al: Marked heterogeneity in Niemann-Pick disease, type C: clinical and ultrastructural findings. Clin Pediatr (Phila) 34:190-197, 1995

Neudorfer O, Pastores GM, Zeng BJ, et al: Late-onset Tay-Sachs disease: phenotypic characterization and genotypic correlations in 21 affected patients. Genet Med 7:119-123, 2005

Patterson M: Niemann-Pick disease type C. GeneReviews [serial online] January 26, 2000. Available at: http://www.ncbi.nlm.nih.gov/books/NBK1296/. Accessed August 10, 2012.

Pipalia NH, Cosner CC, Huang A, et al: Histone deacetylase inhibitor treatment dramatically reduces cholesterol accumulation in Niemann-Pick type C1 mutant human fibroblasts. Proc Natl Acad Sci U S A 108:5620-5625, 2011

Sevin M, Lesca G, Baumann N, et al: The adult form of Niemann-Pick disease type C. Brain 130:120-133, 2007

Staretz-Chacham O, Choi JH, Wakabayashi K, et al: Psychiatric and behavioral manifestations of lysosomal storage disorders. Am J Med Genet B Neuropsychiatr Genet 153B:1253-1265, 2010

Vincent A, Bien CG, Irani SR, et al: Autoantibodies associated with diseases of the CNS: new developments and future challenges. Lancet Neurol 10:759-772, 2011

Wraith JE, Vecchio D, Jacklin E, et al: Miglustat in adult and juvenile patients with Niemann-Pick disease type C: long-term data from a clinical trial. Mol Genet Metab 99:351-357, 2010

# 多発性硬化症による認知・知的機能障害

Omar Ghaffar, M.Sc., M.D., F.R.C.P.C.

　44歳，男性。黒人。右利き。「怒りに対処できない」という訴えで家庭医から神経精神科外来に紹介された。20年近く前に多発性硬化症（MS：multiple sclerosis）の診断を受けていた。郊外で妻と暮らし，（妻が受診につれてきた），ティーンエイジャーの子どもが2人いた。10年以上機械工を生業としてきた。

現在は政府からの障害年金と，登録看護師である妻の支援を受けていた。それでも本人は，1人で歩いたり運転できるので軽症だと認識していた。

彼の病気は10代後半に急激な複視，めまい，下肢の知覚障害で始まった。これらの「発作」は再発性で，年1回程度，突然起こった。通常は治まるまでに数日続いた。後遺症として，足のしびれとチリチリした痛みが2日ほど残った。

いちばん最近の再燃は4年前で，このときは義理の兄弟の結婚式の介添え人をする予定であったが，当日の朝起きたらめまいで吐いてしまいほとんど歩けないほどだった。彼と妻は式には出られなかった。その日のことを語るとき，彼は明らかにイライラしていた。声は震え，妻の手を強く握った。式に出られなくなって以降，年1回の神経内科受診をやめてしまった。彼によれば医者にかかるのを止めてから，以前からあった足のしびれと痛み以外に症状はないという。「長い間再発していないので多発性硬化症があることを忘れてしまうくらいです。うまく歩けるし，ほとんど正常です」と言った。

しかし，実際には問題があった。日曜日の午後は息子とテレビでスポーツ観戦をして，試合の展開を追いながら冗談を言い合うのが楽しみだったが，妻によればここ数年は徐々に口数が少なくなり，周囲を無視して試合に没頭するようになった。息子が何か言うと，テレビの音を消してもう1度聞き直した。それ以外にも，会話を追うことが困難になった。妻が隣にいないと人が集まる場所には出向かなくなった。妻によれば，夫の人前での姿は「パーティの主役」から「無口で厳しい人」に変わったという。

日々の用事をこなすために自分用に書いたメモが家中にばらまかれていた。財布や鍵を置いた場所が分からない，駐車場で車を止めた場所が思い出せない，夕食の時にいつも同じ話をする，こういったことすべてが日常的に起きるようになった。運転中に行先を忘れてしまうこともあった。3年前には車をバックさせて他の車にぶつけてしまったが，表向きは目が見えにくいためということになった。幸いけが人はいなかった。

人前では落ち着きを保っていられたものの，自宅では物忘れや置き忘れをきっかけに毎日のようにイライラしていた。眠りにつく前には何時間も横になって，自分のした「失敗」の数々について反芻していた。他にも，自分が「役立たず」だというネガティブな考えや家計に貢献していないことへの罪悪感といった自己卑下する考えを繰り返し心に浮かべていた。他人が彼の病気を疑い，どうして働かないのかと思っているのではないかと考えた。食欲，体重，性欲は変わりなかった。日中に疲労感があり，特に夕方にひどくなり，「足は疲れるし，頭の中がごちゃごちゃする」と言った。これらの症状は夏に目に見えて悪化した。「自分を信じられない」という理由で決断困難がみられたが，自殺や自傷については否定した。

その他の精神医学的既往は特になかった。系統的問診では，1日の終わりになると両足に「疲れ」を感じ，いつも針で刺されているような感覚があって，時に感覚がなくなることもあるとのことであった。排尿，胃腸，性機能の障害はなかった。

　アルコールは，月に1回程度，標準的な飲酒をしていた。喫煙はしなかった。違法薬物の使用歴もなかった。内服中の薬物はなく，薬物アレルギーもなかった。

　それ以上の精神科・身体科の既往歴に特記すべきことはなかった。頭部外傷，けいれん，あるいは職業上の中毒性物質への曝露もなかった。

　彼の姉はエリテマトーデスで20歳で亡くなっていた。多発性硬化症やそれ以外の自己免疫性疾患，認知症を含む神経精神疾患の家族歴はなかった。

　自力で歩き回り座ったり立ったりすることに困難はなかった。できれば来院したくなかったとは認めたが，診察には終始協力的であった。情動面では，不安と焦燥が目立った。しばしば妻の話した情報に反応し，細部に関して妻と言い合いになったが，声を荒げることはなかった。発話は流暢であった。質問に答える前には間があったが，一度話し始めるとあれもこれも話そうとするので，やんわりと軌道修正をしなければならなかった。以前の質問への答えを繰り返す保続が時折みられた。また質問の意味がわかっていないようで不適切な回答をすることがたびたびあった。例えば，今の気分を聞かれた際には「成り行き任せの楽天家(happy-go-lucky)」と回答した。思考内容に強迫や妄想はみられなかった。自殺念慮はなく，知覚異常もなかった。自分の障害に対する内省は乏しかった。

　MMSEの得点は30点満点中22点であり，見当識，注意，遅延再生で2点ずつ失点，復唱と3段階の命令で1点ずつ失点した。時計描画試験は，形，配置は正常であったが，針は「11時10分」ではなく，短針も長針も同じ長さで10と2の位置を指していた。前頭葉機能検査(FAB)は18点中10点であり，類似で1点，ルリアと反応の選択課題で2点ずつ，go/no-go課題で3点失点した。

　視力は両眼とも0.8であった。脳神経については，他に問題はなかった。筋量，筋トーヌス，筋力は問題なかった。反射は2＋(正常)で左右差はなかった。左足底反射は背屈(バビンスキー反射陽性)，両下肢内果の振動覚は両側性に低下し，遠位趾間関節の関節位置覚は障害されていた。両手の巧緻性は低下していた。右足に軽度の失調があり，継ぎ足歩行はできなかった。

　多発性硬化症による認知・知的機能障害があった。抑うつ症状もあり，神経心理的障害の原因になっている可能性があった。

　夫妻に対して，多発性硬化症でみられる認知・知的機能障害に関する心理教

育の導入が行われた。自宅での生活機能を評価するため，地域の作業療法士が紹介された。神経心理部門には詳細な検査依頼を行い，どうすれば障害と折り合えるかというアイデアを求めるコンサルテーションがなされた。彼は多発性硬化症専門外来の神経内科医を受診することに同意した。病勢を評価するために脳脊髄造影MRIをとることにも同意した。多発性硬化症の患者団体と連絡をとるための情報も与えられた。

易刺激性とイライラ気分に対してSSRIが試された。副作用が多発性硬化症の症状と間違われないよう，抗コリン作用や性機能不全に関して夫妻に説明がなされた。州法では彼の病状をオンタリオ州の交通省に通知しなければならないとされているため，この法的要請について2人と十分時間をとって話し合った。交通省には認知・知的機能の低下により路上で安全を保てない可能性があると通知し，実地試験が推奨された。

2回目の受診時には，抗うつ薬による副作用はなく，イライラや反芻思考は有意に軽減していた。自分自身に関する否定的な考えはまだあったが，ずいぶんと少なくなっていた。しかし，実地試験に失敗した結果，運転免許は返上となった。このことは「大きな痛手」だったと語ったが，試験に落ちたお蔭で障害が明確になったとも話し，実際はいくらか安心したようであった。夫妻は患者会を通じて，月1回のサポートグループに参加するようになった。

神経内科医によるフォローアップ診察の報告書によれば，18年前に診断されて以来，再燃と寛解を繰り返す経過をたどっていた。インターフェロンβ-1aを2年間投与されていた。その後glatiramer acetateに置換されたが，注射部位の反応により初回で中止となった。その後，再発予防進行抑制治療薬（disease-modifying treatment）の投与はなされていなかった。神経精神科外来を最後に受診した後に施行されたMRI検査の結果から，現在は二次性進行型多発性硬化症となっていることが判明した（図10-4）。

詳細な神経心理検査の結果，複数の認知・知的領域で障害がみられた。神経心理士のレポートによると，鉛筆を扱うのが難しいと感じて視覚性記憶ではすぐに諦めてしまっていた。口頭での検査ではそのようなことはなかった。認知・知的機能の要約を表10-1に呈示した。ベック抑うつ質問票第2版の得点は15点（軽度抑うつ）であり，認知・知的機能を悪化させることはあっても原因とまでは言えなかった。神経心理士は詳しい検査結果を夫妻に説明し，それまでのように気が向いたときだけメモをとるのではなく，記録すべきことはすべて1冊のノートに（ゆっくり時間をかけて）書き込むことを提案した。また，自分に話しかける人にゆっくりしゃべってもらうように丁寧に頼むなど，情報処理にもっと時間をかけるように提案した。妻は，重要な情報を伝えるときは不必要な細かいことを含まないようにするとよく伝わるとアドバイスされた。

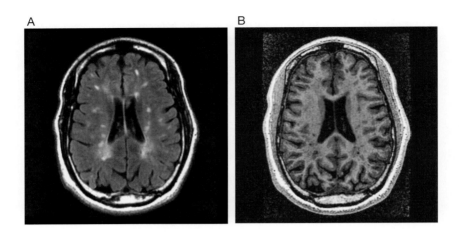

**図 10-4** 多発性硬化症患者の脳 MRI 画像。
（A）FLAIR 画像でみられる脳室周囲・深部白質・傍皮質白質の高信号域。
（B）T1 強調像（造影なし）でみられる低信号域。

また，認知機能障害のサポートグループが紹介された。

作業療法士は，人がいないと自動で消火するコンロの使用を提案した。手の巧緻運動が障害されているために着衣に時間がかかったが，本人はそのことは問題と思っていないようだった。

## C 考察

認知・知的機能の低下は，多発性硬化症患者の40～60％にみられ，就労，人間関係，日常生活の問題に密接に関連している（Chiaravalloti and DeLuca 2008）。運転における安全性にも支障が出ることがある（Schultheis et al. 2010）。認知・知的機能障害の経過は人によって異なるが，注意，精神運動機能の速度，複数の記憶システム，遂行機能が障害されるという共通点があり（Prakash et al. 2008），最初期からみられることがある。こうした問題は，疾病の経過とは関係がなく，身体障害との関連性も弱い。

臨床現場で，多発性硬化症による認知・知的機能障害を検出することは難しい。なぜなら，MMSEなど認知機能の標準的なスクリーニング検査には表れないからである。典型的な「皮質」症状に分類される失語・失認・失行などは多発性硬化症では一般的にみられない。Brief Repeatable Battery of Neuropsychological Tests（BRB-N）（45分程度）や，Minimal Assessment of Cognitive Function in MS（MACFIMS）（90分程度）は優れた検査法で，多発

**表 10-1** 本症例の Minimal Assessment of Cognitive Function in MS（MACFIMS）の所見

| 認知領域 | 検査 | パーセンタイル |
| --- | --- | --- |
| 注意と精神運動速度 | PASAT（3秒版） | 1 |
| | PASAT（2秒版） | ＜ 0.1 |
| | SDMT（数字符号照合検査） | ＜ 0.1 |
| 学習と記憶 | CVLT-II 全学習 | 1 |
| | CVLT-II 遅延再生 | 1 |
| | BVMT-R 全学習 | ＜ 0.1 |
| | BVMT-R 遅延再生 | ＜ 0.1 |
| 遂行機能 | D-KEFS 分別 | 3 |
| | D-KEFS 記述 | 3 |
| 視覚認知と空間見当識 | 線分方向知覚 | 10 |
| 言語流暢性 | 標準発話単語連想検査 | 32 |

注：パーセンタイルは年齢，性，教育歴で修正されたZスコアによる（つまり，一般人口に標準化されている）。
多発性硬化症で最も影響を受ける5つの認知領域を提示した。
BVMT-R：簡易視空間記憶検査修正版（Brief Visuospatial Memory Test—Revised）。
CVLT-II：カリフォルニア言語学習試験第2版（California Verbal Learning Test—Second Edition）。
D-KEFS：デリス-カプラン実行機能検査（Delis-Kaplan Executive Function System）。
PASAT：聴覚性連続加算検査（Paced Auditory Serial Addition Test）。

性硬化症患者においても妥当性が確認されている（Strober et al. 2009）。しかし，多忙な神経精神科外来でこれらの検査をすることは，よほど献身的な心理士がいない限り現実性に乏しい。そこで，少ないスタッフしかいない現場のために，エキスパート・コンセンサスによる Brief International Cognitive Assessment for Multiple Sclerosis（BICAMS）が開発された（Langdon et al. 2012）。この検査は15分程度しかかからず，特別な道具や専門的訓練がなくても施行できるもので，Symbol Digit Modalities Test（SDMT）から注意と情報処理をみる課題，California Verbal Learning Test 第2版から言語記

憶をみる5つの再生課題，Brief Visuospatial Memory Test改定版から視覚記憶をみる3つの課題で構成されている。5分しか時間がない場合は，SDMTが感度，信頼性，施行の容易さで優れており，MRIでみられる脳病変の複数の指標とも関連があるとしてBICAMS作成委員会が推奨している。日常生活との実際の関連についても，SDMTが現在や将来の就労と強く関連していることがすでに示されている（Langdon et al. 2012）。

認知・知的機能障害は多発性硬化症の画像所見の程度と関連する（Filippi et al. 2010）。初期の研究では脳病変との関連が少ないことが強調されていたが，近年では脳萎縮が強力な症状予測因子とされるようになった。特定の部位の容積低下（例えば，皮質，海馬，視床などの萎縮）を測定することで，どの程度まで精度を高められるか，現在活発に研究されている。加えて，問題がないように思われてきた脳病変が，拡散テンソル画像，MRスペクトロスコピー，磁化移動コントラストなどで評価されている。臨床で用いられる従来のMRI検査では感知できなかった皮質病変も，強磁場MRIやDouble Inversion Recovery（DIR）法を用いたMRI検査では簡単に明らかとなる。以上のように，最先端の神経画像技術によって，多くの変数を得ることが可能となり，その一部は認知・知的機能障害とも関連するであろう。したがって，神経精神医学研究における重要課題は，相互に深く関係している多数のMRI研究を解きほぐし，疾患に応じた行動症状に関連した所見を同定することである。

多発性硬化症の認知・知的機能障害のエビデンスに基づいた治療法はまだない。初期の研究は，ドネペジルの効果を期待したが，多施設研究の結果では支持されなかった（Krupp et al. 2011）。モダニフィルとメチルフェニデートの研究はあるが，方法論的限界があるうえに，規模が小さく，結果も一貫しない。再発予防進行抑制治療薬の研究のための大規模多施設研究では，神経心理機能は主要な転帰に含まれていない。インターフェロン$\beta$1aを支持するデータは極めて少ない（Patti et al. 2010）。

リハビリテーションを支持するエビデンスもまた極めて少ない。しかし，最近の報告では，認知・知的機能予備力（または"認知予備力 cognitive reserve"）は，神経病理学的なダメージに対して脳が有する復元力（Stern 2009）として定義される理論的枠組みを指し，認知・知的機能へのダメージに対して保護的に働くとされる。病前の知的活動（Sumowski et al. 2010a）や認知的余暇活動（Sumowski et al. 2010b）が，認知予備力を増加させるので，知的活動に携わることにより多発性硬化症の認知・知的機能障害の発症を遅らせたり，予防したりできると考えられる。しかし，知的刺激のある生活が多発性硬化症の神経心理学的障害に対して保護的かどうかについては，まだ証明されてはいない。

## ● 臨床のキーポイント ●

- 認知・知的機能の低下は多発性硬化症患者の40〜60%にみられ,就労,人間関係,日常生活の問題に密接に関連している。
- 多発性硬化症では,注意,精神運動機能の速度,複数の記憶システム,遂行機能が共通して障害されており,それは最初期からみられることがある。
- 多くの患者で,認知・知的機能障害は,身体障害の指標とは相関しない。したがって,客観的な認知・知的機能のスクリーニングが必須である。
- ミニメンタルステート検査(MMSE)は多発性硬化症の認知・知的機能症状に関して,比較的感度が低い。Symbol Digit Modalities Test (SDMT)は感度が高く,信頼性の高いスクリーニング検査であり,5分程度で施行できる。
- 多発性硬化症の認知・知的機能障害のスクリーニングにあたっては,抑うつ症状のために増悪している可能性を考慮すべきであり,それは治療可能である。
- 現在,活発に研究されてはいるが,多発性硬化症の認知・知的機能障害について,エビデンスに基づく治療法はまだない。心理教育,併存疾患の診断と治療(うつ病など),障害を補完する方法の開発には,包括的で学際的な取り組みがなされるのが理想である。

(岡村　毅)

## 推奨文献

Benedict RHB, Zivadinov R: Risk factors for and management of cognitive dysfunction in multiple sclerosis. Nat Rev Neurol 7:332-342, 2011

Feinstein A: The Clinical Neuropsychiatry of Multiple Sclerosis, 2nd Edition. Cambridge, UK, Cambridge University Press, 2007, pp 115-213

Langdon DW: Cognition in multiple sclerosis. Curr Opin Neurol 24:244-249, 2011

## 引用文献

Chiaravalloti ND, DeLuca J: Cognitive impairment in multiple sclerosis. Lancet Neurol 7:1139-1151, 2008

Filippi M, Rocca MA, Benedict RH, et al: The contribution of MRI in assessing cognitive impairment in multiple sclerosis. Neurology 75:2121-2128, 2010

Krupp LB, Christodoulou C, Melville P, et al: Multicenter randomized clinical trial of donepezil for memory impairment in multiple sclerosis. Neurology 76:1500-1507, 2011

Langdon DW, Amato MP, Boringa J, et al: Recommendations for a Brief International Cognitive Assessment for Multiple Sclerosis (BICAMS). Mult

Scler 18:891-898, 2012
Patti F, Amato MP, Bastianello S, et al: Effects of immunomodulatory treatment with subcutaneous interferon beta-1a on cognitive decline in mildly disabled patients with relapsing-remitting multiple sclerosis. Mult Scler 16:68-77, 2010
Prakash R, Snook E, Lewis J, et al: Cognitive impairments in relapsing-remitting multiple sclerosis: a meta-analysis. Mult Scler 14:1250-1261, 2008
Schultheis MT, Weisser V, Ang J, et al: Examining the relationship between cognition and driving performance in multiple sclerosis. Arch Phys Med Rehabil 91:465-472, 2010
Stern Y: Cognitive reserve. Neuropsychologia 47:2015-2028, 2009
Strober L, Englert J, Munschauer F, et al: Sensitivity of conventional memory tests in multiple sclerosis: comparing the Rao Brief Repeatable Neuropsychological Battery and the Minimal Assessment of Cognitive Function in MS. Mult Scler 15:1077-1084, 2009
Sumowski JF, Wylie GR, Chiaravalloti N, et al: Intellectual enrichment lessens the effect of brain atrophy on learning and memory in multiple sclerosis. Neurology 74:1942-1945, 2010a
Sumowski JF, Wylie GR, Gonnella A, et al: Premorbid cognitive leisure independently contributes to cognitive reserve in multiple sclerosis. Neurology 75:1428-1431, 2010b

# 軽度外傷性脳損傷後にみられる脳震盪後症候群とうつ病

Robert M. Rohrbaugh, M.D.

　52歳，女性。既婚，白人。濡れた床の上で滑って転び，後頭部をコンクリートの床にぶつけた。娘によると，彼女は30秒ほど意識を失い，その後は話のまとまりはあるものの「かなりぼんやり」としていて，転倒やその前後のことについて全く記憶がなかった。我慢強く人に頼ろうとしない性格のため，「出血もしていないんだから」と言って受診を拒んだ。その夜，ひどい頭痛のためになかなか眠れなかった。
　翌朝，依然として頭痛が続いており，ふらふらして疲れを感じていた。仕事で使う機械を安全に操作できる自信がなかったため，仕事には行かなかった。その後数日間，平衡感覚の障害，軽微な混乱，頭痛が持続していた。平衡感覚は徐々に改善したものの，ふらふらと不安定な感覚は続いた。
　転倒から5日後，彼女は半日勤務で仕事に復帰した。娘は母親の平衡感覚に不安を覚え，車で送り迎えをした。彼女はいつもやっている仕事の作業工程を

思い出すのに「一生懸命に考え」なくてはならなかった。昼には頭痛がさらに増悪し，強い疲労感を覚えた。その週の残りの日も同様で，帰宅すると料理や掃除をせずに体を休めていた。疲労感が持続するために家庭医に相談したところ，医師は「脳震盪」と診断し，そのうち治る症状であると保証した。医師は雇用主に，さらに2週間の半日勤務を指示する診断書を書いた。それから2週間，娘は母が家事をしなくなり送迎が必要になったことに憤慨するようになった。夫も「歳のせいで怠け始めた」と批判するようになった。

　彼女は自分が家計をやりくりできなくなったとわかってひどく動揺し，家庭医を再受診した。認知・知的機能障害のため神経内科医に紹介となった。診察では正常所見であったが，医師は100－7テストで評価される集中力と計算力に障害があるのに気づいた。神経内科医は脳波とCT検査を施行したが，いずれも正常であった。脳MRI検査では「両側前頭葉に複数の微細な点状の高信号病変」を呈し，微小出血に矛盾しない所見と考えられた。診断は「対側損傷（contra-coup）による前頭葉症候群」であった。

　職場でも家でもますますプレッシャーを感じるようになった。上司からは仕事の能率が落ちたと何度も注意された。娘は余計な仕事が増えたと大っぴらに不満をいうようになり，夫からは「頑張りが足りない」と指摘された。性欲も失い，夫とは事故以降一度も性交渉をもたなかった。

　「一生このままかもしれない」という考えが彼女の心を占めるようになった。フルタイム勤務を試してみたが，最も疲労が強くなる午後は仕事にミスが出やすいことを本人も雇用主も気がついていた。彼女は失職の不安を常に抱いていた。娘の報告では，イライラしやすく，すぐに気が動転するとのことだった。以前自分がやっていた用事を娘が代わりにやってくれてはいるものの，娘にそれとなく批判されているように感じていた。それまで誇りの源であった家庭の切り盛りができなくなったと感じ，ますます自分は「バカ」だと感じるようになった。「バカ」という言葉は，子どもの頃アルコール依存症の父親が彼女を罵るときにいつも言っていたのだった。夜は横になっても眠れず，「おまえは幸せな家庭をもったり，自立して生活したりできるようにはならない」という父の予言が現実のものになったと考えていた。

　さらに2カ月が経過して，彼女と雇用主は，休業して障害年金を受給するしかないという決断に至った。彼女は落ち込み，日々涙にくれて，睡眠が困難になり，（本人いわく，以前のように動かなくなったせいで）体重は増加した。集中力の障害は依然としてあり，料理のときにも材料を入れ忘れたり2回入れてしまったりしていた。ある日彼女は，「黒板を爪で引っ掻くような音」が昼夜を問わず聞こえ始めたと訴えた。他に誰もその音を聞いた者はいなかった。その音は1週間でどんどん大きくなっていった。彼女がその音のことを話すと家族

は「頭がおかしい」と笑っていた。10日後，実は屋内に蜂の群れがいて壁をかじっていたことがわかった。

　彼女が神経精神医学的評価の目的で紹介されてきたのはこの時点であった。神経心理検査スクリーニングでは，軽度の注意障害と短期記憶障害を認めた。症状の多くはうつ病に矛盾しないものであり，抑うつの内科的原因が除外されると，セルトラリン25 mg/日が開始され，2週間後に50 mg/日まで増量された。毎週の診察で支持的精神療法と内服薬のモニタリングが行われた。自身の人生行路に関する認知の歪みに対処することに焦点が当てられ，実際には父親の予言は正しくないこと，これまで輝かしいキャリアを歩み，比較的幸せな家庭を築いてきたが，不運にも軽度外傷性脳損傷（MTBI：mild traumatic brain injury）を受傷したせいで今，生活が破綻しているのだという客観的視点を得られるように支援された。夫は治療への参加を拒んだが，娘は何度か同席し親子関係について話し合った。聴覚過敏などの症状がMTBIによるものであるという疾患教育も提供された。彼女は，家事についての娘の発言に以前ほど過敏にならなくなり，娘の方も母親に起きた機能的変化の病因をよりよく理解できるようになった。

　4週間の神経精神医学的治療の後に，外傷性脳損傷（TBI：traumatic brain injury）リハビリテーション外来に紹介された。休業補償の保険会社と年金額が減らないように事前交渉のうえ，州の就労評価プログラムに紹介された。2カ月を経ず，ドラッグストアで陳列をする週4日午前のみのパートの仕事に就くことができた。以前の仕事を恋しいと思いつつも，同僚とともに働き家計に貢献することに喜びを覚えていた。

　治療開始から8週間後，気分は改善し，泣くことも少なくなり，娘と喧嘩することも減り，自信がついて，睡眠も若干改善したと，本人・娘ともに報告した。彼女はイライラの原因と思われる日常の環境音を軽減するために耳栓をするようになった。依然として午後には疲労を感じて集中できなくなり，性欲も回復しなかったが，頭痛の頻度は減少した。セルトラリンの内服量は徐々に150 mg/日まで増量されたが，これらの症状は改善しなかった。うつ病の増強療法は，彼女の症状改善にはほとんど効果がなかった。メチルフェニデートを30 mg/日まで追加したときは当初一定の反応はあったものの，持続的な改善はみられなかった。

　3カ月間，週1回診察をした後，診察は月1回となり，内服薬モニタリング，支持的精神療法が続けられ，ときどき娘同席のフォローアップ面接も行われた。受傷から1年後，軽度の認知・知的機能障害と抑うつ症状は持続していたものの，社会生活や新しい職場での機能は改善していた。MTBI支援グループで新しいメンバーへの助言者となり，その中で多大なる癒しを得ていた。

## 考察

外傷性脳損傷(TBI)の米国における年間発生率は人口10万人あたり180～250人である。TBIの危険因子は年齢(幼児期，思春期，若年成人，高齢者)，男性，都市居住者，低い社会経済階級である(Williams et al. 2010)。TBIを1回受傷していることは2回目の頭部外傷受傷の危険因子である。毎年200万人以下であるが，発生率のデータからはTBIが神経精神疾患の中で最も頻度が高いことが示されている。

TBIのうち約80%は軽度外傷性脳損傷(MTBI)に分類される。MTBIは，短時間の意識消失，Glasgow Coma Scale(GCS) 13点以上，24時間以内に消退する外傷後健忘と定義されている(Iverson 2006; Williams et al. 2010)。多くの臨床現場では，MTBIと脳震盪(concussion)という用語は同じ意味に使われている。脳震盪後症候群(postconcussive syndrome)はMTBI後に出現する症候群で，認知・知的機能(注意，記憶など)，情動(抑うつ，易刺激性，情動不安定など)，身体的健康(めまい，倦怠感，頭痛など)の3領域に障害を引き起こす。MTBI患者の約80%は，6カ月以内に脳震盪後症状が完全に消退すると考えてよく，大半の患者は受傷後2週間で完全に消退する(McCrea et al. 2009)。認知症状および身体症状は，情動症状よりも先に消退するというエビデンスがある。

このように一般には良好な予後をたどるにもかかわらず，MTBI患者の最大15%で症状は慢性化する(Williams et al. 2010)。予後不良の危険因子は，精神疾患または神経疾患の既往，受傷時に高齢であること，女性，CTまたはMRI検査での特異的所見などである。脳画像に異常を認めた患者は"複雑性TBI"と分類されることがあり，認知・知的機能の転帰が不良の場合がある(Iverson 2006)。より洗練された画像技術が用いられるに従って，脳病変が高頻度で指摘されるようになってきた。MRIとSPECTの双方を実施した症例シリーズ研究によれば，約80%のMTBI患者では特定可能な病変を認め，中でも目立ったのはSPECT検査上の低灌流所見であった。低灌流を呈した患者を6カ月後に追跡したところ，脳萎縮を認め，二次性虚血性脳損傷の可能性が示唆された。興味深いことに，この研究では神経画像所見と神経認知的転帰の間に弱い相関関係しか認めなかった(Hoffman et al. 2001)。

外傷性脳損傷後うつ病は，発生率のばらつきは大きいものの，よくみられる。大きなばらつきが出る理由は，TBIの重症度とうつ病の程度の違いと，うつ病による症状かTBIによる症状かについて判定することが難しいためと思われる。例えば，MTBI後に最もよくみられる症状は，倦怠感，易刺激性，イライラ，集中困難などであり(Kreutzer et al. 2001)，これらはうつ病の症状と

明らかに重複する。Bombardier ら(2010)による最近の研究では，軽度から重度まで混在する集団におけるTBI後1年間のうつ病発生率は約50%であり，ほとんどの症例がTBI後の最初の3カ月で発症したと報告されている。重症度が混在したTBI集団におけるうつ病の危険因子には，TBIの既往，若年，アルコール依存歴が関係していた。最初の1年にうつ病が発症するリスクは，TBI後12カ月での身体的移動能力の障害，日常生活動作，疼痛/不快感，役割機能と関連していた(Bombardier et al. 2010)。MTBI患者の最近の研究では，うつ病は約20%の患者に存在していた(Reo et al. 2010)。

TBIからの回復過程にしばしばうつ病が合併する理由はいまだによくわかっていない。脳構造の損傷は，頭部に物理的打撃を受けた人のうつ病に関連する多くの要因の1つに過ぎない。心理社会的要因も同じくらい，またはそれ以上に重要である。ある報告は，損傷自体による直接的影響がより大きく，左前頭葉のTBIが外傷性脳損傷後うつ病と関連していると示唆している(Jorge et al. 2004)。MTBIは最初に脳梁および左半球神経路に限局した白質変化を引き起こす可能性があることも重要なポイントである。これらの変化は標準的な画像技術では同定できないが，拡散テンソル画像を用いれば同定可能である(Mayer et al. 2010)。さらにfMRI研究では，MTBI患者が健常対照群と同程度の成績を上げられるものの，ワーキングメモリ処理回路の脳活動と部位に変化が生じていることが示されている(McAllister et al. 2006)。これらの画像技術は，現時点ではMTBI治療で一般的に使用されるものとはなっていないが，近い将来にはそれぞれの脳変化と患者が経験している感情・認知・知的症状を結びつけることが可能になるかもしれない。

外傷性脳損傷後うつ病の治療に関する文献は少ない。最近の系統的レビュー(Fann et al. 2009)では，クラスIのエビデンスをもつ研究(エビデンスは米国神経学会の基準で分類)は1つのみで，52名の患者がセルトラリンとプラセボに無作為割付されたものであった。この研究では，セルトラリン群の59%は奏効(ハミルトンうつ病評価尺度で50%低下)したが，プラセボ群では32%しか奏効しなかった(Ashman et al. 2009)。

クラスIIのエビデンスレベルの研究では，4週間のみ続けられ，30名の患者が無作為にセルトラリンかメチルフェニデートを内服するよう割り付けられた。双方の介入ともハミルトンうつ病評価尺度で，プラセボ比較でより大きな改善を示した。メチルフェニデートを内服した患者(セルトラリンなし)は認知，注意力，脳震盪後症状においてさらなる改善を示した(Fann et al. 2009)。系統的レビュー (Fann et al. 2009)によれば，治療はSSRI (セルトラリンもしくはcitalopram)を低用量で始めて，注意深く観察しながらゆっくり増量することを推奨している。精神療法やリハビリテーション介入については，臨床

試験の質の低さから，いかなる推奨もなされなかった。

　臨床医は抑うつを呈した新患の診察に際しては，TBI に注意して念入りに病歴を聴取しなくてはならない。TBI 患者に対しては，可能性のある生物・心理・社会的問題をすべて考慮に入れて包括的な見立てを行い，治療計画を作成していく必要がある。TBI 患者の器質的精査には，神経画像検査，できれば MRI 検査を行うことが望ましい。白質病変の確認と微小出血の検出において CT 検査よりもはるかに優れているからである。TBI に先行する出来事について，心理学的な視点に基づいた病歴聴取が不可欠である。

　本症例の治療は，薬理学的アプローチだけでなく，幼少期の虐待環境により長期間にわたって持続している自尊心の脆弱性についても取り組んだ。TBI 患者は，しばしば人に依存していると感じて，自己コントロールと自尊感情を失うことが多く，そのために潜在的な心理的脆弱性が賦活されてしまうことがあるが，これは支持的精神療法で対処することができる。社会的な側面としては，家族の苦悩そのものは避けられないとしても，患者と家族に対する教育を通じて軽減することはできる。本症例の家族は，実際には蜂の咀嚼音が聞こえていたにもかかわらず，本人のことを「頭がおかしい」と言っていたが，聴覚過敏が原因だということがわかり，本人も耳栓をつけて楽になった。就労リハビリテーションへの参加は，個人が以前の社会的役割を取り戻す一助となりうる。人によっては，TBI 支援グループに加わり，他の人を援助することが有意義な介入となる場合がある。

　本症例では，MTBI 受傷後，脳震盪後症候群とうつ病を呈して，深刻な心理社会機能の低下と家族の苦悩を生じさせていた。薬物療法，精神療法，家族療法，心理社会的リハビリテーションを組み合わせた包括的治療介入が奏効した。

### ● 臨床のキーポイント ●

- 外傷性脳損傷は，神経精神疾患の中で最もよくみられるものである．外傷性脳損傷の約80%は軽度外傷性脳損傷に分類される．
- 軽度外傷性脳損傷の認知・知的・感情・身体症状は，通常2週間以内に消退する．
- 複雑性軽度外傷性脳損傷は症状が持続し，心理社会的機能に深刻な影響をきたしうる．
- 外傷性脳損傷後うつ病はよくみられ，機能障害を増悪させる．
- 選択的セロトニン再取り込み阻害薬(SSRI)は，外傷性脳損傷後うつ病の治療に適応がある．
- 個別のケアプランを策定するには，包括的な評価と，生物・心理・社会的視点からの見立てが欠かせない．ケアプランには，薬物療法，心理療法，社会的・機能的リハビリテーションが含まれる．それを最大限実施するには，臨床家のチーム体制が必要である．

(川上慎太郎)

## 推奨文献

McCrea M, Iverson GL, Hammeke TA, et al: An integrated review of recovery after mild traumatic brain injury (MTBI): implications for clinical management. Clin Neuropsychol 23:1368-1390, 2009

Williams WH, Potter S, Ryland H: Mild traumatic brain injury and postconcussion syndrome: a neuropsychological perspective. J Neurol Neurosurg Psychiatry 81:1116-1122, 2010

## 引用文献

Ashman TA, Cantor JB, Katon WJ: A randomized controlled trial of sertraline for the treatment of depression in persons with traumatic brain injury. Arch Phys Med Rehabil 90:733-740, 2009

Bombardier CH, Fann JR, Temkin NR, et al: Rates of major depressive disorder and clinical outcomes following traumatic brain injury. JAMA 303:1938-1945, 2010

Fann JR, Hart T, Schomer KG: Treatment for depression after traumatic brain injury: a systematic review. J Neurotrauma 26:2383-2402, 2009

Hoffman PA, Stapert SZ, van Kroonenburgh MJPG, et al: MR imaging, single-photon emission CT, and neurocognitive performance after mild traumatic brain injury. AJNR Am J Neuroradiol 22:441-449, 2001

Iverson GL: Complicated vs uncomplicated mild traumatic brain injury: acute

neuropsychological outcome. Brain Inj 20:13-14, 2006
Jorge RE, Robinson RG, Moser D, et al: Major depression following traumatic brain injury. Arch Gen Psychiatry 61:42-50, 2004
Kreutzer JS, Seel RT, Gourley E: The prevalence and symptom rates of depression after traumatic brain injury: a comprehensive examination. Brain Inj 15:563-576, 2001
Mayer AR, Ling J, Mannell MV, et al: A prospective diffusion tensor imaging study in mild traumatic brain injury. Neurology 74:643-650, 2010
McAllister TW, Flashman LA, McDonald BC, et al: Mechanisms of working memory dysfunction after mild and moderate TBI: evidence from functional MRI and neurogenetics. J Neurotrauma 23:1450-1467, 2006
Rao V, Bertrand M, Rosenberg P, et al: Predictors of new-onset depression after mild traumatic brain injury. J Neuropsychiatry Clin Neurosci 22:100-104, 2010

# 注意欠如・多動性障害(ADHD)と間違われた結節性硬化症

Pieter Joost van Wattum, M.D., M.A., D.F.A.A.C.A.P.

　10歳，男子，注意欠如・多動性障害(ADHD)の評価のため，学校の紹介で児童精神科医を受診した。教室でぼんやりしており，たびたび注意喚起を必要とし，時間内に課題を終えることができなかった。結果的に成績は不良であった。しかし，ほんの少しの支援があれば宿題をやることができて，点数はいつもよかった。多動や衝動性はみられなかった。どこか引っ込み思案だが，友達からは好かれていた。最近現在の学校に転校してきたが，年に1回以上頻回に引っ越しているため，成績表はなく，特別支援教育や知能検査を受けたこともなかった。彼の養母は，家では不注意の問題に気づかなかったと話した。しかし，精神科受診の数カ月前，彼女は息子が時に不安定で変な歩き方をするのには気づいていたし，家で身の回りのことやちょっとしたお手伝いをするのに，2〜3段階の指示に従うのも難しいことにも気づいていた。気分，不安，精神病症状は認めず，睡眠パターンは年齢相応であった。皮膚の状態を小児科医にみてもらおうと思っているが先延ばしになっているとのことであった。
　診察時，整容は整っており，親しみやすいどこか内気な少年で，年齢相応にみえた。視線はあまり合わなかったが，面接が進むにつれて合うようになった。明らかな白斑があり，いくつかは10cm近くに及び，顔や腕の皮膚に広がっていた。母親によれば数カ月前からできており，最近よくなっているかもしれ

ないとのことであった．彼は検査に協力的であったが，話しかけられると質問に集中するのが難しいようで，少し反応が遅かった．物言いは柔らかく，やや滑舌が悪かった．感情はどこか鈍かった．気分はよいとのことで，最近の気分変動は否定された．思路はゆっくりだが一貫しており，論理的で目的に添っていた．妄想・自殺念慮・他殺念慮は否定された．観察上も報告上も精神病症状は認めなかった．意識は清明で見当識は保たれており，会話に添って礼儀正しく母が述べた事実を肯定もしくは訂正した．3物品の即時再生は可能で，3分後には2つ答えられ，3つめの回答にはヒントが必要であった．3段階の指示，すなわち，紙を取り，折って，渡す，には従うことができた．洞察や判断力は適切であった．

神経学的所見では運動障害が明らかとなった．片足立ちができず，直線上の継ぎ足歩行ができなかった．左腕の筋力は右腕よりわずかに低下していた．舌突出では右偏位がみられた．ロンベルク徴候陰性を含め，その他の所見では特記すべきものはなかった．

既往として，精神疾患の病歴はなかった．内科的にも最近まで特記事項がなかった．けいれんや頭部外傷の既往はなく，薬物アレルギーはなく，常用薬もなかった．発達歴で特記すべきは，未熟児で出生したことだが，生母がいないため程度は明らかではない．子宮内で薬物に曝露された可能性や発達の遅れに関しては情報がなかった．1度留年したことがあったが，頻回の引っ越しで新しい学校の勉強に適応できなかっただけなのかどうかはっきりしなかった．現在4年生の通常学級に在籍しているが，全体的には3年生レベルである．書字は優れているが，読字は2年生レベルで，算数が苦手であった．行動上の問題はなかった．授業中は静かにしていた．友人関係は限られており，基本的には受動的であった．強迫観念，強迫行為，こだわり，知覚過敏の既往はなかった．血縁者にADHD，物質依存，不安障害の精神科歴が報告されていた．

鑑別診断として不注意優勢型ADHD，読字障害，算数障害，広汎性発達障害（訳注：DSM-5では自閉症スペクトラム障害と改称された），軽度精神発達遅滞，全身性疾患による認知機能障害（結節性硬化症など）が挙げられる．学校と家におけるADHD症状の存在を評価するために，養母と教員2人が記入したVanderbilt rating scales（診断基準に基づく行動評価票）（Wolraich et al. 2003）によれば，軽度の集中困難はあったもののADHDの診断基準は満たさなかった．WISC-IV知能検査（小児用ウェクスラー式知能検査第4版）では，言語理解83，知覚推理75，処理速度60，ワーキングメモリー69，全検査IQ 72であった．知能は境界域であった．

小児科医による身体所見では，舌の右側に小さな腫瘍，顔面，上半身，両腕の皮膚に白斑，背中の下方に表面不整の皮疹が2つあった．その他の異常は認

めなかった。舌腫瘍の評価のため耳鼻咽喉科に紹介された。頭頸部 MRI 検査において，右側頭葉に複数の皮質および皮質下病変を認めた。神経学的に改めて評価して失調歩行が再確認された。その他の異常所見は認めなかった。遺伝子検査によって9番染色体の *TSC1* 遺伝子の変異が明らかになり，結節性硬化症の診断が確定した。

　評価と検査の後，数カ月以内に，学校は個別教育計画(IEP)を導入した。彼は少人数学級で読みと算数に関して特別支援教育を受けた。IEP 開始数週間で彼の読字能力は飛躍的に伸び，結節性硬化症による認知機能障害というよりは，この学校に来るまでに頻回の引っ越しによって学習が中断され，読字が遅れていたことが示された。

## 考察

　結節性硬化症，すなわち結節性硬化症複合体(TSC)は稀な常染色体優性の全身性疾患で，脳，心臓，腎臓，皮膚，眼の良性腫瘍(過誤腫)とリンパ脈管筋腫症などの肺病変(肺囊胞形成)などが特徴的である。併存する精神神経学的症状には，てんかん，知的障害，行動制御障害，そして睡眠障害が多い。TSC を有する子どもの最大50％が自閉症もしくは広汎性発達障害の診断基準を満たし，TSC と診断された子どもの約半数に ADHD 症状がみられる。知能が正常な学習障害もまた，TSC 患者でよくみられる(Au et al. 2007 ; D'Agati et al. 2009 ; Jansen et al. 2008)。

　TSC は全年齢でみられ，頻度に人種差や性差はない。米国では多くて6万人の患者がおり，全世界では100〜200万人，出生あたりの発生頻度は6,000人に1人といわれている。多くの患者は症状も少なく神経疾患を認めない。診断は臨床所見によってなされる(Yohay and Denckla 2008)。

　てんかん(しばしば難治性)，精神発達遅滞，自閉症は，通常 TSC の存在を示す最初の手がかりとなる(Bolton 2004 ; Crino 2010)。手がかりとしては他に白斑(葉状白斑)，心横紋筋腫がある。葉状白斑以外にも多彩な皮膚所見がみられる。例えば，顔面血管線維腫(訳注：プリングルによってかつては脂腺腫と記述されていた)，前額斑，シャグリンパッチ(背中にみられる粒起革様皮)(訳注：豚革やミカンの皮のような皮膚)，手足の爪囲線維腫(訳注：爪基部，爪甲上，爪甲縁から生じ，手より足の爪に顕著)などである。

　診断確定は，脳画像(CT または MRI)における脳内の結節，超音波や CT における腎臓・肝臓・心臓の結節，眼底所見での典型的な網膜病変の存在による(訳注：2012年に診断基準が改訂され，遺伝子検査での診断基準と大症状と小症状による臨床診断の基準が記載された)。点頭てんかん(infantile spasm)に

よって早期に診断される者もいるが，多くは小児期には診断されず，血管線維腫・葉状白斑・けいれん発作によって医師の目にとどまる。脳の結節はおそらくTSCの神経学的な所見の責任病巣である。しかし，他の神経病理学的変化もおそらく関連しており，結節の数が症状の重症度と関連していることが証明されている(Crino 2010)。皮質下白質や視床や小脳などの皮質下構造の小変化は，自閉症を含むTSCの神経心理学的な症状に関連していると思われる(Boer et al. 2008 ; Ridler et al. 2001)。

　TSCは初め19世紀のフランス人医師にちなんでBourneville病として知られていた。彼は結節がジャガイモに似ているとして，この病気の名前を**sclérose tubéreuse**と名づけた。当初は生涯にわたり重病となる可能性があると考えられていた。現在では突然変異率の高い遺伝子異常と考えられ，典型的な症候群(けいれん，精神発達遅滞，脂腺腫)を示すのはTSCの患者の3分の1より少ないと考えられている(Crino et al. 2006)。*TSC1*遺伝子と*TSC2*遺伝子の変異がTSCの原因と考えられており，一方の遺伝子に変異が起きれば障害が発現する(Tsai and Sahin 2011)。*TSC1*は染色体9q34に位置し，TSC1蛋白hamartinを作り出す。*TSC2*は16p33.3に位置し，TSC2蛋白tuberinを作り出す。2つの蛋白が揃うとmTORC1蛋白複合体を調節して，蛋白合成や細胞の大きさの制御に重要な役割を果たす(Tsai and Sahin 2011)。*TSC1*と*TSC2*の作用が合わさることで低分子量GTP酵素であるRhebが阻害され，これにより蛋白合成が阻害される。*TSC1*または*TSC2*の不活化はRhebとmTORC1の過活性につながり，蛋白の翻訳が増加する。

　TSCに治癒薬はない。しかし，vigabatrin（GABA分解酵素阻害）が点頭てんかんに認可され（訳注：2014年時点で，日本では未認可），2010年には米国FDAが，外科的除去を希望しない患者の上衣下巨細胞星細胞腫の治療に対してeverolimusの使用を認可した。行動障害に関しては親トレーニングと教育，行動修正，精神科的薬物療法が有用で，支援が必要な子どもには，作業療法や特別支援教育が有益であろう。

　TSCの予後は症状の重症度によるため多様である。症状の軽い患者は正常な生命予後が期待できる。しかし，すべてのTSC患者は生涯にわたって脳腫瘍，腎病変，肺病変(例えば，リンパ脈管筋腫症：肺の破壊をもたらす腫瘍様病変)のリスクがある。このため，生涯にわたってTSCの臨床経験をもつ医師によるモニタリングを受けることが推奨される。

## ● 臨床のキーポイント ●

- 結節性硬化症複合体は，稀な遺伝性の全身疾患であるが，自閉症，知的発達の遅れ，学習障害，注意欠如・多動性障害を呈することがあるため，最初に精神科医のもとを訪れる場合がある。
- 症状は極めて多彩で，目に見える皮膚病変や顕著な神経学的徴候がないと結節性硬化症複合体と認識されづらい。
- 結節性硬化症複合体の診断は臨床診断基準に基づき，CTまたはMRI所見や*TSC1*および*TSC2*の遺伝子変異の所見によって確定する。
- 結節性硬化症複合体の精神科治療は症状に応じて異なり，具体的には精神療法，薬物療法のほか，特別支援教育や言語療法などの学校での支援がある。
- 結節性硬化症複合体の予後は症状によるため極めて多様であり，生涯にわたる患者のモニタリングが推奨されている。

（市橋香代）

## 推奨文献

Roach ES, Gomez MR, Northrup H: Tuberous sclerosis complex consensus conference: revised clinical diagnostic criteria. J Child Neurol 13:624-628, 1998

Yohay KH, Denckla MB: Neurofibromatosis type 1 and tuberous sclerosis complex, in Child and Adolescent Neurology for Psychiatrists, 2nd Edition. Edited by Walker AM, Kaufman DM, Pfeffer CR, et al. Philadelphia, PA, Lippincott Williams & Wilkins, 2008, pp 212-221

## 引用文献

Au KS, Williams AT, Roach ES, et al: Genotype/phenotype correlation in 325 individuals referred for a diagnosis of tuberous sclerosis complex in the United States. Genet Med 9:88-100, 2007

Boer K, Jansen F, Nellis M, et al: Inflammatory processes in cortical tubers and subependymal giant cell tumors of tuberous sclerosis complex. Epilepsy Res 78:7-21, 2008

Bolton PF: Neuroepileptic correlates of autistic symptomatology in tuberous sclerosis. Ment Retard Dev Disabil Res Rev 10:126-131, 2004

Crino PB: The pathophysiology of tuberous sclerosis complex. Epilepsia 51:27-29, 2010

Crino PB, Nathanson KL, Henske EP: The tuberous sclerosis complex. N Engl J Med 355:1345-1356, 2006

D'Agati E, Moavero R, Cerminara C, et al: Attention-deficit hyperactivity disorder (ADHD) and tuberous sclerosis complex. J Child Neurol 24:1282-1287, 2009

Jansen FE, Vincken KL, Algra A, et al: Cognitive impairment in tuberous sclerosis complex is a multifactorial condition. Neurology 70:916-923, 2008

Ridler K, Bullmore ET, De Vries PJ, et al: Widespread anatomical abnormalities of grey and white matter structure in tuberous sclerosis. Psychol Med 31:1437-1446, 2001

Tsai P, Sahin M: Mechanism of neurocognitive dysfunction and therapeutic considerations in tuberous sclerosis complex. Curr Opin Neurol 24:103-113, 2011

Wolraich ML, Lambert W, Doffing MA, et al: Psychometric properties of the Vanderbilt ADHD parent diagnostic rating scale in a referred population. J Pediatr Psychol 28:559-567, 2003

Yohay KH, Denckla MB: Neurofibromatosis type 1 and tuberous sclerosis complex, in Child and Adolescent Neurology for Psychiatrists, 2nd Edition. Edited by Walker AM, Kaufman DM, Pfeffer CR, et al. Philadelphia, PA, Lippincott, Williams & Wilkins, 2008, pp 212-221

# CHAPTER 11

# 局所病変による神経行動学的症候群

バリント症候群 ……………………………………………………… 291

左半側空間無視 ……………………………………………………… 301

## 局所病変による神経行動学的症候群

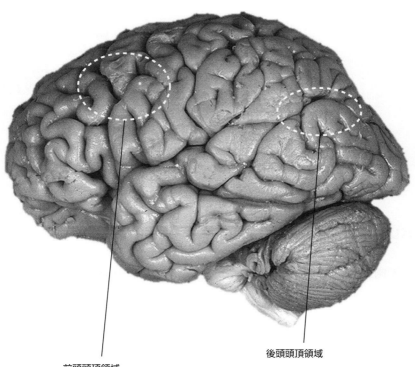

前頭頭頂領域　　　　　　　後頭頭頂領域

## はじめに

　局所病変による神経行動学的症候群は，脳機能がもつ継時的かつ階層的な構造を理解するためのヒントを与えてくれる。高次脳機能は下位の脳機能が正常であることに依存している。それぞれの高次脳機能は分散したニューラルネットワークを動員して生起するが，それぞれに中枢の働きをする局在部位がある。この仕組みのために，機能障害から損傷部位を知ることができる。こうした仕組みは生得的なもので，経験に先行している。注意機能や空間認識は生まれつき備わった高次の計算能力の好例である。

# バリント症候群

Trevor A. Hurwitz, M.B.Ch.B., M.R.C.P. (U.K.), F.R.C.P.C.

　52歳，男性。アジア出張中に，突然のめまい，頭痛，動悸とともに視界が上下逆さまになるのを体験した。ほとんどの症状は2日間で消退したが，視覚の異常は持続性に進行し，一度に1つのものしか見ることができないことに自ら気づいた。現地の病院に入院となり，MRI検査と腰椎穿刺が行われた。MRI検査では新鮮脳梗塞を認めた。腰椎穿刺は正常所見であった。帰国を勧められて，翌日帰国し空港に到着するなり病院に直行した。

　この時点での主訴は，両眼ともかすんで見え続けていることだった。しかし，彼はこの視覚異常を大した問題とは感じていなかった。他にも症状があり，頭全体が拍動するような頭痛，不安定な歩行，動作時のめまい，左側の耳鳴りなどがあった。巧緻性，筋力，感覚，括約筋機能については特に問題ないとのことだった。けいれんの既往はなかった。他の既往歴としては，胆嚢摘出術，左心室肥大を伴う高血圧，肺サルコイドーシスがあり，サルコイドーシスは安定していて経過観察中であった。喫煙や飲酒はせず，違法薬物も使用していなかった。内服薬は，アスピリン，アムロジピン，ラミプリルであった。調理や建設業の仕事をしてきたが，新規事業を立ち上げるために交渉中であり，そのためにアジアに出張していた。

　診察では，血圧171/104 mmHg，脈拍74/分，洞調律であった。全身の理学所見は正常であった。神経学的所見では意識清明，人・場所・日付への見当識は保たれていた。言語は流暢で，理解，復唱，呼称も問題なかった。筆記と読解は視覚運動障害のために低下していた。視野は対面にて欠損なく，4分割した各視野で提示した指の本数を言い当てることができた。さらに精密な視力検査でも，正常視力（両眼とも1.0）であった。スネレン視力表では，文字を探

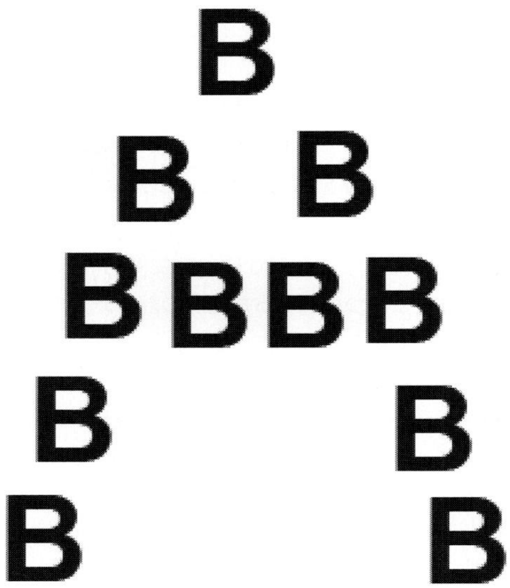

**図11-1** 複合文字（全体の大きなAが小さなBで形作られている）。

すことが難しいため，非常に時間がかかった。ゴールドマン視野計測では正常視野であることが確認できた。このように視力や視野は保たれているにもかかわらず，視覚的に誘導しても手を伸ばして探り当てることができず（視覚性失調optic ataxia），動いている指を両眼で随意的に見つめたり，見つけ出したり，追視したりできなかった（眼球失行）。その一方で，物にぶつかることなく，自分の部屋のドアまで行くことはできていた。

　視野をひとまとまりとして知覚することができなかった。図11-1のような文字デザイン（多数の小さな文字で別の大きな文字に成っている）を見たとき，小さなBを識別することはできたが，小さなBでできた大きなAの方は識別できなかった。ボストン診断学的失語症検査（BDAE）のクッキー泥棒の図版（訳注：キッチンで皿洗いをしている女性の背後で男の子と女の子が戸棚からクッキーを持ち出そうとしている絵）を用いたときも，場面の一部の要素しか見えていなかった。各要素は別々のイメージとして体験され，物と物，物と動作を統合することは全くできなかった。クッキー泥棒の図版にある，皿を手に取って洗っている女性を見たときも，女性自体は見えたし，「誰かが皿をもっている」こともわかったが，2つの人物像が一体かつ同一人物であると認識することはできなかった。

　それ以外の脳神経の診察は，眼球運動も含めて正常であった。運動系では，右上肢のバレー徴候は陽性であったが，筋力は保たれていた。筋肉量と筋ト－

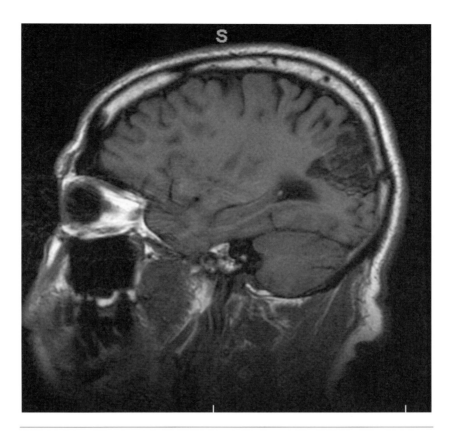

図 11-2　後頭頭頂葉梗塞を示す MRI 右矢状断 T1 強調像。

ヌスは正常であった。感覚系と協調運動は正常であった。

　MRI検査からは，両側の後頭頭頂領域に複数の梗塞巣を認めたほか，右尾状核，右レンズ核，右放線冠に高血圧に関連した微小な陳旧性ラクナ梗塞も複数認めた（図11-2，11-3，11-4）。また，左小脳に小さな陳旧性脳梗塞も認めた。後頭頭頂領域の脳梗塞については，大脳回の造影剤増強効果（gyral enhancement）がみられたが，拡散強調画像で明瞭な限局は認めなかった。このパターンは，1週間かそれ以上経過した亜急性期の所見を示していた。CT血管造影法（CTA）から頭蓋内の血行動態も異常を認めた。脊椎動脈が非常に細く，脳底動脈も非常に細くてやや不整であった。このような解剖学的形態は，ほとんどの脳血流が前方循環系に依存していることを示していた。心臓の検査も行われ，経胸壁心エコー検査は正常であった。ホルター心電図ではPR間隔短縮を認めた以外は正常であった。脳梗塞の原因は特定されず，リハビリテーションと心臓の精査を実施するために退院となった。経食道心エコー検査に

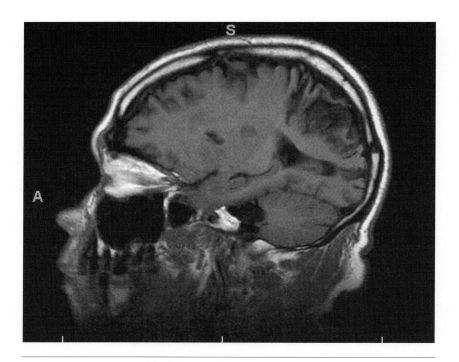

**図 11-3** 後頭頭頂葉梗塞を示す MRI T1 強調左矢状断像。

よって，卵円孔開存（PFO：patent foramen ovale）が見つかり，右→左シャントの存在が明らかになった。

　最初の脳梗塞から3カ月後の再診時，後頭頭頂領域の脳梗塞に関連した神経行動学的症候群が残存していたが，本人はほとんど自覚がなかった．本人の見解では，今一番の問題は視覚で「視界がかすむ」ことと訴え続けており，この問題のために外出することができなかった．

　問診では，記憶の問題があることを認めはしたが，その他の認知・知的能力に関しては自覚がなかった．左こめかみに時折軽い頭痛があるとのことだった．その他すべての点において，神経系の訴えはなかった．

　問題の全貌は妻によって明らかになった．妻は，彼が複雑な視覚刺激に圧倒されて対処できなくなるので，1人にしておくことができなかった．自宅の中であれば，自分で各部屋に行くことができたが，家から外に出ると帰ってくることができなかった．冷蔵庫が満杯になっていると，牛乳やオレンジジュースの容器が見えていても，実際に取り出すことができなかった．同じように，靴下の入った引き出しから1組の靴下を選び出すこともできなかった．冷蔵庫を開けるのも取っ手が認識できずに悪戦苦闘していた．店に行くと，目の前の棚

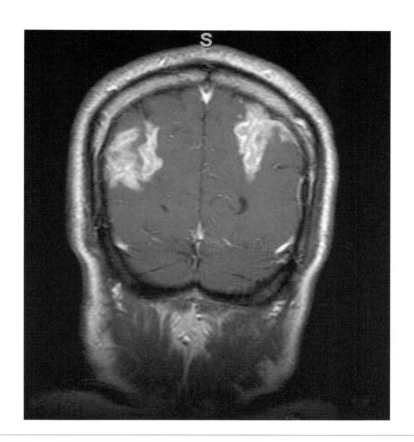

**図 11-4** 両側後頭頭頂葉梗塞を示す MRI T2 強調冠状断像。

にあるものでも見つけることができなかった。洋服を選んで自分で着ることはまだできていた。

　神経学的所見としては，意識清明で見当識も障害されていなかった。視野は対面にて完全であった。視神経乳頭は正常であった。視力は矯正なしで1.0であった。眼球運動は正常であった。視覚的に誘導すれば，物に手を伸ばして探り当てることができ，動いている指を両眼で随意的に追視することもできた。その他は脳神経系に特記事項はなかった。

　運動系では上肢バレー徴候を認めなかった。巧緻運動と急速交互運動は両側正常であった。筋力，筋肉量，筋トーヌスは正常であった。

　反射は両側2＋（正常）で，足底反射（訳注：バビンスキー反射）は両側で前屈（正常）であった。感覚系，協調運動，姿勢，歩行は正常であった。ロンベルク徴候は認めなかった。

　精神医学的・神経行動学的診察では，注意が障害されており，数唱課題が順

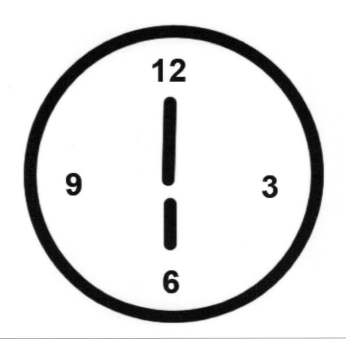

**図 11-5** 時計の例。本症例は時計が示す時刻を正確に識別できなかった。

唱5桁，逆唱3桁であった．言語性の近時記憶は障害されていた．干渉課題の後の再生課題は1/3で，選択肢のヒントがあると2/3に改善した．3語-3図形記憶検査(Three Words-Three Shapes memory test)では，3つの図形を模写できず，施行できなかった．数字を倍々にする検査は32まで可能であった．意味記憶は障害されていた．動物の名前を挙げる語流暢性検査では，1分間に8種類の動物しか言うことができなかった(カットオフ値15未満)．左右失認，手指失認はなかった．言語表出は流暢で，理解力や呼称も全く問題なかった．初回の脳梗塞1週間後の時とは違って，単純な文章なら読むことができるようになっていたが，時間がかかった．依然として重度の失書があった．3次元の十字架の形を「プラス記号」と正確に認識することはできたが，3次元の対象について情報処理が困難なため，模写はできなかった．交差する2つの五角形を模写することもできなかった．

依然として視野をひとまとまりとして知覚することができなかった．図11-1と同様の複合図版では，小さなAを認識することはできたが，複数の小さなAから成る大きなBについては認識することができなかった．時計については，その形，長針と短針，文字盤の数字(12, 3, 6, 9)を正確に認識できたが，その能力があるにもかかわらず，文字盤に示された時刻を正確に読み取

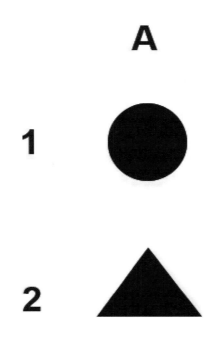

**図 11-6** 物体中心座標系：2×1の格子。

ることは3回行って3回ともできなかった（図11-5）。

　以上の障害はすべて，同時失認（simultanagnosia）によると考えることができた。これは，知覚された光景の構成要素を把握し，統合し，結合して，意味のある全体像へと変換する働きが損なわれて起こる。さらに深く分析してみると，視覚から意味を読み取れないのは，知覚された光景をまずマッピングし，外部空間にある1つの対象として一貫して理解するための空間参照格子が失われたためであると考えられた。問題は視覚情報の域を超え，3次元空間それ自体にどう関与し把握するかというレベルになった。空間地図が失われていたことは，図11-6のような，縦に1，2，横にAとラベルされた2×1の格子に2つの図形が描かれた図版を用いて示された。個々の構成要素についてはすべて認識できたが，1Aあるいは1Bの位置にどんな図形があるかを答えることはできなかった。格子がもっと複雑になると全く歯が立たなかった。また，印刷された図形の形状や色を正確に答えられたが，図形が重なり合っていると，重なった順番を正確に認識することができなかった（図11-7）。2本の矢印が左と右を指していることは識別できたが，上か下かを識別することはできなかった。このような空間認知の障害は，すべて外界の物体中心座標系（object-centered reference frame）に基づいたものであった。

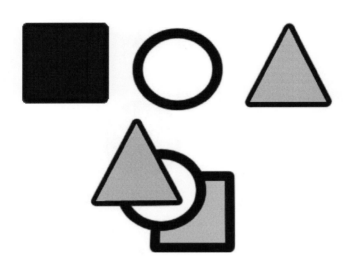

**図 11-7** 物体中心座標系：重なり合う物体。

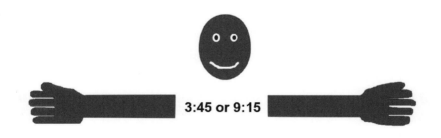

**図 11-8** 自己中心座標系：両腕を用いて3時45分あるいは9時15分を表現しているところ。

　彼の障害がまた3次元空間地図（場所記憶）の内的表象が失われたせいであることを確認するために，自分自身を空間見当識の中心（自己中心座標系 ego-centric reference frame）に置くよう指示したところ，自分が北を向いていると想像するように言われても，残る3つの方角を確実に示すことはできなかった。自分が時計で両腕が時計の針であると想像するようにいわれても，6時ちょうどあるいは9時15分などの与えられた時刻の針の位置を確実に示すことができなかった（図11-8）。

　1カ月後，呼吸機能検査を行った30分後から，頭のぐらつきが出現し，続いて呂律不良と喚語困難を呈して，右上肢の筋力低下を認めた。診察では，軽

度の不全失語，右上肢の軽度バレー徴候，右手の外転筋および伸筋の軽度減弱，右股関節屈筋の軽度減弱を認めた。CT検査では，左中大脳動脈(MCA)領域の皮質下に新たな梗塞巣が確認された。今回の脳梗塞，またおそらく以前の脳梗塞も，卵円孔開存(PFO)をすり抜けた奇異性塞栓(paradoxical emboli)によると考えられた。呼吸機能検査の際に行われたValsalva法は，一過性に右房圧が上昇するため，右→左シャントが増え，奇異性塞栓のリスクが高まる。下肢超音波検査も施行されたが，塞栓の原因となる深部静脈血栓は確認されなかった。肺動静脈瘻の所見も認めなかった。卵円孔開存は外科的に閉鎖され，内服薬はアスピリンにクロピドグレルが追加されて，高血圧管理も改善された。

## C 考察

　バリント症候群は，ハンガリー人医師Rezsö Bálintにちなんで名づけられ，視覚性失調(視覚的な手がかりがあっても対象物を指し示すことができなくなる障害)，眼球失行(空間内の特定の場所を随意的に直視できなくなる障害)，同時失認(視野をひとまとまりとして把握できなくなる障害。部分認知は保たれるものの，知覚した光景の構成要素を意味のある実体として統合し，結合し，一体化する能力が障害される)の三徴からなる(Rafal 1997)。重度の場合，患者は盲人のようにふるまい，視覚的な脅威が迫っても瞬きもせず，物にぶつかることがある。患者の視線はたまたま視界に入ったものに釘づけとなり，それ以外のものは見えなくなる。固視が移動するたびに，対象物は突然消えて見えなくなったり視野に飛び込んできたりする。両側病変の部位と原因となる病理の性質上，バリント症候群は往々にして純粋な形ではなく，視野障害，失認，相貌失認，失読，その他の認知・知的機能障害と一緒に生じることが多い。実際，本症例においても計算・読字・書字に問題があり，不全型ゲルストマン(Gerstmann)症候群(失算，失読，失書，左右失認，手指失認)を示唆するものであった。

　バリント症候群は，後頭頭頂葉損傷によって起きる。病変は両側性で，ほとんどの場合，脳血流の全般性低下によって，中大脳動脈支配領域と後大脳動脈支配領域の境界で発生する分水嶺梗塞(watershed infarction)が原因である。他の原因としては，両側を貫く銃創，脳卒中，神経膠腫の蝶状浸潤(butterfly glioma)，多発性の遠隔転移，変性疾患(例えば，アルツハイマー病)などがある。

　バリント症候群は，視野狭窄によるものではなく(視野は一般に正常)，空間無視によるものでもない。患者は動きを検知することができ，奥行の知覚や色

覚も保たれている．表面的には，患者は光景のほんの断片しか見ることができないように見えるので，みかけ上は単一の対象に視覚性注意が限局しているかのようである（Rafal 1997）．しかし，本質的な問題は，視覚性注意に際して参照すべき3次元の空間参照格子の破綻（不適切な空間表象）が原因のようである（Friedman-Hill et al. 1995）．したがって，本症候群において主要かつ一般的にみられる基本特徴は空間的失見当識で，このために物体中心座標系および自己中心座標系の双方とも障害されることが説明でき，同時失認，眼球失行，視覚性失調を共通の機序で統合的に理解できる．

・同時失認は，目に見えた光景の各要素をマッピングする空間格子が損なわれるために，要素同士を結合して認識可能な意味のある実体にすることができなくなるために起きる．
・眼球失行および視覚性失調は，外界をマッピングする3次元空間座標系が損傷されるため，目および手を的確に差し向けることができなくなって起きる．

　空間を表象する中枢神経系のテンプレートが損なわれると，自己中心座標系が障害され，場所記憶の障害としてあらわれる．
　バリントの神経行動学的症候群は，精神機能がどのように構築されているかを垣間見る格好の例である．現実世界は対象物と行為の集合体として体験されており，それらは空間の中で生起し，時間とともに発展し，因果律に従っている．五感を通じて流れ込んできた情報は，神経系のテンプレートによって意味のある認知的体験へと能動的に処理されている．このテンプレートは生得的なものであり，体験に先行して存在する．空間は，流入する感覚情報を3次元格子上の場所として記録するためにあらかじめ用意されたフォーマットのようなもので，これによって構成要素は結合・統合されて意味のあるまとまりになる．まさにこの時，広範囲に分散しながらも相互作用するデータの集合が，新たな特性をもって立ち現われてくるのである．最近の動物モデルは，空間表象は経験に先行して生得的な構成要素を有しているというカント哲学の視点を支持している（Palmer and Lynch 2010）．バリント症候群は，3次元空間座標系の障害によって起こる空間見当識障害の生体モデルである．後頭頭頂領域にあるこのテンプレートがなければ，たとえ五感に異常がなくても，「空間の中で迷子」（訳注：米国SF映画のタイトル）になってしまうのである．

## ● 臨床のキーポイント ●

- バリント症候群は，同時失認，視覚性失調，眼球失行の三徴からなる。
- 本症候群は後頭頭頂領域の両側性損傷で起きる。
- 空間の失見当識は本症候群の主要な特徴で，視覚性注意が向けられる3次元空間座標系の破綻が原因である。
- 患者は五感に異常がないにもかかわらず，「空間の中で迷子」になる。

（川上慎太郎）

## 推奨文献

Rizzo M, Vecera SP: Psychoanatomical substrates of Bálint's syndrome. J Neurol Neurosurg Psychiatry 72:162-178, 2002

Robertson LC: Binding, spatial attention and perceptual awareness. Nat Rev Neurosci 4:93-102, 2003

## 引用文献

Friedman-Hill SR, Robertson LC, Treisman A: Parietal contributions to visual feature binding: evidence from a patient with bilateral lesions. Science 269:853-855, 1995

Moreaud O: Balint syndrome. Arch Neurol 60:1329-1331, 2003

Palmer L, Lynch G: Neuroscience: a Kantian view of space. Science 328:1487-1488, 2010

Rafal RD: Balint syndrome, in Behavioral Neurology and Neuropsychology. Edited by Feinberg TE, Farah MJ. New York, McGraw-Hill, 1997, pp 337-356

## 左半側空間無視*

Robert Stowe, M.D., F.R.C.P.C.

　63歳，男性。右利き。易刺激性・不快気分・焦燥・攻撃性の評価目的で神経精神科病棟に転院してきた。

---

＊注　著者は，本症例の病歴を記載するに際して，データ収集に貢献してくださったJoseph Pierri医師に謝辞を述べたい。また神経心理学的検査はCarol Schramke博士によって行われた。

1年前，運転中に突然左半身のしびれと意識混濁を呈し，民家の庭に車で突っこんでしまった。警察官が駆け付けた際，精神的混乱を認めたため，入院となった。脳卒中と診断されたが，1週間で回復し，家具職人の仕事に復帰した。

　2カ月後，テレビをみているときに反応がなくなったが，妻が顔をはたいて目覚めさせようとしていたことは記憶していた。左半身の完全な感覚脱失があったにもかかわらず，本人は深刻な問題だとは思わなかった。虚血性のエピソードと考えられたため，再度1週間の入院治療を受けたが，このときも急速に回復した。

　さらに約1カ月後，またもや脳卒中発作が起こり，突然の意識混濁とともに「まるで誰かにノックアウトされたみたい」に感じたと訴えた。このときは左半身の感覚脱失だけではなく，左上肢の筋力低下と持続性尿失禁を伴っていた。尿意そのものは自覚できたが，随意的な制御ができなくなっていた。入院の上，ヘパリン化されたが，重度の左不全麻痺へと進展した。頸動脈ドップラー検査では左総頸動脈の完全閉塞を認め，側副血行路は良好であった。チクロピジンが開始となり，2カ月間の入院によるリハビリテーションが行われた。

　3回目の脳卒中後，妻は彼のもとを去り，彼は退院し介護施設に入所した。短期間の再入院，別の施設への移動，元恋人の訪問などが重なって，彼は落ち込んでいた。神経精神科への入院の2週間前，被害妄想から別の患者を罵り車椅子でつき飛ばした。ハロペリドールが開始されたが改善なく，代わりにセルトラリンが開始された。入院時の処方は他に，ジゴキシン，オキシブチニン，アスピリン，硝酸イソソルビド，および便秘時頓用のラクツロースであった。

　その後数週間で，不快気分と易怒性は著しく改善し，それ以降は攻撃的な症状は認めなかった。

　病歴からてんかん発作を疑う所見はなかった。既往歴としては，慢性の高血圧およびインスリン非依存性糖尿病，冠動脈疾患（かなり以前の2回の心筋梗塞，3枝動脈バイパス移植術，ニトログリセリンに反応する安定狭心症）などがあった。ホルター心電図では上室性頻脈を認めた。タリウム負荷心筋シンチグラフィでは，左室駆出率55％，前壁運動の消失を認めた。入院6カ月前に前立腺肥大に対し経尿道的前立腺切除術，入院8年前に頸椎固定術を受けていた。騒音曝露に起因する慢性の軽度難聴があった。

　喫煙歴は，入院1年前に禁煙するまで20年間1日1箱吸っていた。その他には物質乱用の既往はなかった。

　家族歴として，父親が55歳で心筋梗塞で亡くなったこと，男兄弟の1人が35歳で原因不明の突然死をしたことがあげられた。もう1人の男兄弟は，インスリン依存型糖尿病をわずらっていた。母親は52歳で結核で他界した。

彼は高卒認定資格を取得した後，35年間，工具金型製造の職人として働いていた。入院の6年前，3度目の結婚に際して別の州に転居していた。以来，夫婦で家具張り替え業を自営していた。趣味は釣り，ボート，狩猟だった。

　精神的現症では，意識清明，場所への見当識は保たれていたが，年月日は答えられなかった。頭部と眼球は持続性に右に偏倚していた。整容は保たれていた。会話中やや自発性を欠いていたが，神経認知機能検査には真剣に取り組んだ。結婚の破綻に関してどういう気分かと尋ねられて「別にふつう，ただ，ときどきつらく悲しいときもあります」と返答した。Geriatric Depression Scale（GDS）の得点は，13/30（軽症うつ）であった。基底気分は正常に見えたが，プロソディ障害のために情動の変動域は狭小化していた。思考プロセスは，おおむね論理的で，一貫性があり，目標志向的であった。しかし，病歴聴取の様子から，出来事の時間的順序がわからなくなっていること，自己中心的であることは明らかであった。思考内容には特記すべきものはなかった。異常知覚，自殺念慮，他殺念慮は否定された。行動と人格が変容したこと，半側空間無視があることへの内省は乏しく，病歴から判断力も損なわれていると考えられた。

　神経認知検査は，数唱では順唱4桁，逆唱4桁，指さしでは順唱5手，逆唱4手であった。文字抹消課題には約5分かかり，左側の重度の無視（図11-9）を呈した。構造化検査を用いても改善はなかった。自発的な発話は流暢，文法的で，錯語および喚語困難は認めなかった。軽度のプロソディ障害と構音障害があった。スクリーニング検査において呼称，理解，復唱，読字の成績は正常だった。語流暢性は損なわれていなかった〔Controlled Oral Word Association Test（いわゆるFAS test，1分間にf, a, sから始まる単語をできるだけ多く挙げる）では12語，15語，12語，動物名では15語〕。書字は極端に小さく，ページの中央から書き始めた。左右失認はなかった。口腔顔面失行はなかった。肢節運動失行の検査では，伸展の拙劣さが目立った。10ドル札で支払ったときのお釣りの金額を暗算では答えられなかったが，紙と鉛筆があれば2桁の引き算は可能だった。プロソディの表出と読み取りは極度に低下していたが，反復はわずかに可能であった。時計描画では文字盤の12を省略し，図11-10にみられるように描画の外周を閉じることができなかった。物語記憶課題（10-item story, 訳注：物語を聞かせて10のポイントを想起させる課題）では，学習曲線は頭打ちで，ヒントなしでは想起が困難だったが，ヒントを与えられると改善した。3語-3図形記憶検査では，模写は解体がひどく，軽度の左側無視を示した。自発的想起では，図形1つだけで単語は想起できなかった。5回の学習機会を経て，単語2語，図形3つまで可能となり，5分，15分，30分後には単語1語，図形2つにまで減少した。再認では単語2語，図形3つまで可

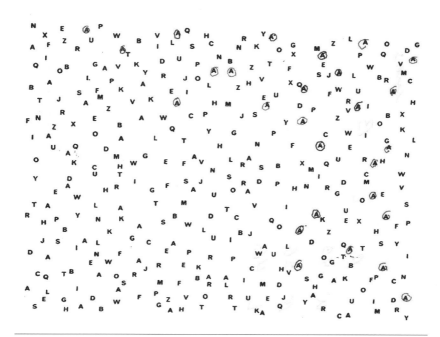

**図11-9** 文字抹消課題では探索が右側に偏倚している。

患者は用紙を目の前にまっすぐ置き，Aの文字をすべて丸で囲むよう指示された。Aの文字は4つの区画ごと（各15個ずつ）に対称的に配置されている。しかし，干渉文字がランダムに配置されているため，このことは被検者にとって自明ではない。患者は左から右，上から下へと調べていく一般的な方法を採用した。右側では30個中22個見つけ出せたのに対して，左側では30個中5個しか見つけ出せなかった。だんだんと注意が右側にシフトし，最終的には右端だけしか見ていないことに注目されたい。

能で，残る1語についても同義語を答えることができた。最近のニュースの想起はいくぶんよかった。類似の解釈は抽象的な解答ができていたが，なじみの薄い慣用句になると具体的になった。書字運動性連続模写は，強く障害されていた（図11-11）。

一般的な神経学的検査では，視力，対光反射，眼球運動は正常であった。2点同時刺激法で視野左半分の欠損が示された。左の中枢性顔面神経麻痺が認められた。指こすりによる聴力検査で両耳の聴力低下が認められ，同時に両耳に指鳴らしを聞かせる検査では，断続的に左側で聴覚性の消去現象がみられた。咽頭反射は保たれていたが，口蓋垂は右に偏倚していた。構音障害がみられ，舌の突出は左に偏倚していた。左半身の重度の麻痺は，左上下肢を右側空間にポジショニングしても改善されなかった。左半身の反射亢進と左のバビンスキー反射陽性を認めた。触覚は左側で消失していたが，痛覚は主観的には低下していたもののおおむね問題なかった。振動覚は左上肢で低下，下肢で消失し

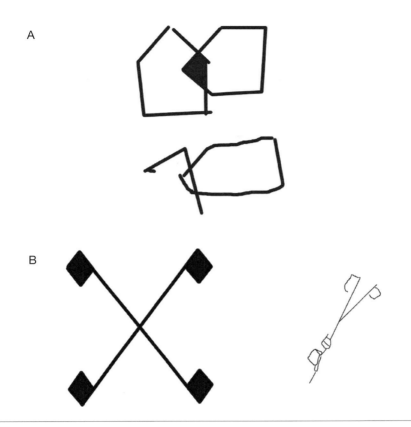

**図 11-10** 左側無視と構成失行。
(A) 交差する五角形の模写（下）。左側無視と左側の五角形の左側の外周を閉じられなかったことを示す。(B) ウェクスラー記憶検査の模写（右）では構成のゆがみや小字症を認める。

ていた。位置覚は上下肢とも消失していた。小脳は右側で正常だった。移動は車椅子でのみ可能だった。

　血液検査では著しい高血糖(300〜400 mg/dL)を認め，中性脂肪の軽度高値もみられた。

　画像検査の結果は，評価時には参照できなかった。症状の局在から，右中大脳動脈領域の広範な脳梗塞(「考察」を参照)が強く示唆された。

　神経心理検査(WAIS-R)では，知識，理解，類似に関して得点は正常範囲だったが，絵画完成7，数唱6，積み木2だった。ボストン呼称検査では，線描画の命名は60点中55点で，音声によるヒントでさらに2点獲得した。半側空間無視は，花や家や時計の描画で再び明らかになった。カリフォルニア言語学習検査では，回を重ねるごとに変動はあったが，相対的に学習曲線は平坦で

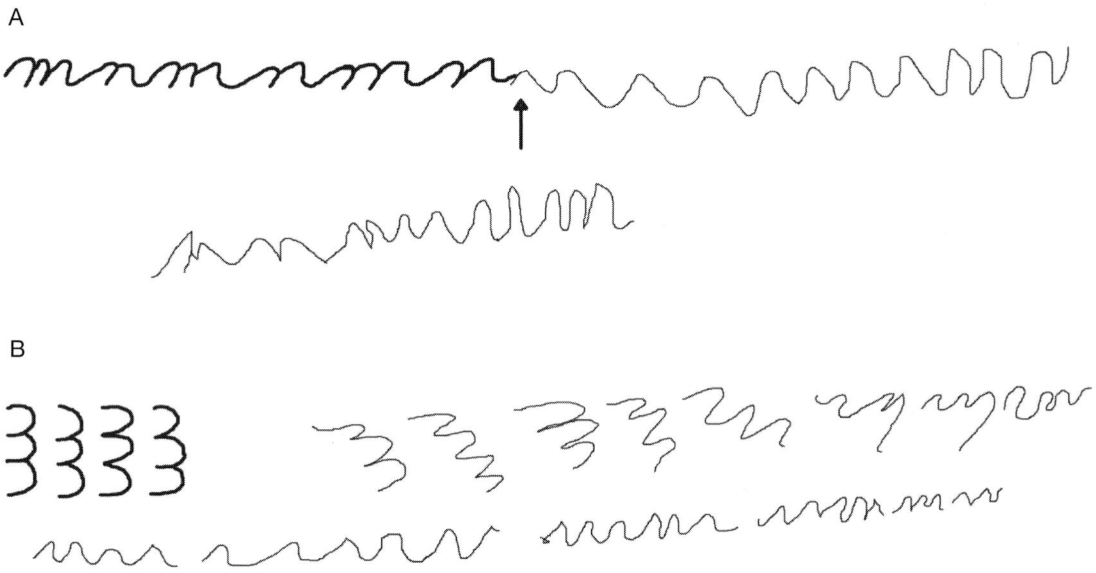

**図 11-11** 書字運動連続模写 (A) とルリア・ループ (B) の障害。

(A) m と n を交互に模写し続けるよう指示された。最初、指示されたように下に模写するのではなく、前頭葉性に刺激に [釣られて] (frontal pull) そのまま続けようとしているところ (矢印) に注目されたい。その後の模写は統制を失っている。

(B) 「同じ模様を1行ずっと描いてください。ループの回数は同じにしてください」という教示であったが、保続のために書字運動連続模写課題を引きずって、ここでも m と n を書こうとして、ループをゆがめて回転させてしまった。

あった。ヒントなしでは重度の障害，ヒントを与えれば軽度の障害という結果になった（12/12 正答，ただし偽陽性 2 つ）。ウェクスラー記憶検査（WMS）の論理記憶 I（即時再生）と II（遅延再生）でそれぞれ，34 パーセンタイル，11 パーセンタイルであった。再認課題ではずっと改善（いずれの下位検査も 7/9）を示した。一方，視覚性記憶再生 I（即時再生）と II（遅延再生）はいずれも 1 パーセンタイルで，再認でもわずか 20％の正答率だった。ウィスコンシンカードソーティングテスト（WCST）では，カテゴリー達成数 0，保続性エラーが多く，セットの維持困難が 1 回あった。

　オキシブチニンは，抗コリン性の副作用が認知機能を悪化させる可能性があったので，中止された。行動は安定し，抑うつはセルトラリンによって寛解した。そして，以前と同じ介護施設にすぐ搬送された。6 カ月後，年長の認知症女性患者に性的接触をしたため一般精神科病棟に入院となった。その 2 ヵ月後，急性心筋梗塞を発症，同日，集中治療室で死亡した。

## C 考察

　病歴からは少なくとも 3 回の右半球の脳虚血発作のエピソードがあったと考えられる。そして，最終的に重度の左片麻痺，半側空間無視，構音障害，失禁を呈した（2 回目のエピソードは無反応の時間があったことから複雑部分発作の可能性があったが，そうだとしても，以降の経過から虚血イベントに続発したものであろう）。発作性上室性頻脈と左室前壁運動低下の既往があり，中大脳動脈領域に突然発症したことから，塞栓が原因であることが示唆された。痙性はなく，顔面・下肢と比べて上肢に障害が強くみられる点から，内包領域ではなく，皮質性の不全片麻痺と考えられた。表在感覚の脱失，振動覚の低下，痛覚の保持（減弱はある）から，病変は視床より上位にあり，体性感覚野または視床−皮質系の投射に及んでいることが示唆された。

　神経認知検査では構成失行および半側空間無視が顕著であった。これは右中大脳動脈領域の広範な脳梗塞の所見として矛盾はなかった。プロソディがすべての面（理解・反復・表出）で障害されていることから，前頭葉と頭頂葉の両方およびその半球間の白質連絡の関与が示唆された（Ross and Monnot 2008）。本症例では，書字運動性連続模写の障害，時間の見当識と自伝的記憶の時間的順序の障害，視覚情報の手がかりなし再生の障害，セットの維持困難と転換の障害，抽象的推論と判断力の欠如などから，前頭前野も関与している可能性が示唆された（Royall et al. 2002）。言語性の記銘・再生障害（再認課題は相対的に保たれる）からは，血管性白質脳症または基底核ラクナ梗塞，うつ病性仮性認知症の合併，抗コリン薬の副作用など，左半球に前頭葉−皮質下系の病変が

重畳している可能性が示唆された。セルトラリンの導入とオキシブチニンの中止によって認知および情動面で改善したことから、仮性認知症と抗コリン作用の影響は裏づけられた。言語流暢性と上方視の保持から、水頭症の発症は否定的であった。小字症については、安静時振戦がみられず、パーキンソン病やレビー小体型認知症の他の特徴が認められないことから、最近のハロペリドール治療によるものの可能性が高いと判断された。

**半側空間無視**(hemispatial neglect)は病変の対側の空間に対する注意、応答、探索の障害を特徴とする複合的な症候群である(Adair and Barrett 2008)。運動無視(motor neglect)は重度になると片麻痺と間違えられる場合もあるが、無視側の上下肢を非無視側の空間にポジショニングすることで改善していくこともある。無視側への感覚刺激は非無視側を刺激されたかのように知覚されることがある(異所感覚 allesthesia)。

症例によっては、脳病変の対側の身体に対する「自分自身」の無視もある(例えば、顔の左側だけ剃らないなど)。障害への気づきが欠如する**病態失認**(anosognosia)にはさまざまなパターンがあり、対側の麻痺肢を麻痺していると認めなかったり、自分の手足であることさえ認めなかったり(**半側身体失認** hemiasomatognosia)する。無視に対する病態失認は、他の障害を自覚するようになった後も、長期に持続することがある(Carota et al. 2002)。また麻痺自体は自覚しているものの、無関心に見える場合があり、**病態無関心**(anosodiaphoria)と呼ばれる。

文字抹消課題と線分二分法の障害、消去現象、構成失行は、一般的には前頭葉より頭頂葉の障害でみられるが、無視の現象学とも重複するところが多い。無視は、右前頭眼野(FEF)、後部頭頂皮質、帯状回への損傷によって引き起こされる(Leibovitch et al. 1998)。右側頭葉新皮質、視床、線条体のほか、後頭頭頂接合部と前頭葉をつなぐ白質線維束の損傷でも無視症候群を生じる可能性がある。このような解剖学的異質性から、神経認知機能の神経解剖学的ネットワークモデルの考え方が初めて着想され(Mesulam 1981；Watson et al. 1981)、今日では各種機能画像を用いた研究によって鮮やかに実証されている。

ヒト以外の霊長類および他の哺乳類では、無視は左右に関係なく損傷した半球の対側に発生する。しかし、ヒト症例の大多数では左側空間にのみ発生する。簡単に説明すると、本来、右側空間で起きた出来事への注意や動機づけは左半球が担当するはずだが、ヒトは左半球で言語が発達したために、右半球が両側の注意/探索能力を発達させざるを得なかった。このため左半球の損傷では、右半球が**同側**にも注意機能を発揮してカバーするため、右半側空間には想定される無視は発生しない。しかし、右半球の損傷では、対側空間への無視が現れ

るのである(Mesulam 2000)。

　本症例で観察された無視症候群には，複数の構成要素が含まれている。**表象無視**(representational neglect)は，片側の刺激に対する知覚は保持されているにもかかわらず，2点同時刺激に対して左側がマルチモーダルに消去される現象で，線描画(図11-10A)では左側の要素の省略という形で現れる。これらの所見は，後部頭頂皮質の関与を反映している可能性が高い。この部位は，異なるモダリティの感覚系や感覚運動系の有用な空間情報を統合して，前頭葉優位の運動系出力チャネルを介して環境に注意を向けたり，手を伸ばしたり，掴んだり，探索したりする(Mesulam 2000)際の重要な中継点となっている。消去現象は，注意の焦点を今の位置から**解除**(disengaging)して，空間的に新たな標的に移行する働きを反映している(Lundervold et al. 2002)。

　**運動探索無視**(motor-exploratory neglect)は，病変と同側の運動機能の偏倚(頭部と眼球の右への偏倚)と文字抹消課題で明らかになった(図11-9)。頭部と眼球の右への偏倚からは右前頭眼野およびその接続先が関連している可能性が示唆された。前頭眼野は左右にあり，それぞれ対側の頭部や眼球を動かしていて，常時活動している領域である。片側の前頭眼野損傷では，対側の前頭眼野への抑制がきかなくなる結果，病変と同側への偏倚を招く。

　最後に，**病態失認**(anosognosia)は，3回目の破局的な脳梗塞の際の本人の漠然とした局在不明瞭な発言「誰かにノックアウトされたみたい」，および左側を無視していることへの自覚の乏しさから立証されている。**病態無関心**は，過去の脳梗塞エピソードの間，本来気にかけるべき点に無頓着であるという点に反映されている。精神病性うつ病が疑われる状況で最近の気分を問われて「別にふつう，ただ，ときどきつらく悲しいときもあります」と回答する本人には，**気分に対する病態失認**(おそらくは，失感情症 alexithymia)があるといえる。これは右半球損傷後の患者で脳卒中後うつ病が過小診断される原因となっている(Schramke et al. 1998)。本症例では，不快気分・妄想・易刺激性・攻撃性の暴発などを呈する精神病性うつ病が，脳卒中から8カ月後に進展した。実際，ほとんどの脳卒中後うつ病は1年以内に発生する。この事象については，生物学的および心理社会的要因(例えば，妻からの離婚の申し出，元恋人の最近の訪問)が複合して発生したと考えられる。症状はハロペリドール(短期間ではあるが)には反応しなかったが，低用量のセルトラリンに速やかに反応した。

### ● 臨床のキーポイント ●

- 右半球病変の可能性が疑われる患者の診察では，プロソディ，注意の空間配分（例えば，消去現象，文字抹消課題，線分二分法，読字など），視覚的認知および視覚的構成機能，また視覚的記憶などを評価すべきである．
- 右半球の脳卒中後うつ病の診断は，プロソディ障害，病態無関心，失感情症によって困難な場合がある．
- 右半球損傷後のうつ状態では，最初から易刺激性，攻撃性，妄想を呈することがある．
- 半側空間無視は，病変と対側の空間に注意を向け，応答し，探索することができなくなるという特徴をもつ複合的な症候群である．
- ヒトの半側空間無視はほとんどの場合左側で発生し，原因は右前頭頭頂葉損傷が多い．しばしば病態失認と病態無関心を合併する．

（門脇亜理紗）

## 推奨文献

Adair JC, Barrett AM: Spatial neglect — clinical and neuroscience review: a wealth of information on the poverty of spatial attention. Ann N Y Acad Sci 1142:21-43, 2008

Barrett AM, Buxbaum LJ, Coslett HB, et al: Cognitive rehabilitation interventions for neglect and related disorders: moving from bench to bedside in stroke patients. J Cogn Neurosci 18:1223-1236, 2006

Mesulam M-M: Attentional networks, confusional states, and neglect syndromes, in Principles of Behavioral and Cognitive Neurology, 2nd Edition. Edited by Mesulam M-M. New York, Oxford University Press, 2000, pp 174-256

## 引用文献

Adair JC, Barrett AM: Spatial neglect — clinical and neuroscience review: a wealth of information on the poverty of spatial attention. Ann N Y Acad Sci 1142:21-43, 2008

Carota A, Staub F, Bogousslavsky J: Emotions, behaviours and mood changes in stroke. Curr Opin Neurol 15:57-69, 2002

Leibovitch FS, Black SE, Caldwell CB, et al: Brain-behavior correlations in hemispatial neglect using CT and SPECT: the Sunnybrook Stroke Study. Neurology 50:901-908, 1998

Lundervold AJ, Lundervold A, Hugdahl K: A multivariate classification study of attentional orienting in patients with right hemisphere lesions. Neuropsychiatry Neuropsychol Behav Neurol 15:232-246, 2002

Mesulam M-M: A cortical network for directed attention and unilateral neglect. Ann Neurol 10:309-325, 1981

Mesulam M-M: Attentional networks, confusional states, and neglect syndromes, in Principles of Behavioral and Cognitive Neurology, 2nd Edition. Edited by Mesulam M-M. New York, Oxford University Press, 2000, pp 174-256

Ross ED, Monnot M: Neurology of affective prosody and its functional-anatomic organization in right hemisphere. Brain Lang 104:51-74, 2008

Royall DR, Lauterbach EC, Cummings JL, et al: Executive control function: a review of its promise and challenges for clinical research. J Neuropsychiatry Clin Neurosci 14:377-405, 2002

Schramke CJ, Stowe RM, Ratcliff G, et al: Poststroke depression and anxiety: different assessment methods result in variations in incidence and severity estimates. J Clin Exp Neuropsychol 20:723-737, 1998

Watson RT, Valenstein E, Heilman KM: Thalamic neglect: possible role of the medial thalamus and nucleus reticularis in behavior. Arch Neurol 38:501-506, 1981

## 監訳者あとがき

　濃密な症例集を最後までお読みいただき，どうもお疲れさまでした。
　どのケースも，患者さんの生活史から，折々の精神的現症，家族や介護者との関わり，紆余曲折の治療経過に至るまで，縦断的に丁寧に描写されており，その方の人生や生活を想像させる豊かな症例提示になっています。入院時の横断的なアセスメントから得られた所見は，患者さんのこれからの生活に適切に投射されて初めて価値あるものとなります。本書は，そうしたリアルな臨床感覚を備えた優れた執筆陣の渾身の症例集です。「珍しい疾患を見つけた」，「難しい病態を奇跡的に治癒させた」といったサクセスストーリーを集めて描いているのではなく，臨床的にありふれた疾患でさえも，現代の医学ではまだまだ解決できない痛ましい経過をたどる様子が誠実かつ冷静に記述されています。
　医学が進歩し，高度な治療が身近になるに伴い，複雑な精神神経症状や生活機能障害を抱えながら暮らしていかなければならない患者さんも少なくありません。また近年，精神科の敷居が低くなったのはいいことですが，それに伴い精神症状があれば，身体疾患や神経疾患が十分に検討される前に精神科受診となることも増えました。精神科の臨床現場でも，身体疾患や神経疾患が原因として隠れていないか，慎重に診察しなければならないことを本書は改めて教えてくれます。
　執筆者である医師たちは，困難な症例に立ち向かうに際し，既知の治療法にとどまらず，神経解剖学や神経化学的な知見を精神症候学・神経症候学と融合させながら，最適の治療法を探して試行錯誤しています。この創意工夫のプロセスこそが医学の原点だと思います。それだけにこの領域は，単に精神科・神経内科のサブスペシャリティという限られた専門家だけが取り組む領域ではなく，脳神経外科やプライマリケア，あるいは訪問医療やリハビリテーションなど，幅広い分野の方々に役立つのではないでしょうか。
　ここで，この本を翻訳することになったご縁について触れたいと思います。監訳者である私は，2002年にカナダのバンクーバー総合病院でクリニカル・フェローとして臨床留学する機会を得ました。州内最大の総合病院です。ERに併設された精神科救急病棟は20床あり毎日10人ずつ入退院をしていくのですが，それとともに精神科一般病棟，多文化専門外来，気分障害専門外来，初回精神病エピソードプログラム，リエゾン・コンサルテーションプログラムなど，豊富なプログラムが動いていました。これら専門プログラムの1つに，神経精神医学プログラム（Neuropsychiatry Program）があり，拠点となる

ブリティッシュ・コロンビア大学附属病院には州全土から患者さんが紹介されてきました。監訳者も，本書の著者の一人，ストウ（Stowe）先生に指導を受けながら，さまざまな難しいケースを担当させていただきました。

　ブリティッシュ・コロンビア大学/バンクーバー総合病院の4年間の精神科レジデント教育は非常に充実しており，毎週木曜日はアカデミック・デイとして市内のレジデントが大学に集まり，講義や実習を受けていました。フェローといってもわからないことだらけだった監訳者は，レジデントたちに交じって講義に参加しました。その中で一番人気だったのが，本書の編著者ハーウィッツ（Hurwitz）教授の神経精神医学講義でした。自身の担当患者さんの例を引きながら，神経解剖・神経化学・神経薬理の知見を精神病理や神経心理と鮮やかに結び付けて解き明かしていく講義に皆引き込まれていました。

　その時ともに学んだレジデントの一人，マリオス（Marius）と，2013年サンフランシスコで開かれた米国精神医学会総会で，10年ぶりの再会を果たしました。DSM-5発売に沸く会場を二人で抜け出して，ワインを片手にお互いの近況を報告し再会を喜び合いました。彼は神経精神科プログラムのスタッフとなって執筆に加わっており，その時プレゼントされたのがこの本です。

　このように，監訳者はこの本が実際の臨床現場から生まれたものであることを肌で知っており，そういった雰囲気も伝わるように努めて監訳しました。読者の皆さんもそういった生の現場を想像しながら読んでいただけるとなお一層興味深いのではないかと思います。この本が，これからの臨床神経精神医学の参考書として，幅広い層の方々に読み継がれていくことを願ってやみません。

　末筆になりますが，忙しい病棟勤務のなか快く翻訳作業を分担して下さった教室の指導医・若手の先生方，神経精神医学や総合病院精神医学を取り入れた病棟運営を目指す私をいつも支えて下さっている笠井清登教授，貴重なカナダ臨床留学の機会と帰国後に幅広い活躍のフィールドを与えて下さった北原茂実先生，留学先のバンクーバー総合病院をご紹介下さった野田文隆先生，カナダで指導賜った先生方とこの本をプレゼントしてくれたマリオス，なかなか進まない作業にいつも粘り強くサポートしてくださった編集者の菅野さん，その他，陰になり日向になり私を支えてくださった皆様方に心より謝意を表したいと思います。

2015年5月<br>
監訳者　近藤伸介

# 索引

太字は詳述ページ，fは図，tは表を表す．

## 欧文索引

### 数字・ギリシャ文字
Ⅱ型ムコ脂質症　263
3 塩基繰り返し配列　138, 140
3 語-3 図形記憶検査　90, 296, 303
22q11.2 欠損症　264
100-7 テスト　57, 262, 277

$\alpha_2$ 作動薬　132
$\beta$ 遮断薬　24

### A
abulia　47
accelerated long-term forgetting（ALF）230
alexithymia　153, 309
alternative psychosis　**110, 116**
anosodiaphoria　**308**
anosognosia　**308, 309**
anticipation　137, 140
autonoetic consciousness　**239**

### B
Beck Depression Inventory Second Edition　31
behavioral variant frontotemporal dementia（bvFTD）　37, 248, 249
berry aneurysm　161
Bourneville 病　286
Brief International Cognitive Assessment for Multiple Sclerosis（BICAMS）　273
Brief Repeatable Battery of Neuropsychological Tests（BRB-N）　272
Brief Test of Attention（BTA）　32
Brief Visuospatial Memory Test　274
butterfly glioma　299

### C
California Verbal Learning Test　274
carpopedal spasm　80
cataplexy　266
catatonia　216, 219
cerebellar cognitive-affective syndrome　**21**
Charles Bonnet 症候群　124
chronic interictal psychosis　**116**
cogniform　159
cogniform disorder　**151, 183**
cognitive reserve　274
competence　16
complex partial seizure（CPS）　81
Composite International Diagnostic Interview　59
concussion　279
contra-coup　277
Controlled Oral Word Association Test　303
converted　173
CSPTC 回路　95
cyproterone　27

### D
déjà vu　107, 225
désagrégations psychologiques　**199**
de-escalation 技法　24
Dementia Rating Scale-2（DRS-2）　102
dementia syndrome of depression　**256**
dementia with Lewy bodies（DLB）　103
demoralization　47
depressive pseudodementia　**183**
disease-modifying treatment　271
dissociation　173
dissociative disorder　199
dissociative identity disorder（DID）　200
dopamine receptor blocking agent　144
dreamy state　229

### E
egocentric reference frame　298
Ekbom 症候群　**7**
emotional experiential phenomena　107
epigastric aura　55
epilepsia partialis continua（EPC）　171

episodic memories **238**
expressive-supportive therapy　155

### F
familiarity　**239**
FAS test　303
forced normalization　**110**
Frontal Assessment Battery(FAB)　32, 250, 257
Frontal Behavioral Inventory　250
frontotemporal dementia(FTD)　**248**
frontotemporal lobar degeneration (FTLD)　**248**

### G
Geriatric Depression Scale(GDS)　303
Gerstmann 症候群　299
Glasgow Coma Scale(GCS)　23
go/no-go 課題　253

### H
habit reversal training　132
Hallervorden-Spatz 病　263
hemiasomatognosia　**308**
hemispatial neglect　**308**
heterotopia　109
horizontal split　200

### I
I-cell 病　263
ictal fear　84
ictal psychosis　**116**
infantile spasm　285
intermittent dysphoric disorder　59

### L・M
la belle indifférence　**172**

Mattis Dementia Rating Scale (MDRS)　257
MDI 抑うつ質問票　181
MELAS 症候群　122
mesial temporal sclerosis(MTS)　84, 111
mesial TLE(MTLE)　84, 85
mild traumatic brain injury(MTBI)　278, 279
Mini-Mental State Examination (MMSE)　23, 68, 103

Minimal Assessment of Cognitive Function in MS(MACFIMS)　272, 273t
mitochondrial dementia　123
Modified Mini-Mental State 検査　257
Montreal Cognitive Assessment(MoCA)　5, 43, 103, 190, 205, 257
motor-exploratory neglect　**309**
multiple trace theory　231
Multiscore Depression Inventory　181

### N
narcissism　181
narcoanalysis　155
neuroborreliosis　169
Neuropsychiatric Inventory(NPI)　48
Niemann-Pick 病 C 型(NPC)　263
NMDA 受容体　225

### O
object-centered reference frame　297
obsessive-compulsive disorder(OCD)　88
optic ataxia　292
orbitofrontal cortex(OFC)　92

### P
paradoxical emboli　299
paraneoplastic cerebellar degeneration (PCD)　16
paraneoplastic neurological syndrome (PNS)　20
parkinsonian retinopathy　7
passage hallucination　5
patent foramen ovale(PFO)　294
Personality Assessment Inventory(PAI)　181
postconcussive　279
postictal psychosis　**116**
poststroke depression(PSD)　64
procedural memory　238
progressive nonfluent aphasia　249
pseudopseudoseizure　**176**
pseudopsychopathy　249
pseudoseizure　117, **173**
psychogenic fugue　**200**
psychogenic nonepileptic seizure(PNES)　117, **173**
psychomotor slowing　43
psychosis　101

## Q・R

QOL 131, 132

Rasmussen encephalitis 173
representational neglect **309**
repressed 173
repression 200
rigidity 152

## S

saccadic ocular pursuit 91
SCID-D 200
sclérose tubéreuse **286**
semantic dementia **249**
semantic memory **239**
sick role 176
simple partial seizure(SPS) 81
simultanagnosia 297
single-case experimental design 28
soft neurological signs 264
somatic delusion 155
somatization 154
somatoform disorder 159
Sommer 扇形部 94
source memory 239
spasticity 152
SPECT 検査 167, 169, 172
Symbol Digit Modalities Test(SDMT) 273, 275

symptom modeling 155

## T

tardive dyskinesia(TD) 144
Tay-Sachs 病 263
temporal lobe epilepsy(TLE) 84, 229
thalamic pain 163
Three Words-Three Shapes memory test 90
Toronto Alexithymia Scale(TAS-20) 181
trail making test(TMT) 5
traumatic brain injury(TBI) 13, 25, 278, 279

## V

vertical split 200
voxel-based morphometry 230

## W・Y

watershed infarction 299
Western Blot 167
WHO 統合国際診断面接 59
WISC-IV 知能検査 284
WISC-R 262
Witzelsucht **249**
working memory **238**

Yale 全般的チック重症度尺度 132

## 和文索引

### あ

アイコンタクト　31
アカシジア　146
亜急性小脳変性症　20
悪性症候群　**210**，213
　　──の鑑別　215
　　──の治療　214
　　──のリスク　213
悪夢　198
アセチルコリン　104，189
アセチルコリンエステラーゼ阻害薬　73
アナプラズマ症　168
アパシー　30，37，38，**43**，41，44，47，65，95，207，220，249，257
　　──症候群　49，50
　　前頭葉性──　218
　　脳卒中後──　64
アパシー評価スケール　48
アミン枯渇薬　132
アルツハイマー型認知症　231
アルツハイマー病　104，299
　　前方優位型──　37
アレキシサイミア　155，156
アンヘドニア　5，113

### い

意識混濁　302
意識変容　187，201
易刺激性　190，271，280，301，309
意思能力　16
異所性灰白質　109
イチゴ状動脈瘤　161
一過性全健忘　239
一過性てんかん性健忘　**229**，231
一過性脳虚血発作　176，177
一酸化炭素　93
一酸化炭素中毒　94，97
遺伝子検査　135，266，285
意味記憶　225，237t，**239**，245
意味性錯語　249
意味性認知症　239，**249**，251
陰性逆転移　173
陰性症状　218
インフルエンザ様症状　168，207

### う

ウイルス性脳炎　207
ウェクスラー記憶検査　305f，307
ウェクスラー成人知能検査　91，181
ウェスタンブロット　169
うつ症状　220
うつ病　**276**
　　──による認知症　65，**252**，**256**
　　脳卒中後──　**61**，64，66，164
　　精神病性──　309
　　外傷性脳損傷後──　279
　　仮面──　189
　　老年期──　259
うつ病性仮性認知症　**183**，256
運動異常　94
　　──に伴う精神症状　129
運動過多症　95
運動減少症　95
運動性てんかん　177
運動探索無視　**309**

### え

エスシタロプラム　57
エネルギーの低下　179
エピソード記憶　225，230，231，237t，**238**，245
遠隔記憶　225
　　──の多重痕跡理論　231
炎症カスケード　192

### お

横紋筋融解症　212，213
親トレーニング　286

### か

諧謔症　**249**
外傷性脳損傷　13，24，25，28，184，278，279
　　──の危険因子　279
外傷性脳損傷後うつ病　279
海馬　224
海馬 CA1 領域　239
海馬扁桃体切除術　81
快楽消失　5
解離　173
解離性健忘　200
解離性障害　**196**，199，200
解離性同一性障害　200
過運動状態　127
化学的拘束　28
可逆性神経認知障害　256
仮性認知症　246
家族性ヘモクロマトーシス　64

和文索引　319

家族療法　281
カタトニア　47, 191
過敏性腸症候群　180
下部側頭葉　224
下部頭頂葉　244
　　優位半球の――　245
下方視障害　265
仮面うつ病　189
仮面様顔貌　91
カリウムチャネル阻害薬　73
カリフォルニア言語学習検査　305
簡易注意検査　32
感音性難聴　121
感覚運動機能障害　49
感覚運動症状　173
眼窩前頭皮質　2, 3, 45, 92
眼窩前頭皮質-皮質下-辺縁系回路　37
眼窩前頭部　13
眼球失行　292, 299, 300
関係念慮　261
間欠性不快気分症　59
間欠性律動性δ活動　264
喚語困難　63, 191, 249, 298, 303
感情の平板化　261
眼振　262
間接路　95, 96f
感染性脳炎　236
感染誘発性分子模倣　206
冠動脈疾患　302
カント哲学　300
顔面神経麻痺　304

### き

偽-偽発作　**176**
奇異性塞栓　299
記憶錯誤　85
記憶障害　165, 179, 223, 225, 228, **232**, 234
　　――の局在診断　240
飢餓性衰弱　211, 215
既視感　85, 107, 225, 226, 228
器質性脳症　220
希死念慮　218
偽性精神病質　249
蟻走感　8
既知感　**239**
基底核　128, 238
企図振戦　262
機能脳神経外科手術　93
気分障害　131

気分調節異常　207
気分に対する病態失認　**309**
気分変調性障害　181
偽発作　117, **171**, **173**
逆向性健忘　200
急性ジストニア反応　146
境界性パーソナリティ障害　181
強剛　152
強制正常化　**110**
強迫行為　38, 261
強迫症状　97, 207
強迫性障害　79, 88, 92, 130
恐怖症　207
恐怖の神経ネットワーク　79, 85
興味の喪失　179
虚偽性障害　164, 176
筋強剛　38
近時記憶　225, 233
緊張病　207, 216, 219, 220, 259
緊張病性 NPSLE　220

### く

空間見当識障害　300
空間参照格子　297
空間認知の障害　297
クラスエフェクト　26
グルタミン酸　225
グルタミン酸拮抗薬　95
クロイツフェルト・ヤコブ病　252
クローヌス　262
クロザピン　7, 25, 27, 145

### け

計算能力　245
痙性　152
軽躁　38
軽度外傷性脳損傷　**276**, 278, 279
軽度認知障害　256
けいれん性失神　176, 177
血管スパズム　11, 13
血管線維腫　285
血清クレアチンキナーゼ　211
結節性硬化症　**283**, 285
　　――複合体　285, 287
血中テストステロン　25
ゲルストマン症候群　299
幻覚　207
言語性記憶障害　63, 65
顕在記憶　**236**
幻視　101

現実感喪失　225，226，228
幻触　8，199，261
健忘　200，**225**，229

### こ

コア特徴　**103**
抗 dsDNA 抗体　216
抗 NMDA 受容体抗体　205，194，**203**，206，209
抗 TPO 抗体　190
抗 TPO 抗体力価　192f
抗ウイルス療法　236
構音障害　303，304，307
　　小脳性──　18
口蓋心臓顔面症候群　264
抗核抗体　216
攻撃性　26，301，309
　　──が出現する危険因子　26
後見人　210
抗甲状腺ペルオキシダーゼ抗体　190
好酸球増加症　211，213
高次脳機能　291
甲状腺機能低下(症)　165，189
口唇傾向　249
抗神経伝達物質受容体脳症　195
構成失行　305f，307，308
交代性精神病　**110**，111，**116**
交代描画動作課題　253，254f
抗てんかん薬関連神経行動障害　110
行動活性化　155
行動修正　286
後頭頭頂葉梗塞　293f，294f，295f
後頭頭頂葉損傷　299
後頭頭頂領域　290
広汎性発達障害　284
後部頭頂葉皮質　189
興奮　207
興奮性アミノ酸　225
ゴールドマン視野計測　292
呼吸機能検査　298
語流暢性　253
　　──検査　296
コリンエステラーゼ阻害薬　24，66，105，106
コリン作動薬　49
昏迷　189

### さ

再生障害　257
再発予防進行抑制治療薬　271

細胞内抗原抗体　**206**
細胞膜抗原抗体　**206**
催眠療法　201
作業記憶　233，237t，**238**
　　──の低下　257
作業療法　11，286
錯語　303
坐骨神経痛　157
左側無視　305f
錯覚　199
詐病　164，176
三環系抗うつ薬　214

### し

視覚異常　291
視覚性記憶再生　307
視覚性失調　292，299，300
士気低下　47
視空間構成　95
視空間認知機能　18
視空間能力　245
自己愛　181
思考内容の貧困　246
自己中心座標系　298f，300
自己免疫疾患　71，270
自己免疫性抗神経伝達物質受容体脳症　194
自己免疫性抗神経伝達物質脳症　220
自己免疫性脳症　192
自己免疫性辺縁系脳炎　**206**
自殺念慮　270
示唆的特徴　**103**
支持–表出的療法　155
支持的集団療法　166
支持的精神療法　218，281
視床　188，189
自傷行為　199
視床痛　163
ジスキネジア　4，142
ジストニア　94
　　──運動　142
脂腺腫　285
持続性部分てんかん　**171**，172，177
自尊感情　281
　　──の低下　179
疾患修飾薬　72
失感情症　153，155，156，198，309，310
失禁　307
失見当識　248
実行機能障害　234

実行機能不全　65
失調　262
失調歩行　285
失認　299
失プロソディ　47
自伝的記憶の喪失　231
自閉症　285
自閉症スペクトラム障害　284
若年性認知症　166
シャグリンパッチ　285
視野障害　299
シャルル・ボネ症候群　124
習慣反転訓練　132
執着性　111
集中困難　245，280
腫瘍随伴症候群　**16**
腫瘍随伴神経症候群　20
腫瘍随伴性小脳変性症　16，20
腫瘍スクリーニング　208
上行性胃部不快感　86
上行性網様体賦活　189
症候モデリング　**155**
小細胞肺癌　16，206
小字症　305f
上室性頻脈　302
常染色体優性夜間前頭葉てんかん　116
焦燥　301
情緒的コミュニケーション　156
常同運動　142
情動易変性　18
常同行為　249
情動症状　191
衝動制御障害　7
衝動性追視　91
情動体験現象　107
情動脱力発作　266
情動平板化　255
小児期統合失調症　263
小児用ウェクスラー式知能検査　284
小脳　238
小脳性構音障害　18
小脳性認知情動症候群　**21**
情報源記憶　**239**
情報処理速度の低下　73
初回精神病エピソード　203
初期大量ステロイド投与　195
職業リハビリテーション　218
書字運動連続模写　306
自律神経障害　176
心因性健忘　200

心因性遁走　**200**
心因性非てんかん性発作　**173**，177
人格変化　31，111，190，228
神経学的巣症状　191
神経学的ソフトサイン　92，264
神経行動学的症候群　291
神経心理検査　36f，46f，166，182f，184，235f，271
神経性食思不振症　169
神経精神ループス　**216**，218
　　──を説明する機序　219
神経ボレリア症　169
進行性非流暢性失語　**249**
進行性非流暢性認知症　251
心室中隔欠損症　23
身体化　154，181，184
身体症状症　153
身体性妄想　155
身体表現性障害　153～156，159，164
心的外傷後症候群　253
心的外傷後ストレス障害　201
深部脳刺激療法　143
心理教育　201，271
心理社会的ストレス　184
心理的脆弱性　281
心理的遊離　**199**
心理療法　66

## す

遂行機能障害　257
遂行能力　245
錐体外路系運動障害　105
垂直分割　200
水平分割　200
睡眠障害　158，165，207
頭痛　276
ステロイドパルス療法　69
ステロイド反応性自己免疫性甲状腺炎関連脳症　193
スピロヘータ（感染症）　167，168，170
　　──の特徴　169
スフィンゴミエリナーゼ　263

## せ

精神運動緩慢　**43**，257
精神運動興奮　68
精神運動制止　63，256
精神運動遅延　137
精神刺激薬　66
精神発達遅滞　284

精神病 99, **101**
　てんかん性—— 110
　発作間欠期—— 110, 111
　発作後—— 110, **116**
　発作時—— 110, **116**
　慢性発作間欠期—— **116**
精神病性うつ病 309
精神力動理論 201
精神療法 155, 161, 176, 184
精巣胚細胞腫瘍 206
性的虐待 153, 198, 199
性欲亢進 38
セロトニン症候群 214
前向性健忘 200
前交通動脈瘤破裂 10, 13, 14
潜在記憶 **236**
全身性エリテマトーデス 216
選択的セロトニン再取り込み阻害薬（SSRI） 214
前頭前野 189
前頭側頭型認知症 37, 38, **245**, 248
前頭側頭葉変性症 **248**, 251
前頭頭頂領域 290
前頭葉−皮質下回路 65
前頭葉解放徴候 16, 233
前頭葉機能検査 32, 250, 257, 270
前頭葉症候群 277
前頭葉性アパシー 218
前頭葉性行動質問紙 250
前頭葉脱抑制症候群 217
前頭葉てんかん 101, **112**, 116
　——に伴う発作後精神病 113
全般性強直間代発作 203
全般性不安障害 80
前部側頭葉切除術 **57**
線分二分法 308, 310
前方優位型アルツハイマー病 37
せん妄 47, 106, 189, 216, 220

## そ

想起意識 **239**
双極性障害 13, 14
　脳損傷後の—— 14
躁症状 220
躁状態 217
早朝覚醒 245
躁病性せん妄 220
総ヘキソサミニダーゼ活性 263
相貌失認 249, 299
挿話性 38

ソース記憶 239
足底反射 295
側頭葉 100
側頭葉下外側 225
側頭葉てんかん 57, **79**, 84, 101, **107**, 229, 231

## た

大うつ病エピソード 80
大うつ病性障害 153
対側損傷 277
耐糖能異常 180
大脳基底核 54, 55
大脳基底核損傷 93〜95
多重人格障害 200
脱抑制 1, 38, 207, 250, 257
ダニ咬傷 167, 169, 170
多発性硬化症 **67**, 71, 152, **268**, 272f
単一症例実験デザイン 28
短期記憶 233, **238**
短期記憶障害 278
胆汁うっ滞性黄疸 266
単純部分発作 81, 84
単純ヘルペス脳炎 **232**, 233, 235f, 236
淡蒼球内節 96f
断綴言語 163

## ち

チック 129
遅発性ジスキネジア 133, **141**, 144
　——のリスク因子 147
　——発症率が最も低い薬剤 145
遅発性ジストニア 144, 146
注意欠如・多動性障害（ADHD） 131, **283**
　不注意優勢型—— 284
注意障害 278
注意転導性 4
中心特徴 **103**
中枢神経系感染症 43
中枢神経刺激薬 49, 73, 74, 162
中枢神経細胞腫 43
長期記憶 233
　——の忘却加速現象 230
長時間ビデオ脳波ユニット 171
蝶状浸潤 299
聴性脳幹反応 263
直接路 95, 96f
陳旧性脳梗塞 12

## つ・て

通過幻視　5

テイ・サックス病　263, 265, 267
ディエスカレーション技法　24
低酸素脳症　22, 23
手続き記憶　237t, **238**
転換　173
てんかん　**225**
　──原性変化　171
　──症候群　84
　運動性──　177
　常染色体優性夜間前頭葉──　116
　前頭葉──　101, **112**, 116
　側頭葉──　57, **79**, 84, 101, **107**, 229, 231
　点頭──　285
転換症状　183
転換性障害　159, 173
てんかん性精神病　110
電気けいれん療法　155, 161, 212, 217, 259
点頭てんかん　285

## と

統合失調症　184
　小児期──　263
　妄想型──　210, 264
動作時ミオクローヌス　120
動作停止　55
同時失認　297, 299, 300
疼痛症候群　163
糖尿病　123, 302
動脈瘤コイル塞栓術　10
動脈瘤破裂　161
トゥレット障害　129, 131
トゥレット症候群　**129**
特発性パーキンソン病　3, 8
時計描画（試験）　253, 270
トッド麻痺　230
ドパミン作動薬　49, 66
ドパミン遮断薬　101, 129, 132, 133, 144
ドパミン受容体過感受性仮説　145
ドパミン調節異常症候群　3, **7**, 8
トロント・アレキシサイミア尺度　181

## な

内省　270
内側海馬硬化症　84, 86

内側前頭前野領域　42, 43
内側前頭皮質　45
内側側頭葉硬化症　111
内側側頭葉てんかん　84

## に

ニーマン・ピック病C型　263, 265, 267
二次性強迫性障害　**88**
　──の病因　93
二次性虚血性脳損傷　279
二次性全般化　55
二次性躁病　13, 37
乳癌　206
ニューラルネットワーク　291
尿失禁　302
尿毒症　184
認知・知的機能障害　**268**
認知機能検査　158
認知機能障害　**261**
認知行動療法　72, 155, 176, 201
認知症　307
　アルツハイマー型──　231
　うつ病による──　65, **252**, **256**
　うつ病性仮性──　**183**, 256
　仮性──　246
　若年性──　166
　前頭側頭型──　37, 38, **245**, **248**
　パーキンソン病に伴う──　104
　ミトコンドリア──　123
　レビー小体型──　**101**, 102, 103, 106
認知的柔軟性　19
認知表現性　159
認知表現性障害　**151**, **178**, **183**, 184
認知予備力　274

## ね・の

粘着性　111

脳血管疾患　64
脳梗塞　159, 161, 163, 184, 193, 293
脳症　190
脳震盪　279
脳震盪後症候群　245, **276**, 279
脳震盪後症状　280
脳深部刺激療法　133, 146
脳卒中　164, 302
脳卒中後アパシー　64
脳卒中後うつ病　**61**, 64, 66, 164
脳卒中後躁病　30
脳卒中後慢性疲労　64

脳卒中様発作　123
脳損傷後の双極性障害　14
脳損傷に伴う躁病　**10**
脳軟化　240
脳波異常　117
脳波検査　87，220
嚢胞性脳軟化　234f

## は

パーキンソニズム　94，103，104，146
パーキンソン病　104
　　──に伴う認知症　104
パーキンソン病関連精神病　6，8
パーキンソン病網膜症　7
パーソナリティ障害　10
背外側前頭前皮質　45，244，245
背外側前頭前野　238
梅毒　168
曝露反応妨害法　95
橋本甲状腺炎　193
橋本脳症　**189**，191，192
　　──急性型（Ⅰ型）　193
　　──潜行型（Ⅱ型）　193
　　──の治療　194
橋本病　189
播種性感染　168
パニック障害　**55**，84，85
パニック発作　86，87
羽ばたき振戦　254，258
バビンスキー反射　295
バベシア症　168
パペッツの回路　236
ハラーフォルデン・シュパッツ病　263
バリント症候群　**291**
パルス療法　190
バレー徴候　292，295，299
半側空間無視　303，307，**308**
半側身体失認　**308**
ハンチントン病　**135**，137

## ひ

悲哀感情　199
被害妄想　207，261，302
非血管性自己免疫性炎症性髄膜脳炎　193
皮質-線条体-視床回路　92
皮質-線条体-淡蒼球-視床-皮質回路　79，93，96f
皮質-線条体-淡蒼球-視床回路　49
皮質視床回路　93
皮質盲　120

脾腫　266
ビタミンE　143，146
左半側空間無視　**301**
左片麻痺　307
ピック球　248
ピック病　248
非定型抗精神病薬　145
ビデオ脳波　175，177
非てんかん発作　175t
皮膚寄生虫妄想　7
非薬物療法的アプローチ　26
非優位半球の下部頭頂葉　245
表現促進現象　**137**，140
表出性失語　62，65
表象無視　**309**
病態失認　**308**，**309**
病態修飾薬　38
病態無関心　**308**，**309**，310
標的状病変　168
病人役割　176
ビルドアップ　226
疲労感　65

## ふ

不安　77，**79**，207
不安障害　59，87
　　全般性──　80
　　発作間欠期の──　**84**
不快気分　301，309
賦活作用を有する抗うつ薬　49
複雑部分発作　55，81，84
腹側線条体　92
不随意運動　141
不全失語　299
不注意優勢型ADHD　284
物質乱用　23
物体中心座標系　297f，298f，300
不適切な無関心　**172**
舞踏アテトーゼ　94
　　──様運動　136，140
舞踏病　94
舞踏様運動　151
ブルヌヴィーユ病　286
プロソディ（障害）　303，310
分水嶺梗塞　299

## へ

ベクター媒介感染症　167
ベック不安質問票　59

ベック抑うつ質問票 5, 31, 59, 228, 271
辺縁系前部 55
片頭痛 119
扁桃体 78
片麻痺 62, 74

**ほ**

ボクセル単位形態計測法 230
ボストン診断学的失語症検査 292
保続 249
補足運動野 238
補足運動野発作 116
発作間欠期 111
　　──精神病 110, 111
　　──のパニック発作 87
　　──の不安障害 84
発作後精神病 110, **116**
発作時精神病 110, **116**
発作性恐怖 84～87
没入-空想 200
ボツリヌス毒素注射 143
ボレリア症 167, 168

**ま**

麻酔面接 155
マダニ 167
慢性疲労症候群 189
慢性発作間欠期精神病 **116**

**み**

ミオクローヌス 94, 121, 152, 214, 254, 256, 258
ミオグロビン尿 215
右→左シャント 294
右前部側頭葉切除術 55, 81
右半球病変 310
未視感 85
ミトコンドリア細胞変性 122
ミトコンドリア毒性をもつ薬剤 124
ミトコンドリア認知症 123
ミトコンドリア脳筋症 122
ミトコンドリア病 **119**, 120, 123, 124
ミトコンドリアミオパチー 122, 123
ミニメンタルステート検査（MMSE） 68, 103, 136, 197, 246

**む**

無為 **43**, **47**, 255
無顆粒球症 146

無動 47
無反応状態 199

**め**

命令幻聴 261
免疫介在性脳炎 209
免疫学的検査 167
免疫ブロット 169
免疫抑制薬 191
免疫抑制療法 191, 220
免疫療法 207, 209

**も**

妄想 309
妄想型統合失調症 210, 264
網様体賦活系 188
モーズレイ強迫症状評価票 89
文字抹消課題 303, 304f, 308, 310
モノアミン酸化酵素阻害薬 214
モントリオール認知評価検査（MoCA） 5, 43, 70, 103, 172, 190, 205, 257

**や**

夜驚症 80
薬剤性パーキンソニズム 264
野兎病 168

**ゆ**

優位半球の下部頭頂葉 245
夕暮れ症候群 104
遊走性紅斑 168, 169
夢様状態 229

**よ**

葉状白斑 285
抑圧 173, 200
抑うつ 53

**ら**

ライソゾーム病 264, 267
ライム病 **165**, 166, 167, 170
ラスムッセン脳症 173
卵円孔開存 294, 299
卵巣奇形腫 206, 209
卵巣嚢腫摘出術 205

**り**

離人-現実感消失 200
離人感 190, 225, 226, 228
リハビリテーション 155, 274, 302

職業——  218
流暢性課題  257
両側前頭葉  239
リンパ脈管筋腫症  286

**る・れ**
ルリア・ループ（課題）  253, 254f, 306

レビー小体型認知症  **101**, 102, 103, 106
レム睡眠異常  7

レム睡眠行動異常（症）  4, 103, 104
連合弛緩  261
攣縮  80

**ろ・わ**
老年期うつ病  259
呂律不良  298
ロンベルク徴候  295

ワーラー変性  35

## 神経精神医学ケースブック
脳とからだの精神科

定価：本体 5,800 円＋税

2015 年 5 月 25 日発行　第 1 版第 1 刷 ©

編　者　トレヴァー A. ハーウィッツ
　　　　ウォーレン T. リー

監訳者　近藤　伸介（こんどう　しんすけ）

発行者　株式会社　メディカル・サイエンス・インターナショナル
　　　　代表取締役　若松　博
　　　　東京都文京区本郷 1-28-36
　　　　郵便番号 113-0033　電話 (03) 5804-6050

印刷：双文社印刷／表紙・本文デザイン：岩崎邦好デザイン事務所

ISBN 978-4-89592-817-5 C3047

本書の複製権・翻訳権・上映権・譲渡権・公衆送信権（送信可能化権を含む）は，㈱メディカル・サイエンス・インターナショナルが保有します。
本書を無断で複製する行為（複写，スキャン，デジタルデータ化など）は，「私的使用のための複製」など著作権法上の限られた例外を除き禁じられています。大学，病院，診療所，企業などにおいて，業務上使用する目的（診療，研究活動を含む）で上記の行為を行うことは，その使用範囲が内部的であっても，私的使用には該当せず，違法です．また私的使用に該当する場合であっても，代行業者等の第三者に依頼して上記の行為を行うことは違法となります．

JCOPY〈（社）出版者著作権管理機構　委託出版物〉
本書の無断複写は著作権法上での例外を除き禁じられています．
複写される場合は，そのつど事前に，（社）出版者著作権管理機構
（電話 03-3513-6969，FAX 03-3513-6979，info@jcopy.or.jp）
の許諾を得てください．